公立医院绩效管理

——基于战略管理的视角

孙德俊 刘宏伟 / 著

中国财经出版传媒集团
经济科学出版社
Economic Science Press

图书在版编目（CIP）数据

公立医院绩效管理：基于战略管理的视角 / 孙德俊，刘宏伟著 . -- 北京：经济科学出版社，2018.3（2019.1 重印）
ISBN 978-7-5141-9014-4

Ⅰ . ①公… Ⅱ . ①孙… ②刘… Ⅲ . ①医院—人事管理—研究 Ⅳ . ①R197.322

中国版本图书馆 CIP 数据核字（2018）第 019200 号

责任编辑：刘明晖　李　军
责任校对：刘　昕
责任印制：王世伟

公立医院绩效管理——基于战略管理的视角
孙德俊　刘宏伟　著
经济科学出版社出版、发行　新华书店经销
社址：北京市海淀区阜成路甲 28 号　邮编：100142
总编部电话：010-88191217　发行部电话：010-88191522
网址：www.esp.com.cn
电子邮箱：esp@esp.com.cn
天猫网店：经济科学出版社旗舰店
网址：http://jjkxcbs.tmall.com
固安华明印业有限公司印装
787×1092　16 开　24.75 印张　450000 字
2018 年 3 月第 1 版　2019 年 1 月第 3 次印刷
ISBN 978-7-5141-9014-4　定价：68.00 元
（图书出现印装问题，本社负责调换。电话：010-88191510）

序

公立医院改革是医疗体制改革的重要内容，国务院《“十三五”深化医药卫生体制改革规划》提出建立现代医院管理制度，要求医院通过科学的绩效考核自主进行收入分配，做到多劳多得、优绩优酬，重点向临床一线、业务骨干、关键岗位和有突出贡献的人员倾斜，合理拉开收入差距。

本书基于战略管理的视角，将医院绩效管理与领导力、院长的卓越绩效、领导力的DNA紧密联系在一起，把哲学和心理学理论融入医院的绩效管理中，提出绩效管理不是一个工具，也不是一种方法，而是一门融入了艺术的科学，更是一种哲学思想，赋予读者一种全新理念。

首先，通过对绩效管理起源、存在的问题及产生根源、绩效管理的发展和分类进行阐述，明确绩效源自管理，对绩效管理的作用和实施原则作了具体描述。提出绩效管理如何保证医院战略目标的实现，为医院员工指明了努力方向，保证了医院优秀人才的脱颖而出。论述了绩效考核是绩效管理的一种手段，绩效考核的真正核心在于绩效而不是考核，人的绩效来自于人的行为，没有行为也就没有绩效。

其次，描述了约束理论在医院管理中的作用，聚焦了医院的系统限制，站在医院整体的高度分析问题，改进并持续改进。对精益医疗与TOC理论的共同点、精益医疗实施效果不好的主要原因，以及精益医疗与TOC理论如何实现在医院的有效配合、医院的内外部环境和战略实施进行剖析，用阿米巴经营为医院提供了一套完整的运营方案，提出绩效管理的意义是实现医院战略的重要手段，局部绩效的总和是否等于整体绩效等论点。

再次，设计出医院绩效考核方案实战模板，并对考核方案和指标进行详细解读，揭示了内部控制不是孤立存在的、绩效考核是不可分割的以及不能为绩效而绩效。内部控制存在于医院管理的方方面面，依托于医院管理的所有制度和流程中，贯穿于预算执行的全过程，体现于绩效考核的结果中。

最后，提出绩效管理使得医院财务从支持到服务、再从服务到引领，体现了财务管理的重要作用。把资金、质量、服务、患者满意度以及各项管理制度融入医院绩效管理，化管理为艺术。基于战略管理的视角，落地于精细化的实践，有步骤、有深度、有效率、有成果，让绩效管理在医院能够真正地落地生根，开花结果。

本书从政策解读到具体操作，从理论分析到制度建设，从战略管理到绩效实施，从管理学的知识到心理学和哲学思想的理解，有理论、有实践、信息量大、知识面广、易于设计且操作简单，值得广大医院管理者和理论研究者学习借鉴。

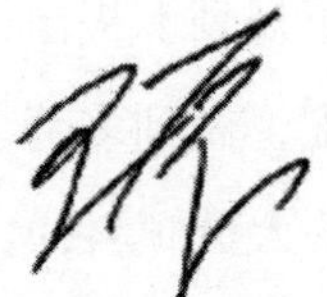

中国工程院院士

中日医院院长

前　言

党的十八大以来，深化医疗体制改革取得重大进展和明显成效，《“十三五”深化医药卫生体制改革规划》部署加快建立符合国情的基本医疗卫生制度，为推进健康中国建设和全面建成小康社会奠定坚实基础。在较短的时间内编织起世界最大的全民基本医保网，为实现人人“病有所医”提供了制度保障。职工医保、城镇居民医保和新农合参保人数超过 13 亿，参保覆盖率稳固在 95% 以上。通过不懈努力，群众负担实现“一优两降”，即医院收入结构持续优化，全国公立医院药占比已从 2010 年的 46.33% 降至 40% 左右，政府办医疗机构收入增幅由 2010 年的 18.97% 降至 10% 左右，个人卫生支出占卫生总费用比重降到 30% 以下，为近 20 年来最低水平。

国务院办公厅关于《建立现代医院管理制度的指导意见》，现代医院管理制度是中国特色基本医疗卫生制度的重要组成部分。到 2020 年，基本形成维护公益性、调动积极性、保障可持续的公立医院运行新机制和决策、执行、监督、相互协调、相互制衡、相互促进的治理机制，推动医院管理规范化、精细化、科学化，建立权责清晰、管理科学、治理完善、运行高效、监督有力的现代医院管理制度。

《公立医院绩效管理——基于战略管理的视角》这本著作就是为适应现代医院管理的要求，从战略管理的角度出发，到理论与医院实际的有效结合，再到绩效管理具体操作的实施。本书着重讨论了四个重要的观点：

一是强调绩效管理是一种思想，绩效源自管理，绩效管理是保证医院战略目标实现的重要手段，离开战略的绩效管理是伪命题。管理者和管理层是医院的基础结构，领导力与医院绩效管理紧密相关，要让领导力成为医院文化。明确“时间”是医院战略中的一个重要驱动因素，将时间作为医院的竞争武器。要实现医院风险管理与战略和绩效的融合，竞争优势是医院所有战略的核心，战略选择有助于医院创建竞争优势。

二是明确约束理论在医院管理中的作用，医院的绩效管理要建立在约束理论的基础上，除非是有助于目标达成的改变，否则改变不等于改善，而瓶颈就是等待完成的工作。追求局部效益的系统绝对不是好系统，要站在医院整体的高度上看问题，用简单的方法解决复杂的问题。提出精益医疗与TOC理论如何实现在医院的有效配合，描述了阿米巴模式下的医院经营理念，医院运营不能没有哲学，提出医疗定价的原则是从最终收费价格倒推来决定各个服务项目的价格，价格是由服务的购买者决定的，而不是提供者决定的。

三是提出内部控制体现在医院绩效考核的结果中，内部控制和绩效考核是不可分割的，内部控制只是我们追求的一个目标，不能只看其形式如何，更重要的是看产生的效果如何，绩效考核是内部控制实施效果的验证，是对内部控制执行结果的考核。内部控制实行全程封闭，通过绩效管理实现医院风险的全面监控，要把风险考核纳入绩效考核体系中，不考虑内控的绩效是不可取的。

四是设计了公立医院绩效考核方案实施模板，明确该方案是以约束理论的三大核心要素：有效产出、去库存和降低运营费用为基础设计的。论述了绩效考核的目的，提出医院绩效考核的经费来源是控制成本，是公立医院改革提到的“调结构、腾空建、腾笼换鸟”增加的可支配收入。强调绩效考核对医院管理的作用，提出绩效考核的局限性、难点、负面效应以及永不满足是绩效考核的最大困惑。

本书在理论研究的基础上结合实践经验，体现了公立医院的管理者积极配合医改，正确理解并努力贯彻党和国家的方针政策，刻苦专研理论知识，并积极主动地将其运用到医疗体制改革的各种难题中，创造性地设计出一套理论基础扎实、操作简单实用的公立医院绩效考核方案，充分发挥绩效考核的“指挥棒”作用，加强医院管理的同时调动员工积极性。期望能为国内同行提供出一套切实可行的绩效改革之路，突出体现医院的公益性和医务人员的劳务价值、医疗风险，有助于大家做好公立医院的绩效管理，希望能为您带来一些启发和灵感。期待与您探讨，共同进步。

作　者

2018年1月

目　录

Contents

第一章　绩效管理概述

第二章　领导力与医院绩效管理

第三章　平衡计分卡与质量、时间和约束理论的关系

第四章　聚焦思维是TOC理论的精髓思想

第五章　阿米巴模式下的医院运营理念

第六章　医院战略管理

第七章　医院的竞争优势

第八章　医院成本领导战略实施

第九章　战略竞争与绩效管理

第十章　我国公立医院绩效考核的背景

第十一章　绩效主义的业绩影响

第十二章　公立医院绩效考核方案设计

第十三章　物流管理及去库存

第十四章　降低运营费用

第十五章　财务管理与报表分析

第一章　绩效管理概述

第一节　绩效管理概念

一、绩效管理的定义

绩效管理是指各级医院院长和员工为了达到医院目标共同参与的绩效计划制订、绩效辅导沟通、绩效考核评价、绩效结果应用、绩效目标提升的持续循环过程，绩效管理的目的是持续提升个人、部门和医院的绩效。绩效管理以目标为导向，将医院要达成的战略目标层层分解，通过对员工的工作表现和工作业绩进行考核和分析，改善员工在医院工作中的行为，充分发挥员工的潜能和积极性，更好地实现医院各项目标的程序和方法。绩效管理是一个有计划、有准备、有指导、有沟通的循环过程，既重视结果，也重视行为。行业不同，业态不同，模式不同，管理重点不同，单位的绩效管理不同。绩效管理使得医院财务实现了从支持、到服务、再到引领的升华，从边缘化进入到医院的神经系统，并将资金、质量、服务、患者满意度的管理融入其中。

二、绩效管理是一种思想

绩效管理首先是一种管理思想，只要院长对这种思想充分理解，它对医院就一定有用，一些工具和方法上的不足可以随着医院的发展逐步完善；但如果对这种思想没有充分理解（例如把绩效管理简单等同于绩效考核），那么即使有完美的工具和方法，它对医院的实际发展也未必有用。院长与下属持续的沟通是达成绩效管理效果的核心。它是一个院长和员工保持双向沟通的过程，院长和员工通过认真平等的沟通，对未来一段时间（通常是一年）的工作目标和任务达成一致，确立员工未来一年的工作目标。绩效管理强调医院目标和员工个人目标的一致性，强调医院和个人同步成长，形成

"多赢"局面；绩效管理体现着"以人为本"的思想，在绩效管理的各个环节中都需要院长和员工的共同参与。

三、绩效管理的分类

绩效管理按管理主题来划分为两大类，一类是激励型绩效管理，侧重于激发员工的工作积极性，比较适用于成长期的医院；另一类是管控型绩效管理，侧重于规范员工的工作行为，比较适用于成熟期的医院。但无论采用哪一种考核方式，其核心都应有利于提升医院的整体绩效，而不应在指标的得分上斤斤计较。

四、绩效管理的四个阶段

绩效管理主要包含四个阶段：岗位分层分类，任务指标落实与下达，过程检查与监督，结果反馈与落实，四个环节缺一不可的绩效管理体系才能够真正有效运行与支持医院发展。绩效管理的过程通常被看作一个循环，这个循环分为四个环节，即：绩效计划、绩效辅导、绩效考核与绩效反馈。绩效计划制定是绩效管理的基础环节，不能制订合理的绩效计划就谈不上绩效管理；绩效辅导沟通是绩效管理的重要环节，这个环节工作不到位，绩效管理将不能落到实处；绩效考核评价是绩效管理的核心环节，这个环节工作出现问题绩效管理会带来严重的负面影响；绩效结果应用是绩效管理取得成效的关键，如果对员工的激励与约束机制存在问题，绩效管理不可能取得成效。

五、绩效源自管理

单纯从语言学的角度来看，绩效包含有成绩和效益的意思。用在经济管理活动方面，是指社会经济管理活动的结果和成效；用在人力资源管理方面，是指主体行为或者结果中的投入产出比；用在公共部门中来衡量政府活动的效果，则是一个包含多元目标在内的概念。绩效是一个医院或个人在一定时期内的投入产出情况，投入指的是人力、物力、时间等物质资源，产出指的是工作任务在数量、质量及效率方面的完成情况，由此衍生出了绩效管理的概念。

第二节 绩效管理的起源及发展

一、绩效管理起源

绩效管理起源于美国，20 世纪 70 年代美国管理学家（Aubrey Daniels）提出“绩效管理”这一概念后，人们展开了系统而全面的研究。研究者主要采取了两种取向：其一是医院取向，即认为绩效管理是管理医院绩效的一种体系（Williams，1998），旨在实现医院发展战略，保持竞争优势；其二是个体取向，认为绩效管理是指导和支持员工有效工作的一套方法（Armstrong，1994），旨在开发个体潜能，实现工作目标，国内外大多数研究侧重于个体取向，但这方面缺乏强有力的理论指导。领军人物当数汤姆·彼得斯，在 1982 年以《追求卓越—美国企业成功的秘诀》一书一战成名，成为卓越管理教父级人物，该书被评为“二十世纪商战圣经”、全美销量达 600 万册、全球销量达 900 万册。紧随其后的吉姆·柯林斯于 1994 年推出了影响甚巨的商业管理著作——《基业长青》，将卓越业绩管理推向了另一个高潮。意犹未尽的柯林斯经过数年的继续研究，于 2001 年推出了《从优秀到卓越》一书，再次轰动商界，从而成为卓越业绩管理的标杆性人物。绩效管理于 90 年代传入中国，以其完善的体系、优美的流程和持续改进的良性循环深得院长们的喜爱，被管理学家誉为院长的圣杯。本书拟在发展心理学视野中，深入探讨个体绩效管理与员工发展之间的关系，旨在为绩效管理提供相关理论依据。

二、绩效管理存在的问题及产生根源

有些医院非常重视绩效管理，但忽视其他系统的建设，他们把绩效管理看成灵丹妙药，仿佛能解决医院所有的管理问题。绩效管理有一个非常重要的管理系统，但也需要许多其他管理系统的协同，如它需要清晰的发展战略体系、明确的医院职责体系、良好的激励机制、健康的医院文化体系等，否则绩效管理工作体系的作用会大打折扣。其中，绩效管理过程中出现的 6 大问题的根源是院长不得不重视的，医院的一切行为和活动，都应以战略为出发点和归宿，绩效管理工作系统也是如此。我国不少医院绩效管理系统却与战略相分离，没有把战略目标及规划转化成各层级、各专业、各系统员工行动的动力，绩效目标与计划不能有效地支撑医院战略，甚至出现员工绩效目标与医院战略目标相悖离的情况，许多医院的绩效目标是来自于职责，而不是来自于战略，这只是一种面向事务的绩效管理工作系统，不能有效支撑医院战略发展。绩效管

理是实现部门目标及医院发展战略的基础管理保障，不是简单的打分评级。

第一个问题：医院和医院内部各部门及个人之间的绩效缺少联动。绩效管理是促进医疗业务目标达成的必要手段，不是工作负担，在许多医院中，考核的结果是每个员工绩效考核结果都比较好，但部门业绩、医院业绩不好。绩效管理最终的目的是取得较好的医院绩效，但医院绩效、部门绩效不好，而个人绩效较好，这样的个人绩效没有任何意义，也不是真正意义上的好的个人绩效。由于存在差异，因此无法实现医院绩效、部门绩效和个人绩效的联动。可见，有效的绩效管理体系是通过个人绩效管理，实现部门绩效，最终才能实现医院绩效。

第二个问题：绩效目标重点不突出。许多医院绩效指标非常全面，包含了医院运营管理的方方面面，每个部门、每位员工考核的内容都非常多，院长好像担心如果某方面没有考核到，医院管理就会出现问题。太多的考核指标，意味着考核非常全面，但同时也会面临着绩效管理工作重点不突出的问题。按照“二八”定律：20% 的关键绩效领域，决定了 80% 的业绩。因此，绩效管理工作应重点关注关键业绩领域，而非面面俱到。

第三个问题：注重短期绩效，忽视长期绩效。不少医院在绩效考核中，非常注重短期指标的考核，忽视长期发展性指标。“以业绩论英雄”，这说明他们非常关注利润、市场份额等财务性指标，而忽视市场培育、技术研发、员工教育培训、管理体系建设与改善，这样的结果会给医院的可持续发展带来问题。理想的绩效管理不仅应关注短期绩效，同时也要关注医院长期发展。

第四个问题：绩效目标缺少绩效计划支持。有些医院虽有绩效目标，但缺少有效的绩效计划来支持绩效目标的实现，这对绩效管理来说还是不够的，因为绩效目标需要切实可行的绩效计划和资源计划来支撑，否则绩效目标是比较难以保证的。实现一个指标的方法和途径有很多，医院给管理部门一系列考核指标后，管理部门应积极思考和探索，寻找出实现绩效目标的最佳绩效计划和资源支持计划，并将日常工作同绩效计划结合起来。否则，没有具体的绩效计划来支撑，很容易形成工作与目标脱节的现象。

第五个问题：绩效管理被认为是人力资源部门或财务部门的工作，其他部门各级负责人没有在绩效管理中承担相应的责任。绩效管理是所有院长的基本职责之一；不仅仅是人力资源部门或财务部门的工作。在许多医院中，当提到绩效管理，多数院长认为是人力资源部的事情，也有院长认为是财务部门的事情，与自己工作没有多大关系。当该两个部门推行绩效管理工作时，往往会遇到较多的阻力和障碍，其他部门人员往往认为绩效管理是多余的，不会产生价值，浪费医院时间、精力、物力、财力，如果要给下属打考核分时，往往走走形式，不会认真对待。绩效管理应更多是直接主管的事，院长的核心工作是对自己绩效和下属绩效进行有效管理，以确保实现医院绩效，因此绩效管理是每个管理部门最重要的工作。

第六个问题：不少医院绩效考核不透明，忽视员工的参与度，员工不知道考核指标是怎样定的，考核是怎样进行的，考核成绩是怎样计算的，甚至有些医院员工还不知道考核结果是什么，只是稀里糊涂地知道绩效奖励多了或者少了。良好的绩效管理工作体系应该更加透明，让员工清楚地知道努力方向、取得绩效应获得的奖励以及绩效应改进的方向。

第三节　绩效管理的作用

无论医院处于何种发展阶段，绩效管理对于提升医院的竞争力都具有巨大的推动作用，进行绩效管理都是非常必要的。绩效管理对于处于成熟期医院而言尤其重要，没有有效的绩效管理，医院和个人的绩效得不到持续提升，医院和个人就不能适应残酷的市场竞争的需要，最终将被市场淘汰。很多医院投入了较多的精力进行绩效管理的尝试，许多院长认为公平的评价员工的贡献，为员工薪酬发放提供基础依据，激励业绩优秀的员工、督促业绩低下的员工是进行绩效管理的主要目的。当然上述观点并没有错误，但是绩效考核就是绩效管理，绩效考核的作用就是为薪酬发放提供依据这种认识还是片面的，绩效管理不仅能促进医院和个人绩效提升，而且还能促进管理流程和业务流程的优化、更重要的是强化医院内部控制制度的构建和实施，最终保证医院战略目标的实现。

一、绩效管理促进管理流程和业务流程优化

医院管理涉及对人和对事的管理，对人的管理主要是激励约束问题，对事的管理就是流程问题。所谓流程，就是一件事情或者一个业务如何运作，涉及因何而做、由谁来做、如何去做、做完了传递给谁等几个方面的问题，上述四个环节的不同安排都会对产出结果有很大的影响，极大地影响着医院的效率。在绩效管理过程中，各级部门负责人都应从医院整体利益以及工作效率出发，尽量提高业务处理的效率，应该在上述四个方面不断进行调整优化，使医院运行效率逐渐提高，在提升了医院运行效率的同时，逐步优化了医院管理流程和业务流程。

二、绩效管理保证医院战略目标的实现

医院要有比较清晰的发展思路和战略，有远期发展目标及近期发展目标，在此基础上根据外部运营环境的预期变化以及医院内部条件制订出年度运营计划及投资计划，在此基础上制定医院年度运营目标。院长将医院的年度运营目标向各个部门分解就成为部门的年度业绩目标，各个部门向每个岗位分解核心指标就成为每个岗位的关键业绩指标。

第四节　绩效管理实施原则

一、清晰的目标

对员工实行绩效考核的目的是为了让员工实现医院的目标和要求，所以目标一定要清晰。要什么，就考核员工什么。

二、量化的管理标准

考核的标准一定要客观，量化是最客观的表述方式。很多时候医院的绩效考核不能推行到位，沦为走过场，都是因为标准太模糊，要求不量化。

三、良好的职业化的心态

绩效考核的推行要求医院必须具备相应的文化底蕴，要求员工具备一定的职业化的素质。事实上，优秀的员工并不惧怕考核，甚至欢迎考核。

四、与利益、晋升挂钩

与薪酬不挂钩的绩效考核是没有意义的，考核必须与利益、与薪酬挂钩，才能够引起医院由上至下的重视和认真对待。

五、具有掌控性、可实现性

绩效考核是医院的一种管理行为，是医院表达要求的方式，其过程必须为医院所掌控。

六、“三重一轻”原则

绩效考核只有渗透到日常工作的每个环节当中，才能真正发挥效力，如此，应遵循以下“三重一轻”的原则：①重积累：平时的点点滴滴，正是考核的基础；②重成果：大大小小的成果，才可以让员工看到进步，才有前进的动力；③重时效：指定一个固定的时间考核，往往想不起来当初发生的事情。考核，应该就在事情发生的当下，而不是过了很久之后；④轻便快捷：复杂的绩效考核方式，需要专业人员的指导才可能取得预期效果。目标针对并不复杂的中小医院，更侧重在通过轻量的方式，为院长提供和积累考核素材。

第五节　绩效管理是如何保证医院战略目标的实现

一、什么是绩效

绩效就是单位时间产生的效率。绩效管理是一个系统管理，是医院管理的一种手段、方法，包括：绩效指标设定、绩效考评流程、绩效考评、绩效面谈、绩效考核的结果运用等等一个闭环、螺旋管理系统。

二、绩效考核是绩效管理的一种手段

绩效考核是绩效管理中的一个环节而已，一般指的就是一个维度或多维度的考核。绩效管理的目的是持续提升个人、部门和医院的绩效；绩效考核也称成绩或成果测评，是医院为了实现高质量、高水平医疗服务目的，运用特定的标准和指标，采取科学的方法，对医疗服务过程及结果的医务人员及其他人员完成指定任务的工作实绩和由此带来的诸多效果做出价值判断的过程。

三、绩效管理为医院员工指明了努力方向

通过设定科学、合理的医院目标、部门目标和个人目标，为医院员工指明了努力方向。院长通过绩效辅导沟通及时发现下属工作中存在的问题，给下属提供必要的工作指导和资源支持；下属通过工作态度以及工作方法的改进，保证绩效目标的实现。在绩效考核评价环节，对个人和部门的阶段工作进行客观、公正的评价，明确个人和部门对医院的贡献，通过多种方式激励高绩效部门和员工继续努力提升绩效，督促低

绩效部门和员工找出差距改善绩效。在绩效反馈面谈过程中，通过考核者与被考核者面对面的交流沟通，帮助被考核者分析工作中的长处和不足，鼓励下属扬长避短，促进个人得到发展；对绩效水平较差的医院和个人，考核者应帮助被考核者制订详细的绩效改善计划和实施举措；在绩效反馈阶段，考核者应和被考核者就下一阶段工作提出新的绩效目标并达成共识，被考核者承诺目标的完成。在医院正常运营情况下，部门或个人新的目标应超出前一阶段目标，激励医院和个人进一步提升绩效。经过这种绩效管理循环，医院和个人的绩效就会得到全面提升。

四、绩效管理保证优秀人才脱颖而出

通过对员工进行甄选与区分，保证优秀人才脱颖而出，同时淘汰不适合人员。通过绩效管理能使内部人才得到成长，同时吸引外部优秀人才，使人力资源能满足医院发展的需要，促进医院绩效和个人绩效的提升。

第二章　领导力与医院绩效管理

第一节　医院院长的卓越绩效

随着时代的发展，管理是医院发展、社会进步的动力和源泉，一方面，脑力劳动者所占的比例日益增多，如何衡量和提升脑力劳动者的工作效率；另一方面，作为一名“院长”，如何更好地管理自己的时间，如何更好地为医院提供更多的成果，做对医院有责任、能影响医院运营成果的院长，做出卓有成效的决策。

一、时间是世间最宝贵的财富

一个人在有限的时间内，把握时机就能创造无限生机，牢固树立时间观念，把握每一分钟，合理调配目标与时间的关系。事实上，很多有才能的人往往效率很低。因为他们没有意识到才能本身并不是成果，一个人的才能，只有通过有条理、有系统的工作，才有可能产生效益。时间是最稀有的资源，它的供给是没有弹性、没有替代品的。珍惜自己的时间是卓有成效的医院院长和其他人之间最大的区别，人与人之间的差距就是估算自己做某件事情的时间，或者把自己的时间花在哪些事情上。只有扎扎实实地工作，才能领悟到管理的精髓，才能在工作中取得质的飞跃。每一位院长的时间中，都有很大一部分是被浪费掉的。作为院长，他在医院中的地位越高，医院对他的时间要求往往也越大，所以，如何掌握自己的时间是非常重要的，因为他总会有很多时间用于毫无贡献的工作上，总要花上足够的时间与他人进行有效的沟通。管理和共同工作的人数量越多，用于彼此协调关系的时间肯定越多，而真正用于工作的时间就越少了。如果你想真正的影响别人，那至少需要一个小时以上，如果你想和别人建立良好的人际关系，就需要更多的时间。同时，院长的绝大部分任务也需要相当多的整块时间，他们越是想做重大的贡献，越是需要有更长的“整块时间”，院长越是想将繁忙纷杂转化为成就，越是需要持续不断的努力，越是需要较长的连续性的时间。脑力工作者对其上级主管以及同事所要求的时间，往往比体力劳动者多得多，他们收集整理资料、进行讨论、甚至指导别人，都需要耗费大量的时间。如果每一次花费的时间少于这个极限，事情就很难做好，所花费的时间就是浪费，再做就得从头开始。一位院长越想发挥长处，就越感到应在重大的机遇面前集中一切可用的长处，这是获得成果的唯一方法。因此，院长在管理工作实践中，一定要科学地管理时间，规划时间，制定时间工作标准，安排时间任务，不能浪费时间。人总是有一种倾向，高估自己的重要性，认为许多事非躬亲不可，然而，即使是最有成效的院长，仍然免不了有许多不必要和无效的工作。有时，浪费时间也是由于管理不善和机构有缺陷引起的。院长必须用以下方法来诊断自己的时间：①记录时间耗用的实际情况，必须在处理某一工作的“当时”立即记录，而不能事后凭记忆补记；②做有系统的时间管理；③将可由院长自行支配的零碎时间集中起来。有效的院长通常采用找出不需要做或者做了也完全没有成果的事情；可以由别人代为参加而又不影响效果；院长一定要减少浪费别人时间的活动，例如，开会时无需所有人参加，可以相关人员参加，然后向所有人发送会议记录等方式来系统的管理时间。

二、提高效率是管理成功的关键因素

效率，就是把事情做对的能力，体力劳动的成果，通常可以用数量和质量来衡量，但是脑力工作者的劳动成果却很难用数量和质量来衡量。知识工作者的工作动力，取决于他是否具有有效性，以及他在工作中是否能有所成就。保持他的工作有效性，就需要他对做好工作和做出贡献的热情能够持久。因为我们无法像对待体力劳动者那样通过外在的监督来对知识工作者进行严密和细致的督导，我们只能协助他们。知识工作者本人必须自己管理自己，自觉地完成任务，自觉地做出贡献，自觉地追求工作效益，在把握时间的同时，认清现实，分析工作中客观情况，从本质上提高效率。人是一种“多功能工具”，但是要有效的利用人类的才能，最好的办法，莫过于集中个人所有的才能于一件要务上。有效性是一种后天的习惯，是一种实践的综合，世界上并不存在所谓的“有效的个性”，有效的医院院长和不称职的院长相比，前者往往在解决问题时，都着眼于最高层次、观念性的认识，先透彻的思考该决定的是什么，然后研究制定决策应采用的原则。他们重视的，是分辨什么问题是例行性的，什么问题是策略性的，他们的决策是最高层次的、观念方面的重大决策、有效的决策。

一项决策如果不能够付诸实施，就称不上是真正有效的决策，最多只是一种良好的意愿，院长需要的是决策的结果，而不是决策的技巧；他们需要的是合乎情理的决策，而不是巧妙的决策。有效的决策虽然是以高层次的理性认识为基础，但决策的推行却必须尽可能地接近工作层面，必须力求简单有效。有效决策的五个要素：一是了解问题的性质；二是找出解决问题时必须满足的界限；三是仔细思考解决问题的正确方案及必须满足的条件；四是决策方案要同时兼顾执行措施；五是在执行的过程中对反馈高度重视，从而印证决策的正确性和有效性。院长需要重视贡献，才能使院长的注意力不为其本身的专长所限，不为其本身的技术所限，不为其本身所处的部门所限，才能看到整体的绩效，同时也才能使他更加重视外部世界，只有外部世界才是能够产生成果的地方。院长本身就是知识工作者、管理人员和专业人员，其职位和知识决定了他们必须在工作中作影响整体绩效和成果的决策，同时，必须借助医院这个能使个人才干得以增值的一种工具。实际上，知识工作者生产的是知识、创意和信息，并不生产本身具有效用的产品，不生产有形的产品，只有通过另一位知识工作者，将他的产品当做投入，并转化成另一种产出时，才具有实际的意义。再伟大的智慧，如果不能应用在行动上，也是毫无意义的。

三、管理就是充分发挥人力的潜力

我们不能以一位知识工作者是否有下属而确定其是一位管理者，在每一个知识型医院中，总有人单独作战，虽然他们没有下属，但是他们依然属于领导者。每一位院长面对的现实，一方面要求他们具有有效性，另一方面却又使他们很难达成有效性。一般情况下，我们任用的人才充其量也只能在某一项能力方面比较优秀，而在其他方面表现平平，今天许多受过高等教育的年轻人，具有的一个共同缺点：以自己精通了某一狭窄领域的专门学问而自满。所以，院长需要发挥团体优势，以人为本，创造人为效应，增强共识，促进沟通，充分调动每一个员工的积极性和创造性，发挥职工的能动作用，使职工迸发出激情和力量。从而实现从“要我干”到“我要干”的质的转变，充分发挥职工的工作积极性和主观能动性。

医院能够存在的因素之一，就是院长明白如何充分发挥人的长处，院长的任务，就是要充分运用每一个人的长处，共同完成任务，如果过多考虑人的短处，就会影响医院实现自己的目标。一位院长如果不能发掘别人的长处，并设法使其长处得到发挥，那么他就会因为人之弱点、人之短处、人之缺失的影响，既完不成任务，又缺乏有效性，因为一个“样样精通”的人往往代表一无是处。院长的用人决策，不在于如何克服人的短处，而在于如何发挥人的长处，在于“用人之所长，容人所短”。当一个人的弱点可能会影响他发挥其长处时，院长应该考虑如何运用工作和职业机会来帮助这个人克服其弱点。用人所长是卓有成效的院长必须具备的一种素质，是一个医院的管理方法是否有效的关键，也是知识工作者和社会不可或缺的素质。

总之，作为一名卓有成效的院长，需要具备以下 5 个习惯：①知道时间用在什么地方，可以很好地控制时间；②重视对外界的贡献；③善于利用自己或他人的长处；④集中精力于少数重要的领域；⑤善于做有效的决策。

第二节　领导力的 DNA

正如朱迪斯·E·格拉塞尔在《领导力 DNA——发挥你的本能：交流、辨别和创新》一书中描述的那样："领导力不是靠职位获得的，而是靠个人魅力，靠与他人共启愿景，靠把员工放在心上，让人觉得跟随你有前途、有奔头，人家才替你卖命"。每个成功的院长都是做了大量的牺牲、让步和妥协的，暂时牺牲眼前的安适与利益，由内而外的塑造自己。必须从观念着手来实现自我提升，从良好的习惯开始自己积极的人生，学会控制约束自己，要养成良好的道德品质，创造卓越的成就，就必须培养良好的个人习惯。

一、领导力的本质就是影响他人的能力

领导力不是单独一个职位、思想、信念以及行为方式所具有的，而是赢得追随者的能力，是对后者的影响力。其中领导人的品牌是最重要，它是人品、思路、资源、经历的集成，作为领导要以身作则，要培养正气，其身正不令也行，其身不正令也不行。作为领导人最要紧的是让人由衷的喜欢你、敬佩你本人，而不是你的财力，也不是表面上的服从。领导人懂得给别人让利，工作生活中都是如此，不能太精明，要让，让了机会就会很多，要为合作伙伴以及部下带来利益。李嘉诚说过：让人觉得跟我合作同跟别人合作不同。要懂得在妥协中坚持原则，最想要的要坚持、其他都可以放弃，这样才能发展院长的领导力，才会在未来竞争中取得成功。

作为院长，要敢于担当责任，懂得保护别人、责任在己、功劳归他人，遇事少讲我、多讲我们，点到为止。要善于整合各方面资源，凡事不能包打天下，有让所有人为你做事的能力，情商要高，人的成功 80% 靠情商，20% 靠智商。要善于利用"事件"和"危机"做文章，把不利变为有利，不断更新自己，做任何事都先找标杆，先有想法和概念，少走弯路。领导力是每个医院院长的职责所在，遇事不要急，急会坏事情，

古人云：遇到急事等三天，大事不着急，小事就更不用着急了。面临挑战时，必须首先由最接近行动的那个人提出解决方案，只有改变领导的定义，不到最后一秒，不放弃追求，任何时候做出新的开端，都为时不晚。

二、院长的领导力是如何获得的

不同的社会背景和文化对医院院长的影响力是不一样，所谓院长真正的任务就是在医院的各个阶层创造出领导人，只有让每个人的动力都发挥出来，才能为整个医院创造出竞争优势。但是，领导力绝对不是一个头衔的附属品，不管是西装笔挺的管理者，还是穿着白衣在临床一线工作的医务人员，这两者所需要的能力和技巧对医院都同样重要。

作为医院的院长必须要发展个人的专业领导能力，这不是在学校课堂上可以学到的，课堂上只能学到40%的知识，其他的知识需要从实践中取得，遇事找高手过招。要培养自己为理想而奋斗，一个人做人、境界、思路到一定程度了，各种机会就会随之到来。人是社会的，要有理想，不能全为钱，不能全是经济的。

院长是否能够获得领导力应从：怎样在他的工作中来表现自己的能力、能不能安排好个人的生活及有没有鲜明的价值观、能否得到周围人信任、有没有理性的和策略性的领导能力、能不能制定出成功的策略、有没有能力在情感上与人进行沟通、能否激励员工等几个层面进行评价。一个卓越的院长，胸怀一定要大，提拔下面的人越快，自己的进步就越快，对下属要宽容、厚道、与人为善，否则，别人吃一次亏就不再吃了，就绕开了。要重视对医院领导人才的培养，强调继续教育和终生教育，注重人才的选拔标准："德才兼备更重德"。医院的院长，要靠创新生存、发展，不断创新很重要，不管你先来后到，如果你不创新，别人会创新，你的机会就会消亡，市场竞争从来不同情弱者。因此，要制定完备的岗位继任计划。国外医院大多数都有完备的关键岗位继任计划，用以指导医院有计划，有步骤地培养领导人才，这对医院来讲更具有战略性和长远的意义。

三、院长要加强自身的个人修养

领导力的修养是谦虚、执着、坚韧，成功的条件是勤奋努力、方向正确、避开陷阱、创造优势、控制情绪、整合资源、利用对手。想成功必须善于利用竞争对手的力量，从自己身上找问题，不从别人身上找毛病。黑格尔说存在即合理、合理即存在，最适者不见得能生存，能生存的是最能配合者，关系是第一位的，沟通是生存的基础，是真正有影响的院长所具有的驱动力之一。领导力修炼要以价值管理为关键，价值管理是领导力修炼的第三驱动力，是医院的立身之本，价值管理的核心是管理模式的创新，当今医院之间的竞争，不是技术和服务之间的竞争，而是管理模式之间的竞争。领导力修炼要以危机管理为主轴，没有危机意识是最大的危机。想成功要学会管理情绪，小不忍则乱大谋，性格决定命运。要学会自我管理，自省其实也是一种自觉的境界，一种内心的修炼发展为自我克制，把命运紧紧地握在自己手中，谨慎的策划未来。

四、让领导力成为医院文化

作为院长，最重要的工作是让自己变得可有可无，这个过程，就是领导力成为医院文化的过程。在这样的医院文化里，每一个人都是平等的，只不过担任的角色不同，是让专业的人做专业的事，当你有了别人想要的资源、就可以整合调动。最好的医院就是能在医院内部创造出一批领导人，每一个员工在所属的阶层都能主动出击，而且，他的行动表明他就是这个医院的主人，这才是最好的医院。医院管理中最核心的是哲学和心理学，在个人责任方面，态度才是内在的动机，要用改变员工思想的方式来激励他们，并充分地授权给他们、信任他们，让未来的医院基础不再是职位，而是互信和诚信。我们要适应当前发生的革命性变革，要学习新的工作方式、运营方式、医院结构以及领导和管理的定义，只有明白改变意义的医院才能够站稳脚跟，在新的规则中保持强大的竞争力。管理是一个过程和结构，是指做计划、定预算、医院及解决问题，但领导是针对个人而言的，是指建立方向，激励和启发员工。简单地讲，只有领导能带来改变，当院长把 80% 的努力用于真正的领导，只花 20% 的努力在管理上时，得到的就是一个有创造力的医院被领导的结果，而不是被管理的结果。医院要制定一套完备的人力资源战略规划和人才选拔机制，要把现有员工作为财富，利用各种发展计划和条件留住、激发他们的工作潜能，在给予核心人才更高薪酬待遇的同时，为他们提供更多的培训和上升空间。一个医院的管理人员中 90%以上的应该是来自医院内部人员的提升，在每个关键岗位都设定继任人，不能在引进新员工的同时忽视了原有职工，伤了他们的心。

我们应该深刻的认识到，领导力的发展也就是医院的发展，如果一个医院的领导不再成长，那么，这个医院的成长也就停止了。一个医院或者个人要想创新、要想实现差异化，就必须努力的学习，学习理念、学习知识。李嘉诚说：知识不仅仅是课本的内容，还包括社会经验、文明、文化、时代精神等整体因素。我们要把学习看成是一种个人变化的经历，通过学习让自己变成一个全新的人。康德说：要认识世界、可做什么、如何做。无论是一个医院还是个人都要靠创新来生存和发展，不断创新很重要，但不能颠覆性创新，不管你先来后到，如果你不创新、别人就会创新，你的机会就会消亡，市场竞争不同情弱者、人生亦是如此。

第三节　院长与医院绩效管理

德鲁克的传奇智慧超越传统思路，提出了创新，强化优势和缩小弱点，营销革命，利润的社会责任等诸多开创性意见。帮助我们理清思路，从任何新事变中发掘本质，找到历史渊源，实现大道至简，这样的思想是永恒的、跨越时空的。

一、性格造就的医院院长

（一）人是院长的主要资源

院长要与一种独特的资源共事：人是一种需要特殊素质才能与之共事的独特资源，因为只有人是不能“使用”的。人类关系的本质，就在于它会改变双方——不管是丈夫与妻子的关系、父亲与孩子的关系，还是院长与员工的关系，所以，不能把人当成一种被动的“资源”使用。人不能“使用”，只能“发展”，而发展的方向，决定了人会更富成效，还是降低效率，直至完全不再具备生产力，这不仅适用于受管理的员工，也适用于院长本人。院长能否朝着正确的方向培养下属，帮助他们成长、变得更强大、更富裕，直接决定了院长本人能否发展，能否成长，是会走向富裕还是贫困，是会越来越好还是越来越糟。因为院长是医院的一种器官，他的首要责任是向上的，是对医院负责，同时，向上（对上级与平级）和向下关系（对下属）对院长的绩效都必不可少。在现代医院，没有哪个群体比另一个群体更重要，后勤工人操作机器，科研人员在实验室，外科大夫在手术室，内科大夫在诊室，医技人员操作设备都是医院运作所必需的，院长也是一样的。

（二）发展需要院长具备正直的性格

正直诚实是管理人员必须具备的唯一的决定条件，而且不能期望在以后可以获得，院长是怎样造就的？院长通过对目标和自我控制进行管理，他自身的管理维度、面对管理挑战时的应对都与其性格有关。合格的院长对下属的要求有多严格，对自己的要求就有多严格，他们确立很高的标准，并期望人们能达到标准，他们对事不对人，尽管他们大多非常有才华，但从不认为人的才智比正直更重要。性格里缺乏这些素质的院长，都“不适合做院长”。院长要与自己管理的人一起生活，院长决定员工的工作是什么，指导员工的工作，训练员工，评价员工，很多时候还决定了员工的未来。身为院长，更像是为人父母、为人师长，在这样的关系里，光有尊重还不够，正直的性格至关重要。院长不需要天才或特殊天赋，他们所做的事情是可以学习的，但院长的性格是生来就具备的，是一种无法学习的素质，是一种无法获得的资质。

（三）正直是试金石

管理者坚决强调正直的性格。首先，通过表现出的性格，领导才能树立榜样和为人们所模仿；同时，性格不是可以学到的，如果一个人在担任管理职务时没有那种性格，他就永远不会有那种性格。人们可以原谅这个人的许多缺点，如缺乏能力、缺乏知识、个性不定或态度不好等，但他们不会原谅他的“不正直”，他们也不会原谅更高的领导选择这样不正直的人。虽然很难给正直下一个定义，但要表明“不正直的人不适合担任管理职位”却并非难事。一个人如果老是看到别人的缺点，却从不看其优点，就决不能委任他从事管理工作；一个人如果老是看到别人不能做什么，却从来没有看到别人能够做什么，那么他就会对医院精神造成破坏。管理人员应该清楚地了解其下属的不足，但他应该把这些不足看成是对下属能够做什么的一种约束，是促使下属做得更好的一种挑战，他应该是个现实主义者，而老是看别人缺点的人是最不现实的。不应该委任那种对人不对事的人，即总询问“谁是对的”，而不问“什么是正确的”。把人格置于工作要求之上，会造成腐蚀和破坏。管理当局绝不应该委任那种“重才不重德”的人，这是一种不成熟的表现——而且常常是无法挽救的。对那种害怕下属能干的人，决不应该予以提拔，这是软弱的表现。对一个不对自己的工作提出高标准的人，绝不应该委以管理职责，因为那会使人们轻视工作和管理当局的能力。

如果一个人缺乏正直的性格，那么无论他多么有知识、有才华、有成就，也都会造成重大损失。他破坏了医院中最宝贵的资源——人，破坏了医院精神，并对工作绩效产生了不利影响。虽然一个人可能所知不多、成就不大、缺乏判断能力或能力不强，但是如果让他来担任管理职务却不一定会造成太大的损失，对医院院长来讲，更是如此。因为，医院精神是从顶层创造出来的，如果医院精神是伟大的，那一定是由于医院院长的精神是伟大的，如果医院精神腐化了，那是由于高级管理阶层腐化了。领导是没有什么东西可以代替的，管理当局无法创造出院长，只能创造出一些条件使潜在的领导品质转化为现实或使之无法实现。领导，就其实质而言，就是把一个人的视野提到更高的水平，把一个人的绩效提到更高的标准，使一个人的个性超越他平常的限制条件的管理精神，可以确立起行为和责任的严格准则、较高的绩效标准和对别人及其工作的尊重，而不是一种个人魅力。

二、德鲁克管理思想精髓在医院的实践

（一）德鲁克管理思想

“德鲁克的1358”涵盖了管理的定义、管理的任务、院长的工作和医院的目标，从四个不同的纬度透视管理。管理的定义涉及医院的使命，而医院的使命是确定远景、优先顺序、战略、计划、工作安排的基础，医院管理的三大任务是实现医院的特定目的和使命、使工作富有成效和员工具有成就感、处理对社会的影响与承担社会责任，其中的每一项都有其自身的重要性。管理医院之所以有其重要性，是因为医院是一个经济机构；然而，使工作富有成效、使员工富有成就感之所以有其重要性，是因为社会并不是一个经济机构，而是仰赖管理来实现其基本的信念及价值；管理医院的社会影响力之所以重要，是因为器官不会存活得比其效命的身体还长，而医院正是社会的一个器官。管理医院就是平衡各种各样的要求和目标，这需要进行判断，院长唯有了解自己的工作，才有可能改善和提高自身绩效。设定目标时，需要三种平衡：目标必须与可达成的获利能力取得平衡；必须在短期和长期的需求之间取得平衡；各目标之间也要取得平衡。同时，同一领域内的预期绩效之间，以及不同领域内的预期绩效之间，也都必须建立权衡关系。

（二）绩效考核的真正核心在于绩效

正如德鲁克在《卓有成效的领导者》中描述的那样，绩效考核的真正核心在于绩效，而不是考核，考核是为了绩效，而绩效并非为了应付考核。人的绩效来自于人的行为，没有行为也就没有绩效，而人的行为又被人的习惯影响，要改善自己的绩效，就必须改变自己的行为，要想让自己的行为具有持续性，就必须改变自己的习惯，只要你愿意，习惯是可以改善的。绩效是一位严厉的主人，它一方面要求院长承担起妥善管理社会资源的责任，德鲁克甚至把这称之为管理的正当性、合法性和道德责任；另一方面提出高水平的绩效要求，也给院长和医院中的每一位同仁开辟了发挥所长、不断成长和获得成就感的广阔空间，使他因此可以真正的实现个人自由和尊严。绩效是一种能够持续地在各种不同的工作安排中以及在很长的时间里取得成就的能力。在绩效的记录中，必须包括错误和失败，既能表明一个人的长处，又能表明其缺陷。同时，出于对医院中所有其他人负责的态度，一个人也必须有所成就。如果某个管理人员或专业人员绩效不佳或没有任何绩效，那么整个医院都要因此受到损失。相应地，如果一个人取得了卓越绩效，那么整个医院都会受益。

（三）管理就是使医院产生绩效

管理是一种工具，而且比任何高科技都更有效。事实上，是管理决定了任何资源，包括死的资源和活的资源、物质的资源和知识的资源，也包括了这些资源的使用效率。管理是一个人行善的工具，它的终极目标和深远影响是改善人民的生活质量。正是管理与生俱来的这种“善”的属性，决定了什么才是我们社会所需要的绩效。医院管理的目标在于使平凡的人有能力从事不平凡的工作，对医院的考验，就是其取得杰出绩效的精神，绩效精神就是使平凡人从事不平凡的工作，要想使每个人都能够充分发挥自己的长处，必须把他放在自己的长处上——放在他擅长做什么而不是他不能做什么上。检验医院中“士气”的标准是绩效而不是好感，不是互相迁就，不是“人们在一起相处得很好，即和睦相处”，如果人际关系不是以“在工作中取得杰出绩效而感到满足”为依据，那么实际上就是不良的人际关系，并会导致团体萎靡的精神。在一个由人构成的医院里，绩效精神意味着它产生的“能量”要大于所投入的全部努力，这就是“能量的创作”，只有在精神领域中，才能使产出大于投入，才能“创造能量”，医院的重点必须放在绩效上，对团体和对每一个人来说，医院精神的第一个要求就是较高的绩效标准，要求推行目标管理和把重点放在任务的客观要求上。

（四）管理的唯一权威就是成果

在德鲁克的著作当中，有很多对于绩效和成果的强调，“绩效”的同义词是“成果”。他认为，“管理不在于知，而在于行；不在于逻辑，而在于验证”。他把领导者定义为：取得成果的人。他认为只能凭绩效聘请和提拔人，而不是凭这个人的潜力等去做判断，要从员工以往的成绩中来发掘长处，然后用他的长处来配置适当的职位。德鲁克用非常经典的三个问题来阐述事业理论：我们的业务是什么？我们的患者是谁？患者心目中的价值是什么？根据对这些问题本质的思考和回答，制定集中运营的决策。集中运营决策是你决定要在哪个战场上进行战斗的决策，它指示了你的资源应该投放的方向，谁是我们既发自内心愿意而且特别擅长去服务和满足的患者，对方还必须是最需要你的患者，把这两点结合起来就能找到和市场的契合点。哪个市场是我们能付出少于别人或者相当于别人的努力，却能取得比别人更好成绩的地方，这个市场就是适合你的市场。最后，通过计划落实到具体的工作和想法当中来实现使命，计划的重点就是要找出或者设计出少数为达到绩效目标至关重要的关键性活动，并且为他们分配足够的资源，包括机构和医院中最优秀的人才。

对于以下三个问题：我们根据什么说我们有绩效？凭什么判断那是不是我们想要达到的结果？绩效和成果是由什么决定的？德鲁克告诉我们，让我们从外部环境和机构本身的愿望、能力作分析出发，首先界定使命，再用使命来定义绩效和成果，这个过程就是我们平时所说的战略规划。

三、医院存在的目的

（一）医院存在的目的是为患者提供高质量的医疗服务

作为社会生态学家的德鲁克认为，企业是提供某种社会功能的组织。西方经济理论的一个基本假设就是，企业的目的是利润最大化。而德鲁克则认为，企业的目的是创造顾客。有学者把这个观点解释为：医院存在的目的是为患者提供优良的服务，让更多的人享受现代文明成果。惠普的创始人戴维·帕卡德是这样看待企业存在的目的："许多人错误地认为，办企业就是为了赚钱。虽然赚钱是企业的重要成果之一，但是实际上一批人走到一起，以我们所说的组织的形式存在，以便能够集体地成就一番单靠个人力量不能成就的事业，即为社会作出贡献。事实上，对大多数人来说，潜藏在追逐利润背后的实际动力是一种要做一点事情的欲望，如生产一种产品或提供一种服务，总而言之，是要做一点有价值的事情的欲望。因此，惠普公司存在的真正目的是向公众提供某种独特的、有用的东西，从而为社会作出贡献。亨利·福特认为："商业的职能是为消费者提供产品，而不是为了赚钱或投机。"中国企业家曹德旺认为："企业家的责任有三条：国家因为有你而强大，社会因为有你而进步，人民因为有你而富足。"而医院作为一种独特的组织，一种社会的公共资源，其目的更应该存在于医院之外。因此，有学者得出结论：医院存在的终极目的是改善人类的生活质量。在本次医药卫生体制改革中，国家把医院定义为国家稳定的基石，国家的战略武器。

（二）医院的利润是如何取得的

医院的利润不是压榨社会取得，而是通过控制医院的成本，只有拥有充足的可支配收入的医院才能扩大，才能发展，才能抵御行业的风险，才能保护医院员工的生存与生活。利润是用来干什么的？参照芒格的话：好的医院能够自己照顾自己，无须政府照看，因为好的医院能不断地产生利润，不断地增加可支配收入，不断地提高自身收入的含金量，不断地发展变强。医院留存的每一元钱是否能产生超过一元钱自身的价值？能取得不断发展的医院，都是善于利用资金的医院，能用留存的每一元利润产生更多的利润，能用融资的每一元钱产生更多的利润，就是成本收益率足够高的医院。事实上，企业只有两项基本职能，市场营销和创新，只有这两项可能产生成果，其他全是成本。作为一个特殊的组织，医院的基本职能只有一个就是为广大患者提供优质的服务。

四、院长和管理层是医院的基础结构

（一）院长是大多数医院最昂贵的资源，也是贬值最快、最需要不断补充的资源

员工的工作态度，基本上反映了院长的工作态度；员工的工作效率，在很大程度上是院长的管理方法决定的。管理绩效是对上的，而不是对下的，意味着每位院长的工作目标必须由自己的直接上级来确定。这就要求所有的院长为自己的下属部门设计目标、制定目标。当然，高层管理必须保留批准或否决这些目标的权利。事实上，目标的制定，是院长的第一责任。如果一个院长没有设定目标的能力，就不可能成为合格的院长，每一位院长都应当严格地为自己的结果和绩效负责，对工作不施以高标准是靠不住的，它既败坏院长自己，也影响下属。

（二）院长和管理层是医院的特定需求

是后者特定的器官，也是基础结构，医院不能没有院长，需要管理层不仅是因为医院的工作太多，任何一个人都无法单独完成，更因为管理医院从根本上不同于管理个人产业。医院发展带来的不仅仅是规模的变化，等变化过了临界点，量变就成了质变，到了临界点，就需要不同结构、不同原则的医院，就变成一种需要院长和管理层的医院。从一开始，管理层就是专为复杂的大医院设计的。

（三）医院的基本职能就是为广大患者提供优质的服务

医院营销的目的是要深刻地明白和理解患者，让提供的医疗服务适合他们，让患者满意是医院独特而核心的职能，创造患者是管理的具体工作，医院不一定非要发展壮大，但医院必须不断变得更好。正如历史上有百年的企业，但百年的企业并没有运营百年的产品，也没有运用百年都不改的商业模式和运营模式。德鲁克说，对于产品、服务、流程、销售渠道等，每隔一段时间就要检讨一次，看看有哪些已经过时了。院长必须时刻准备进行重大创新，而不应该是仅仅认为改善既有的产品、流程和服务就可以了。

（四）院长的道德决策

在医院最难办，但又最重要的情况是：有些为医院提供长期服务的忠臣人员，已经不能再做出贡献了。在处理这种道德问题时，一个常见的借口是："我们不能调走他，他在这里干了那么久，没有功劳还有苦劳，我们不能解聘他的职务。"这是一种很坏的逻辑，而且是一种软弱的托辞，对管理人员的绩效精神以及他们对医院的尊重都会造成损害。亨利·福特二世坚持这样一条原则：一个人如果不能取得杰出绩效，就不能留在当前的职位上。但他同时又确定了另外一条原则：不应该由于过去制度的错

误而惩罚任何人。

总之，一个人如何通过社会结构实现自身的价值，从两个角度来分析问题，一是人在社会里如何实现绩效，医院如何管理使其员工产生绩效；二是如果医院一贯地把工作重点放在机会上，而不是放在问题上，那么往往就会形成强烈的绩效精神。如果医院把精力放在能出成果的地方——即放在机会上，那么就会有兴奋感、冲动感、挑战感和对成就的满足感。

第三章　平衡计分卡与质量、时间和约束理论的关系

以价值链为主线的成本管理思想，代表了成本管理会计发展的主流和趋势，涵盖了不同产业。与财务会计相比，管理会计更关注医院内部运营和管理，标杆制和运营业绩平衡卡突破了医院财务信息系统的限制，吸收了财务指标之外的非财务指标信息。目前，全世界的患者越来越无法忍受低劣的医疗服务质量和漫长的就医响应时间，为了满足患者日益增加的对医疗服务预期，院长需要找到符合成本效益的方法，以持续改进医疗服务的质量和就医速度，然而改进质量和速度并非易事。我们通过平衡计分卡的设计和有效运用，可以帮助医院院长与医务人员改进医疗服务质量、减少患者的就医响应时间。

第一节　以质量作为竞争武器

一、质量的定义是产品和服务的总特征

因为质量关注的是减少医院运营成本和增加患者满意度，所以，一家领先的非营利的健康医院根据患者的满意度给医生发放绩效奖励。关注医疗服务的质量可以成为提供医疗服务的专家，可以降低医疗的服务成本，使接受该服务的患者产生较高的满意度，并为提供这些服务的医院带来更高的未来利益。如果竞争对手都投资改善质量，而自身不进行这个方面投资的医院可能会面临医疗市场份额、医院收入及可支配收入的下降，甚至更为严重的损失。

二、财务维度

从医疗服务质量成本上讲，平衡计分卡的财务视角包括纯医疗收入增长和可支配收入指标，这些指标会受到医疗质量改进计划的影响，医疗质量成本就是指为预防提供了低质量医疗服务而发生的成本，以及由于提供了低质量医疗服务而导致的不可增值成本。

三、患者维度

患者满意度的非财务衡量指标讲，包括患者的就医偏好、地区医疗服务市场的份额、就医患者投诉次数、不合格的医疗服务比例等，医院管理层要监控这些数字是否会随着时间改善或恶化。由于患者保留度、忠诚度提高和患者及其家属积极的口碑广告效应，较高的患者满意度会使未来医院的收入增加，反之，如果患者满意度下降或者恶化，现有和潜在的患者从竞争者那里购买医疗服务，未来的医疗质量成本将会更高。因为许多影响患者满意度的质量因素受到医院内部业务流程质量的影响，必须改进流程使患者满意并取得更好的财务业绩。

四、从内部业务流程维度

医疗质量改进的相关成本与收益包括预计的增量成本，因为更少的返工、患者支持以及医疗纠纷或医疗事故引起的成本节省。因为建立了医疗质量和医疗业绩方面的信誉，使得就医患者大幅度增长，并带来可支配医疗收入的增加。医院内部业务流程质量的非财务衡量指标主要包括提高医疗流程设计质量和降低医疗质量成本的设计和变化医疗流程的次数，这些指标的改善将得到更高的患者满意度、更低的医疗成本和更好的医院财务绩效。

五、医疗质量改进的学习与成长维度是医院内部业务流程质量提高的动因

具体包括员工流动性、员工授权、员工满意度及员工培训，增加员工培训和降低员工流动率将减少有缺陷的医疗服务并提高患者满意度，从而使医院得到更好的财务绩效。平衡计分卡中的质量指标与非财务指标各有不同的优势，前者会比较不同的医疗质量改进项目的成本和收益、确定医院成本削减的重点次序，着重于引导院长关注医疗质量低下的成本。

第二节 将时间作为医院的竞争武器

一、时间是医院战略中的一个重要驱动因素

正确并且迅速地完成必要的事情可以帮助医院增加收入并减少运营成本，及时和快速完成各项任务不仅对医疗收入的提高有帮助，而且可以大幅度降低医院的成本。由于能够很快地满足患者的需要，因此，医院只需要维持很低的运营成本，在医疗行业中快速的患者响应是赢得竞争的关键性因素，与患者响应时间类似的指标也适用于医院这样的服务行业。假如一个患者到医院找医生看病总共花费时间为40分钟，其中用于挂号交费等辅助工作时间是9分钟，门诊候诊及等待检查、治疗的时间为20分钟，留给医生诊察或护士的处置、治疗时间就只剩下11分钟，结果是患者只有27.5%的时间是在接受治疗，即医生或者护士为患者提供增值服务。医院应该尽量减少医疗卫生服务流程的非增值时间，能够在更短的时间里诊察、治疗更多的患者。所以，服务流程的改进可以大大缩短医生和护士对患者的医疗时间，从而降低医院的医疗成本，改善医院的财务指标。

二、瓶颈和作为时间动因的不确定性

患者对医疗服务需求时间的不确定性，以及医院提供医疗服务能力的限制导致的瓶颈，是我们主要考虑的问题。例如，医院手术室的提供手术能力是制约医院发展，尤其是外科发展的一个主要瓶颈。信息技术的飞跃，导致整个医院的内部管理信息流程发生了质的变化，“医疗”的信息不仅数量多，而且及时、准确，可以保证在第一时间进行反映。

三、医疗周期既能够影响医院的收入又能够影响成本

例如，客户为了能够更快地收到货物，宁愿支付一小笔额外费用。存货持有成本是影响产品成本的重要因素，包含与存货有关的投资机会成本和与场地租赁、因货物损坏、腐烂变质和材料处理等有关的储存成本。通过增加一个瓶颈资源的医疗能力可以减少医疗周期和延迟，这里面有两种方法：一是通过更加有效的调整准备和服务，来减少这两个环节消耗的时间；二是投资新设备，如可以使一个接受医疗的患者更快的转换到另外一个提供医疗服务的灵活医疗系统。类似的瓶颈及解决办法同样存在于医院手术室，后者是医院的重要医疗资源，经常是外科系统高效运转的“瓶颈”，通过

高效的手术室管理，优化手术期间的流程可以缩短平均住院日，包括充分发挥麻醉复苏室的作用、延长手术室开放时间、建立日间手术模式、建立外科医师组的模式、建立手术室护士专业组模式、科学合理安排手术空间、标准化手术时间等手段，以及加强手术科室和手术室之间的沟通，可以节省手术室瓶颈消耗的时间。同时投资重点平台科室建设水平：包括放射科、检验科、ICU，搭建高效的运转平台，实现常规化验当天出结果，普通影像学检查 3 小时出结果，CT 和核磁 24 小时内出结果等措施，提高工作效率，缩短术前等候时间，从而减少患者的平均住院日。

第三节　约束理论在医院管理中的作用

一、约束理论描述在面临瓶颈环节和非瓶颈环节的情况下，使营业利润达到最大化的方法

约束理论的主要指标包括三个：有效产出、去库存、降低运营费用。约束理论的目标是在增加产量贡献的同时减少投资和营业成本的支出，使用 TOC 管理瓶颈的步骤分为四步：一是认识到瓶颈决定着整个系统的产量贡献；二是瓶颈的发现是通过确定哪些环节有大量库存来实现的；三是保证瓶颈资源的充分利用，并将非瓶颈资源的利用放在瓶颈资源之后考虑。医院为了使约束资源和瓶颈资源的有效产出最大化，就必须保证瓶颈资源一直运转，而不是等待工作。瓶颈环节的医疗服务决定着非瓶颈环节医疗服务的步伐，正如手术室的运转决定着外科、医技科室，甚至内科的运转一样，非瓶颈环节上的医务人员被指示不能比瓶颈环节提供更多的医疗服务，因为提供更多的非瓶颈环节医疗服务只能产生超额的瓶颈环节的等待患者，而不是增加有效产出。最后一个步骤是增加瓶颈环节的效率和服务能力，既增加有效产出又减少采取这一措施的成本增量。

二、缓解瓶颈制约的方法很多

第一，消除瓶颈工序的闲置时间，即医院既没有进行服务的准备时间也没有用于实际服务的时间；第二，由于存货不会增加产量贡献，所以，不储存那些会增加库存的药品和医用耗材等物资，只储存那些能够增加医疗服务和有效产出的物资消耗。第三，将那些不必非得在瓶颈环节进行的医疗服务转移到非瓶颈环节的开展。例如，在医院可以开展日间手术，以减少手术室的压力和患者的手术等候时间，提高医院的床

位使用率和周转次数，缩短平均住院日，从而提高医院收入的含金量，增加医院的可支配收入。第四，通过简化设计、优化流程、提高医疗服务质量来减少瓶颈阶段的服务调整准备时间和医疗时间。第五，提高瓶颈工序医疗服务的质量。约束理论强调了将瓶颈环节管理作为医院整体业绩提高的关键，该理论集中在短期服务贡献最大化上——收入减提供医疗服务的直接材料成本上，而作业成本系统着重于通过减少无价值的活动和减少有价值活动的成本，对于长期定价、长期成本控制、利润规划以及医疗服务能力管理更加有效。在瓶颈理论（TOC）中，我们更加关注投入产出，而不仅仅是收入，瓶颈环节上的时间不应浪费在提供不合格医疗服务上，这样才能提供更多的合格的医疗服务，提高医疗服务质量应着重保证瓶颈环节尽可能少地提供不合格服务。

三、瓶颈就是等待完成的工作

接近或超过可利用服务能力的作业环节，延误的成本包括减少的医疗收入和增加的存货持有成本，约束理论中的三个主要指标是有效产出、库存和运营费用。我们按照财务、患者、内部业务流程、学习和成长四个维度将考核指标进行了分类，并通过这些指标减少延误，增加对瓶颈资源的利用。将医院管理的重点放在平衡计分卡和与时间相关的指标上，可以使医院大幅度增加可以提供医疗服务并削减患者响应的时间，从而增加医院的医疗收入，提高医院收入的含金量。

第四章　聚焦思维是 TOC 理论的精髓思想

在市场竞争压力加剧，政府相关部门和患者对医疗服务要求持续走高的今天，尽可能地降低成本成为医院管理者首先想到的解决途径。按照成本体系的成熟度模型，各个行业都有一套属于自己的成本管理体系，中心任务无外乎两点：一是将成本降到尽可能低的水平，二是维持好已经降低的成本水平。高德拉特创造性的提出了限制理论，提出了通过限制理论来解决问题的方法，他将阻碍医院或医院在短时间内得到更显著整体效益的少数因素（人或事物）称为限制或核心问题，而有效管理限制的方法与解决方案称为限制理论或约束理论（theory of constraints），集中体现了聚焦思维是 TOC 理论的精髓思想。聚焦在于限制，不在成本。TOC 提出每个系统中至少有一个限制 / 制约因素，不然所有的医院都该无限度的获利。重点是聚焦在系统的限制 / 制约因素，加强链条上最弱的环，便能提升有效产出及利益。

第一节　聚焦目标

一、除非是有助于目标达成的改变，否则改变不等于改善

约束会计的目的是想找出医疗的内在规律，着眼于整个医院的改善和盈利能力的提高，把重点放在瓶颈工序（即约束）上，保证瓶颈工序不发生停工待料，提高瓶颈中心的利用率，从而得到最大的有效产出。正如以色列物理学家高的拉特博士在《目标》一书中的主人公罗哥那样，前期似乎是在进行“改善行动”——购买机器人，这

样提升了工作效率，但如果企业的目标是为了多盈利，购买机器人并不能帮助企业多盈利，这样的行动不等于改善，只能定义为改变。约束会计是事前管理，先设定目标再着手工作计划，脚踏实地的向目标前进，注重从预防的角度解决问题，从而杜绝了医院中的救火式行动。反思我们的医院，大到决策，小到决定，是否有偏离目标、故此失彼的时候？小目标是否围绕大方向，决策是否围绕战略。否则，医院似乎总在变革和创新，但效果却甚微。只有聚焦目标，才能围绕目标进行有效改善。如何聚焦目标呢？只有认清目标，才能聚焦目标；只有理清现状，才能认清目标；只有确立目标，才能发现哪个环节产生了偏离，才会去思考如何改善。为了衡量实现医院目标的业绩和效果，TOC 打破传统的成本会计概念，提出了三项主要衡量指标，即有效产出、库存和运行费用，认为应该从医院的整体来评价改进的效果，而不能只看局部，有效产出才有可能不断增长。根据律特法则，存货受服务效率和服务周期的影响，精确估算存货可以避免不必要的库存费用或缺货的发生。丰田生产方式的创始人大野耐一做出的突出贡献就是改变了将库存视为资产的看法，认为库存本质上就是负债。TOC 把库存降到最低的同时必须满足供应，并且营运费用的大小影响着成本，也影响着利润，但是降低库存和减少运营费用会遇到最低减少到 0 的限制，而对于通过提高有效产出来赚取更多利润的可能性，则是无穷无尽的。

二、TOC 理论是一套解决约束的流程

TOC 理论是一套解决约束的流程：改进什么？（What to change?），改成什么样子？（What to change to?），怎样使改进得以实现？（How to cause the change?），这三个问题是任何医院改进流程时都必须思考的。约束会计的利润表是一份业绩报告，反映的是实施运营思想后的业绩和员工情况，分析了产出的所有重大变化都是通过约束点实现的，强调了决策和行动对约束产出贡献的影响、利用约束资源提高产出的重要性以及确定是否对成本实施了有效控制，打破了营业费用（oe）与产出（t）之间同步增减的关系。传统会计报告只关注收入和费用，认为“卖得越多赚得越多，假如服务额无法提高，就削减成本”。实际上医院存在着两个特点：依存关系和统计波动。所谓依存关系就是一个事件或一系列事件必须赖于前一个事件发生之后，才会在接下来的时间依序发生；统计波动就是那些我们无法精确预估的事件，就无法统计。

第二节　聚焦医院运营现状

一、理清现状，识别系统限制

聚焦思维的聚焦五步骤是 TOC 思考程序的精髓，出发点是站在整个系统的角度，在具有思维高度和广度的前提下，俯瞰现状，发现核心问题，再围绕核心问题，深入思考解决方案。在医院的医疗服务系统内部，限制可能来自于一个工序；在医院的整个系统中，限制可能来自于一个部门或一个中心；在整个价值链中，限制可能来自于医院外部的市场及环境。聚焦思维的第一步是限制资源（或瓶颈），这是理清现状的关键，能否做到这一步就要跳出问题看问题，跳出会计看会计，从整体的、系统的链条中权衡问题的轻重、缓急、对系统的限制程度。正如高德拉特博士所说的“我们只需要看清现实，然后很有逻辑性而且精确地评估一下见到的现状就可以了”。看清现实就意味着看清了问题的核心，他提出了瓶颈概念：任何资源，只要它的产能等于或少于它的需求，就是瓶颈。在医疗服务中，瓶颈决定了医院的有效产出，利用瓶颈可以控制所提供的医疗服务的数量和质量。一个服务线并不是服务的越多越好，而是要平衡流量，即产出和输入保持同步才够完美。

二、TOC 理论的黄金法则

按照大野耐一的观点：“我们所做的，就是关注从接到客户订单到向客户收账这期间的作业时间，剔除不能创造价值的浪费，以缩短作业时间。”作为医院，应该关注从接待患者挂号到患者就诊，再到患者住院，最后到患者病愈出院的作业时间，剔除不能提供优质医疗服务从而造成价值浪费的时间，以缩短整个就医时间。TOC 与精益医疗都把追求缩短医疗时间和加快流动作为医院的主要目标，在 TOC 理论中有几条黄金法则：一是瓶颈损失一小时等于整个系统损失一小时；二是非瓶颈节省一小时对整体产出没有任何贡献。

第三节　聚焦医院的系统限制

一、改善并持续改善

TOC 认为任何医院系统内的事物一定存在因果关系，顺着因果关系就能找到导致所有问题的核心问题（也称为矛盾或冲突），解决了核心问题，其他问题自然就迎刃而解，因此改善就要聚焦核心问题。在聚焦五步骤里的第二步至第四步分别是：挖尽瓶颈、迁就瓶颈、打破瓶颈，强调了改善的目标一定要围绕已经识别的核心问题。聚焦思维的第五步强调改善的最高境界是持续改善，对于任何医院，除非持续改善，问题永远只解决了一半，解决一个问题容易，难的是有始有终解决问题的心态，即持续改善的心态。当燃眉之急的问题解决之后，当初救火的痛或被火烧的痛会渐渐忘掉，等到新问题又迫在眉睫了，又意识到改善的迫切性，改善总是陷于被动的、救火式的恶性循环。这是受惰性这个人性弱点影响的，而医院的管理离不开人，自然医院中也会存在惰性，如果医院具备了持续改善的心态，也就培养出了持续优化的内力。

二、降低瓶颈负担的方法

高德拉特总结了两种把瓶颈负担降到尽可能低的方法，来增加有效产出，减少运营费用：①是否还有其他非瓶颈设备可以接待患者，如果有，可以分摊一部分瓶颈设备的负担。②可以外包给其他具备瓶颈设备的医院减小自身瓶颈设备的负担。一条服务线必须要经历以下几个时间点：第一是操作准备时间，第二个是诊察治疗时间，第三个是排队时间，第四个是等候时间，四部分时间加起来，就是一个医疗的服务期。对医院而言，患者等候挂号、交费、就诊、检查、手术等瓶颈区占了大半的时间，在瓶颈区损失一个小时就医时间，就等于整个医院损失一个小时，瓶颈控制了医院的有效产出。

第四节　站在医院整体看问题

一、追求局部效益的系统绝对不是好系统

高德拉特博士总结的一个准则就是：我们不可能把系统中的每一种资源都发挥到极致，追求局部效益的系统绝对不是好系统，局部效率必须废止。其他理论都集中在医院的每个环节、每个步骤或者每个程序的改善，认为只要所有环节做到最好，医院整体必然会有最大的改进。高德拉特认为应该把医院视为一个系统，要准确掌握及妥善处理这个系统内各个环节间的互动关系，整个系统才能产生最大的效益，否则，仅靠各自改进每个环节，达不到整体效果。TOC 的观点是整体的：①瓶颈的产出决定整个系统的产出；②只有瓶颈的产出最大化，才等于医院产出最大化。传统成本会计的

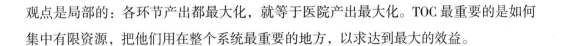

观点是局部的：各环节产出都最大化，就等于医院产出最大化。TOC 最重要的是如何集中有限资源，把他们用在整个系统最重要的地方，以求达到最大的效益。

二、用简单的方法解决复杂的问题

高德拉特博士认为："复杂的解决办法是行不通的，问题愈复杂，解决办法愈是要简单。" TOC 提供一套基于系统方式的整体流程与规则，去挖掘复杂系统固有的简单性，他最大的特点和威力是简单、直接、容易明白和接受，甚至简单到被业界专家誉为一种"常识管理"的方法。TOC 认为，任何系统至少存在着一个制约因素或者瓶颈，否则他就可能有无限的产出。因此要提高一个系统（任何组织或医院均可视为一个系统）的产出，必须要打破系统的瓶颈，找出妨碍实现系统目标的约束条件，并对它进行消除的系统改善方法，要通过撬动阿基米德基点（关键约束点）给医院带来巨大的收益。这个系统的强度不取决于最强的一环，而取决于最薄弱的一环，如果我们想实现预期的目标，必须从最弱的一环，也就是从瓶颈着手。换句话说，如果这个瓶颈决定一个医院或医院达成目标的速度，我们必须从克服该瓶颈着手，才能更快的在短时间内显著地提高系统的产出。系统最终的产出将受到系统内最薄弱环节的限制，也就是一个链条的牢固程度取决于他最薄弱的环节。TOC 约束理论与木桶理论都是木桶最低的那块板决定木桶能装水的高度，而不是最高的那块板。因此，医院的管理方针不是去推动成长，而是除掉限制成长的因素。"

三、TOC 着眼于整个医院的改善和盈利能力的提高

研究的对象既有物质方面的，如市场、物料、资金等；也有非物质方面的，如能力、后勤保障、质量管理、医院文化、管理体制、规章制度、员工行为规范和工作态度等，医院的绩效最终受这些"约束"变化的影响。传统会计以医院的物流、资金和信息为研究对象，只关注局部的改进，如成本的削减、劳动生产率和固定资产利用率的提高，没有考虑非物质因素对医院最终目标的影响，也就是和实现医院盈利之间的关系。

四、医院是一个系统

其目标应当十分明确，那就是在当前和未来为医院获得更多的可支配收入，一切妨碍医院实现整体目标的因素都是约束。TOC 就是按照瓶颈工序的物流量来控制瓶颈工序前道工序的物料投放量，在所有瓶颈和总装工序前保留物料储备缓冲，以保证充分利用瓶颈资源，实现医院最大的有效产出。

第五节 精益医疗与 TOC 理论

一、精益医疗与 TOC 理论的特点

表 4–1 详细介绍了精益医疗与 TOC 理论的特点。

表 4–1　　精益医疗与 TOC 理论的特点

编号	精益医疗的特点	TOC 理论的特点
1	投资较多，回收期漫长	投资少，见效快
2	需要持续的资源投入	充分利用现有资源
3	无瓶颈概念	需要转变传统的习惯做法
4	需要较高的最高管理层关注度	以时间（时间指标）作为内部考核指标；时间类指标比数量类、成本类指标更直观、更直接速效，减少了对流动性的奉献的执行偏差，对系统整体的奉献度更大
5	以库存（数量指标）作为内部考核指标；周转箱的空间大小决定了在制品的数量限制	更具有普适性；应该理性认识概念的理性应用环境（天堂工厂）与具体应用环境（人间工厂）的区别。现实中的“墨菲定律”和工艺流程的依存关系是无法忽略的
6	适合于资源充足的大中型医院	普遍适合于中小型医院
7	处于稳定状态的三种环境：① 行业竞争环境的稳定（买方市场）；②市场需求环境的稳定；③内部医疗环境的稳定（医疗均衡）	处于不稳定状态的三种环境：①越来越短的产品生命周期；②每个产品相对需求的不稳定性；③整体负荷的不稳定性

案例：什么情况下更适合应用精益而非 TOC ？一台医疗设备的转换时间是 15 分钟，怎样把它变为 8 分钟？这牵涉很多工艺技术问题，精益医疗就比较适合，它可以帮助找出这 15 分钟中什么是浪费动作。因为，TOC 关注整体中的瓶颈，精益关注的是各个点的潜在能力。

二、精益医疗与 TOC 都认同及遵循的“供应链概念”

“供应链概念”的内容，见表 4–2。

表 4–2　　精益医疗与 TOC 都认同及遵循的“供应链概念”

编号	内　容
1	加快流动（或缩短医疗所需时间）是医院的主要目标
2	应该转化成一套具体的机制，以决定何时不应医疗（以防止过度医疗）

续表

编号	内 容
3	局部效率必须废止
4	一套聚焦于平衡流动的程序必须就位

三、精益医疗与 TOC 理论的共同点

精益医疗与 TOC 理论有着很多相同的地方，详细情况见表 4–3。

表 4–3　　精益医疗与 TOC 理论的共同点

编号	内 容
1	都是基于有效产出的观点
2	都是基于平衡物流，而非平衡产能；传统认为平衡产能是应用精益的推行者基于局部效率、成本世界而产生的结论，并没有真正理解精益
3	都认同基本观点：资源的适当闲置，而非 100% 不停运转
4	都认同要降低库存数量，有助于加快流动性
5	都认同：废止局部效率，避免盲目的直觉式管理

四、精益医疗实施效果不好的主要原因

一是医院高层认知不足，院长没有精益医疗的理念，有的医院实施了很多年的精细化管理，碰到的最大问题就是很多院长眼中没活，不觉得需要提升。院长常常将精益医疗理解成“工具”，认为拿来即可使用，并期望能快速见效，未上升到战略层面来决策和支持。二是精益医疗的实施需要长期、大量的资源投入；国内的中小医院居多，很少具备这样的资源、资金实力。丰田公司是在坚持了 50 多年时间后才取得显著的效果，并且无法量化财务收益。三是需要医院各级院长转变思维及行为，涉及思维范式的改变，以及新素养的形成，挑战很大。四是管理压力大，U 型医疗线上有问题就立即停线，几十个员工站在旁边看着管理层“表演”。五是缺乏专业人员，真正理解精益医疗的专业人员很少，医院自己没有能力培养这样的人才。

五、精益医疗与 TOC 理论如何实现在医院的有效配合

TOC 提供了“怎样改变”（三问之一）的具体操作方法，这是保障精益医疗得以成功应用，以及保留这些优良技术的唯一方法。形象地比喻成：TOC 是望远镜，精益

医疗是放大镜，6sigma是显微镜。如何运用TOC来提高精益医疗的成功率呢？TOC有助于明确医院应聚焦于哪个环节去改善，有助于指出努力的方向，从而避免了“为改善项目而改善”以及“部门目标达标而医院不赚钱”，进而提供了快速见效的改善方法，提高了精益医疗的成功率。TOC有助于人们正确理解和运用精益理论，进而规避推行过程中的陷阱与误区。应该将有限的资源和精力用在刀刃上（即瓶颈环节），其效果才是最佳的，到处发力等于浪费力气。TOC非常重要的一个特点就是简单、易操作，能够使医院的改善得以“立竿见影”。

精益没有瓶颈概念，TOC的瓶颈及缓冲管理概念，给了大家很明确的优先顺序，包括精益实施动作的优先顺序，瓶颈关乎医院的最终产出，对于管理层而言，关乎医院整体的盈利问题。

第六节　医院的有效产出与成本观

有效产出与成本是两个系统之产出及财务衡量的主要指标。于TOC的整体衡量指标，成本通常以（总）变动成本（total variable cost，TVC）和营运费用（operating expenses，OE）来表达。（总）变动成本含直接与产出相关的支出，即为了完成医疗服务的必要投入，如药品、材料等，不含医务人员的正常工资，没有管理人员的工资分摊等，营运费用如固定成本，含所有支撑医疗运作的费用。

一、有效产出的意思不同于传统的定义

在TOC的术语中指一个系统的产出目标单位（goal units）（数量/产值）的速率，如一个时间单位（一小时或一天）内可提供的医疗服务数量。根据不同系统的不同绩效指标，设定有效产出的计算单位。对一个商业性之营利系统而言，最终的整体指标是财务上的边际效益及净利润等，因而计算公式为（有效产出=售价-（总）变动成本），有效产出的单位以币值（如美金、台币、人民币等）表示。例如，提供某种医疗服务一个的成本（费用）含药品25元，材料消耗15元，及人员工资20元，该服务的收费是100元，共提供2000个服务。计算总有效产出为（100–25–15）×2000 = 120000元。如前所提，人员工资不分摊到各个服务项目中，而是一笔列入医院的运营费用。

二、有效产出是一种速率

表示不同的产出速率有不同的产出值。就是说，在一个时间段内，两种医疗服务

的有效产出速率决定个别的产出数量，而个别的获利则取决于其有效产出的金额。进一步而言，当系统中含有系统限制 / 制约资源（capacity constrained resource）时，则又得受制于 CCR 的可用时间，和 CCR 处理服务的不同速率。这是使用 TOC 术语中的（T/CU）来衡量，计算公式为（以提供某种服务来看）（有效产出 / CCR 提供某种服务的总时间），就是某种服务在单位产能制约资源上创造的 T 值。当 T/CU 值越高，CCR 的使用绩效越高，因此当需要选择 CCR 该如何使用时，可依照高 T/CU 值的优先顺序。

三、成本观与有效产出观的区别

表 4–4　　成本观与有效产出观的区别

成本观	有效产出观
成本最小化	有效产出最大化
节约以提升盈利率	销售以提升营利率
所有资源使用率 / 医疗率最大化	系统限制 / 制约资源（CCR）使用率 / 医疗率最大化，并且其他所有的非限制 / 制约资源（non–CCR）充分与 CCR 同步
所有局部优化为首	使用系统限制 / 制约以整体优化为首
任何改善活动即能提升整体系统	大多数改善活动无法有效提升系统的获利，如提升 non–CCR 的效率无助于提升整体系统的绩效，是种假象
整体的提升 = 所有局部提升的总合	整体的提升 = CCR 有效产出的提升
目的是降低成本	目的是现在与未来都赚钱
保卫的思维	潜力无限的思维
80/20 规则支配优先顺序	99.9/0.1 规则支配优先顺序
成本优先	有效产出优先，再是库存，然后成本
使用成本分摊	无成本分摊

资料来源：Theory of Constraints Study Guide，Gordon S. Dunbar，2013.

四、直接人工是变动成本吗？

百度百科的表述是：“变动成本（variable costs）与固定成本相反，变动成本是指那些成本的总发生额在相关范围内随着业务量的变动而呈线性变动的成本。直接人工、直接材料都是典型的变动成本，在一定期间内它们的发生总额随着业务量的增减而成正比例变动，但单位产品或服务的耗费则保持不变。”先不说这个定义中业务量、正比例等关键词，单说直接人工这个概念，一般意义上，医务人员的薪酬是直接人工的主要组成部分。但是目前社会经济环境下，医务人员的薪酬和提供的服务量成正比例变动吗？正常情况下，薪酬包括基本工资、津贴、奖金、五险一金等等内容。在劳动者权益日益受到保护的当下，薪酬首先是固定的，其他才是变动的。上述内容大体可以分为两部分，一部分是固定的，另一部分是变动的。如果一个医生的工作量大，可能得到会有更多的薪酬，除了固定的部分外，还有按照工作量付酬的绩效工资。所以，直接人工并非完全是变动的。从另一个角度讲，如果一个医院某个科室没有患者，直接人工费用仍会继续发生。在不能随时解雇和雇佣医务人员的情况下，没有患者科室的医务人员的工资费用仍将继续发生。因此，直接人工和提供医疗服务的工作量之间的关系已经不是所谓的正比例变动。公立医院医务人员不是计件发工资，是拿固定月薪的，那根本就是固定成本。因此，有的医院干脆就把医务人员的工资福利这些“直接人工”成本与医疗辅助部门的费用合并统称为“转换成本”（conversion cost）来计算辅助费用分配率的。比如医疗辅助环节直接人工的含义是辅助人员实发的工资和福利，就是按医疗服务路径制定的工时定额，乘以工资率得到的，也就是说不包含医务人员不在医疗服务岗位上的闲置时间，别管是因为合理休息、换班、等待等不增值活动，还是整个医院患者不够产能利用不足，总之变动成本中的直接人工都是以100%效率运营为基本假设的。

第七节　有效产出和边际贡献

有效产出会计的概念体系中，有效产出是指现金医疗收入减去完全变动成本（诸如药品医用材料耗费等变动成本），而边际贡献是指医疗收入减去变动成本。

一、有效产出和边际贡献的关系

第一从计算规则上可以看出二者的联系，有效产出在某些文献中被翻译做“产出贡献”。第二有效产出比边际贡献更强调现金收入的概念，有效产出比边际贡献更强调变动成本的“变动性”。传统的经典教科书中按照成本性态将医院的耗费分成两类，变动成本包含的内容一般包括原材料等直接耗费和直接人工。而有效产出的概念里，直接人工并不都是变动的。特别是在目前医院固定工资体制之下，支付给员工的报酬中仅有一部分是变动成本。除此之外两个概念无本质区别。

二、有效产出会计重新构造决策基础

经典教科书中有一个金科玉律是：单位服务边际贡献最大化。当医院在围绕服务

优先决策，服务组合决策，服务定价决策时，都会用到单位服务边际贡献最大化法则。比如：医院在 ABC 三种服务中选择一个盈利能力最优的服务，则优选单位服务边际贡献最大的；服务组合决策时，也要选择组合的边际贡献额最大的组合；服务定价时，只要产能未充分利用，则选择单位服务边际贡献大于零即可。在很多医院中，单位服务边际贡献最大化法则没有管理信息系统支持的情况下会异化成单位服务毛利最大化法则。这是因为医院的会计核算系统并不完全支持边际贡献信息的输出，但是却能很好地报告毛利率。

三、有效产出会计是一个进步

因为有效产出会计的决策基础是“单位瓶颈时间有效产出最大化”。换言之，在有效产出（边际贡献）最大化前提下，决策并不是依赖“单位服务”做出的，而是依赖“单位瓶颈时间”做出的。为什么要把决策依据从单位服务转移到单位瓶颈时间？这就要回顾约束理论的内容。通俗讲，约束理论认为医院是一个由若干个环组成的链条，医院的最终产出取决于最小一环的产出而非最大一环的产出。因此，最小一环形成瓶颈，这一环上单位时间边际贡献最大的服务，才是最有可能使整个医院的有效产出最大化。

案例：有专家作过试验，假设一个医院提供两种医疗服务，假设医院有着完美的外部条件。只是每个岗位只有一个医生，每个医生每天工作 8 小时，每周工作 5 天。在给定两个服务的成本费用数据的情况下，要求根据给定的数据做出对医院最有利的服务组合决策，在参与测试的 160 人中，有 64% 的参与者的决策所得利润低于另外 36% 的被试者的决策所得的利润。经过访谈参与者发现，大部分参与者运用单位服务边际贡献做决策依据，但是决策模拟的结果并不理想。而其余参与者充分考虑到了瓶颈因素的制约，运用单位瓶颈时间有效产出做决策，得出了较为有利的结果。

第五章　阿米巴模式下的医院运营理念

作为日本的企业家兼哲学家，被称为日本“运营之圣，人生之师”的稻盛和夫，在企业运营和人生理念方面均有独到而务实的见解。阿米巴运营：就是以各个阿米巴的领导为核心，让其自行制定各自的计划，并依靠全体成员的智慧和努力来完成目标。通过这种做法，让第一线的每一位员工都能成为运营的主角，主动参与运营，进而实现“全员参与运营”。

第一节　医院院长的人格魅力

一、院长必须是一个具有完美人格的人

时刻约束自己、磨炼自己，必须具备“追求全体员工物质和精神两方面幸福，并为社会做贡献”的明确信念，院长的公平无私是调动全体员工积极性的最大动力，也是实施“阿米巴运营”的首要前提条件。在培养院长的同时，培养具有经营者意识的医院管理人才，在医院内部增加关心运营，有经营者意识的员工数量，把“做人何谓正确”这一基准作为医院运营的原则。以此为依据对所有事情做出判断。它表现为：公平、公正、正义、勇气、诚实、忍耐、努力、善意、关心、谦虚、博爱等，这是全球通用的普遍价值观。领导需倾听双方的主张，做出公正的裁决，依据的原则是“正确的做人原则”：不撒谎、不欺骗、要正直。

二、尊重人性的医院运营

阿米巴运营是能够让员工感受到自身参与运营的喜悦，是尊重每个人劳动的“尊重人性的运营”。每个人都能够充分认识到：第一，医院运营和普通员工工作是一个道理，我们工作就必须要努力，不努力、不勤奋是干不好工作的；要有危机感，不努力工作、不付出高于别人的努力是要被淘汰的，要努力使自己喜欢上自己所从事的工作，这样才能够全身心的投入到工作当中去，只有全身心的投入到工作中去才能使工作有创新、有发展。第二，要谦虚，不要骄傲，如果努力工作是一种工作、运营态度的话，那么谦虚就是一种方式，只有谦虚才能从别人身上、别的医院学到对自己有用的东西，也只有有谦虚的态度，别人才愿意将好的东西传授于你，否则，有一点成绩就傲慢，对于医院是不会发展的，对于个人是没有进步的。

第二节　“哲学共有”，即共同的运营价值观和哲学

一、医院运营不能没有哲学

阿米巴医院的定价以及院长需要具备的运营哲学，即从医院高层到阿米巴成员，必须用信任的纽带连接起来。如果院长尊重员工的立场和权利，让医务人员与院长一样具有为医院整体作贡献的想法，那么管理层和普通员工的对立就会自然而然地消失。

二、医院院长与普通员工之间的关系

在院长与员工之间构筑家庭成员般的人际关系，建立一个有更多员工互相携手共同参与运营的医院。全体员工为了医院的发展而齐心协力地参与运营，在工作中感受人生的意义以及成功的喜悦。利害关系的对立，有损医院整体的道德观念和利益，能为相互信赖的伙伴的幸福做出贡献，才是本部门的存在价值。不问年龄和阅历，提拔真正的有才之人，让其在领导岗位引领医院走向繁荣。人的心理是很不可思议的，一旦业绩提升得到较高位置并拿到高额报酬之后，就会在无意中习以为常。

第三节　现场是医院核算管理的主角——单位时间核算制

一、“阿米巴”拥有明确的志向和目标

“阿米巴”作为一个核算单位，是一个拥有明确的志向和目标，持续资助成长的独立医院，实现全体员工共同参与运营。根据需要把医院划分成若干个小单元，把各单位的运营权下放给阿米巴领导，从而培养具备运营者意识的人才。但是，划分并非越细越好，划分后的医院应具备三个条件：一是划分后的阿米巴能够成为独立的核算单元，即能计算收支；二是最小单位的阿米巴必须是独立完成业务的单位；三是能够贯彻医院整体的目标和方针。医院必须时刻不断地调整医院，以适应新的变化。

二、医疗定价的原则是从最终收费价格倒推来决定各个服务项目的价格

运营管理部门通过贯彻对医院业绩以及收支余额的管理，并且根据需要，敦促各部门对资产进行合理的管理，起到推进医院资产健全管理和运作的作用。阿米巴运营是以医疗服务的市场价格为基础，通过医院内部交易直接把市场价格引入到各个阿米巴，根据医院内部交易价格开展医疗服务活动。医院运营，最重要的是平时就要了解现场的情况，通过详细的核算表来客观分析各部门的运营状况，以此开展运营。“单位时间核算表”是现场员工汗水和努力的结晶，是准确反映阿米巴情况的“镜子”，个人的能力与才华是为了对人类和社会做贡献才由上苍所赋予的。各个阿米巴的行动，并非出于“只要自己好就行”的利己动机，而是为了医院整体的发展，要求团结所有阿米巴以及全体员工的力量。医院内部不是单纯地以“提供几个服务”或者“提供了几个服务”的数量为标准，而是以“什么价格购买的”，“服务价值是多少”的金额作为标准。阿米巴运营就是提倡不放过任何细小的浪费，把它们看作是自己的东西。

三、单位时间核算制的规则

单位时间核算制有几项必须遵守的规则：一是把阿米巴在月度内所发生的所有费用都统计为该月经费开支；二是关于物资采购的经费，是按照“现金本位原则”，在采购时把所有费用统计为该月经费开支；三是与阿米巴活动没有直接关联的经费（间接公共经费），虽然是阿米巴无法进行直接管理的费用，也按照阿米巴认同的标准让各个

阿米巴来分担；四是有必要将水电费按照电费和水费进一步细化。

第四节　阿米巴经营模式对医院的要求

随着中国宏观经济形势的不断变化和医改的要求，对医院经营管理的要求越来越高，从过去的粗放式管理逐渐向精细化管理转移，医院自身也在不断的尝试采用新的管理方法来提升其内部活力、提高其经营效益，实现医院的不断增值。阿米巴经营是由日本的经营之圣稻盛和夫先生提出的一套企业经营的思想，引入到中国后在企业界进行了诸多的实践，阿米巴的理论在中国企业的实践中也得到了进一步的发展。这其中阿米巴经营体系在一些企业采用并取得了很好的效果，可以作为医院经营的借鉴。

一、用阿米巴经营为医院提供了一套完整的运营方案

以有效产出为导向，建立医院内部的阿米巴自主经营体；以有效产出作为考核的目标，建立基于目标有效产出的绩效考核体系。细化责任主体：在医院内部按照临床、医技、药学、医学工程、后勤、职能、财务等细化组织，建立阿米巴；加强组织协作：在细分组织的同时必须加强合作，提出的口号是管理的最高境界是合作；覆盖全业务：以业务为源头，基于阿米巴的业务，实时核算整个价值链中各阿米巴的收益；经营透明化：对医疗业务过程中的成本进行精细化管理，让每个阿米巴随时了解其经营的状况；内部市场化：内部组织间产品和服务，按照定价规则进行结算；资源有偿占用：计算阿米巴资产或资金的占用费；人员激励：医疗服务的质量和有效产出结果与科室及个人绩效挂钩；绩效呈现：根据阿米巴的经营结果，计算人员绩效，反馈给员工。

二、阿米巴经营体系

阿米巴经营体系具有以下 4 个组成部分：一个经营平台、一个内部市场、一个经营机制和一个经营会计体系。通过阿米巴经营会计来支撑医院阿米巴经营的活动，阿米巴经营会计从组织的计划预算到核算及报告，最终给阿米巴经营的绩效结果。阿米巴会计建立独立的阿米巴核算体系和经营台账，从业务源头进行业务处理数据的归集，形成阿米巴会计的账簿，通过账簿得出经营和管理所需要的各类的分析报告。如图 5-1 和图 5-2 所示。

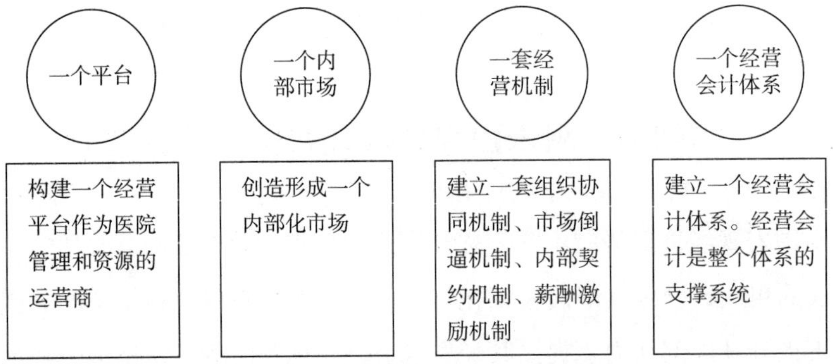

图 5-1　阿米巴经营体系的组成情况

三、阿米巴会计

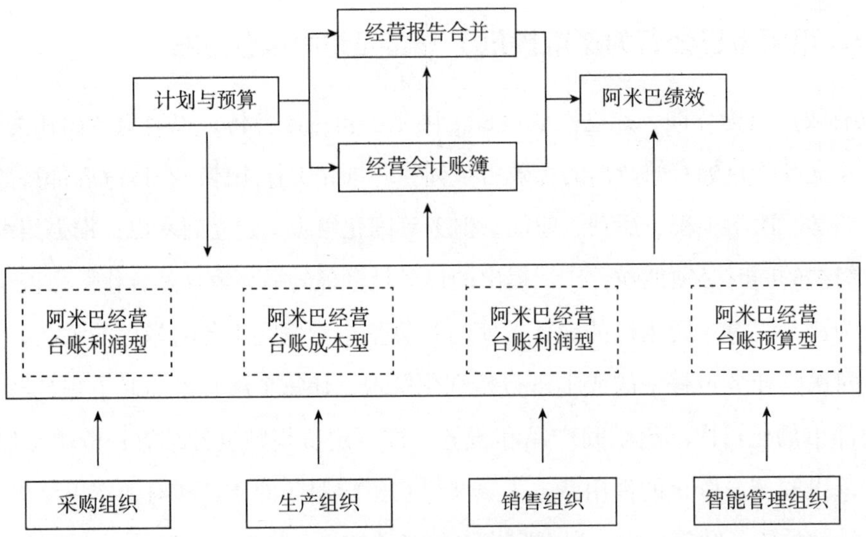

图 5-2　阿米巴预算管理体系

第五节　医院的技术优势不可能一成不变

一、创新是医院的真正实力

阿米巴运营的根本所在就是开展“有别于其他医院”的运营，显示医院的真正实力，只要是为了吸引患者而不遗余力开发新技术，那么就一定能够创造出无限的附加价值。即使没有最尖端的技术，即使是平凡的工作，同样也能够实现高收益运营。即使是质朴、平凡的事业，同样也能够璀璨明亮，根据职能设立医院，打造人人具备使命感的医院。人才是事业的基础，有了合适的人才才能满足新事业，现场必须对领导的决定立即做出反应，如果认为“这个办法不错”，那就立刻着手实施。阿米巴的优点在于：一旦发现有好的点子，马上付诸实施就能实现的成效，“有必要朝令夕改”是前提。确保阿米巴运营正常运转的基础建设，一是符合医院的基本思想和价值观，二是从运营的角度出发，三是反映运营的实际状况，四是具有一贯性，五是对于整个医院都做到公平。要每天进行单位时间核算，才能及时掌握部门核算数据。京瓷会计学的根本就是不拘泥于会计常识，而是回归事物的本质。

二、阿米巴运营的运作原则

一是一一对应原则：只要物资一旦出现流动就马上开具票据，经确认后同时发出该票据，无论是谁都能够把物资和票据一一对应起来；二是双重确认原则：为了保护员工，必须由至少两人对数据进行双重确认；三是完美主义原则：“虽然没有完成100%，但达到了99%就相当不错了”这种观点和想法在阿米巴理论中决不允许存在；四是肌肉型运营原则：在需要的时候按需要数量购买必需物品，现用现买，而不要有过多的库存，这个观点与约束理论相同；五是提高核算原则；六是现金本位运营原则；七是玻璃般透明的运营原则，即全员参与运营，全体员工都能了解医院的运营情况，致力于透明的运营。

第六节　医院的运营绩效管理

一、业绩管理的三大要点

一是基于医院部门职能的活动结果准确地反映在核算表中；二是公平、公正、简约；三是用“业绩”和“余额”掌握业务流程：依照业务流程，时刻用“业绩”和“余额”的形式来加以管理。

二、“销售额最大化、经费最小化”原则

基于“利润 = 售价 – 成本”的思路，在运营中彻底贯彻“销售额最大化、经费最小化”的原则。医院管理部门要对医疗市场变化做出迅速的反应，各临床医技科室作为一个盈利中心，可以凝聚全体成员的力量来提升自身的核算。不管采用什么样的医疗方式，都要将医疗服务价格及医保付费方式的变动直接传递到医院内部，使各阿米

巴都可以敏感地掌握医疗收入的变化，迅速地采取措施，以维持并提高核算的准确性。必须时时刻刻杜绝一切浪费，努力把经费开支控制在最小范围。当物资及服务在各阿米巴之间流动时，不是按照成本标准，而是按照内含各自附加价值的医院内部购销价格来进行的。对患者的所有服务，都要一一对应设定医院内部购销的价格。

三、运营就是每天判断的积累

按照《阿米巴运营》的观点，所谓运营，就是每天判断的积累，其结果成为业绩显示出来，当所有的阿米巴都集中精力朝着高目标奋进时，医院的整体业绩就一定能够增长。同时，要让自己的医院非常卓越，院长的思想行为非常重要，因为他必须首先描绘自己的梦想。

第六章　医院战略管理

第一节　绩效管理的意义是实现医院战略的重要手段

一、绩效管理是实现医院战略的重要手段

管理学大师彼得·德鲁克说："最悲哀的事，莫过于用最高的效率做错误的事，所以，不要迷信你的车跑得快，如果你的方向是错误的话，你可能正面临被淘汰。"战略就是医院院长为提高医院绩效所采取的旨在达成一项或多项医院目标的行动，战略的重要性在于如果没有自身的战略，你就会成为别人战略的一部分。医院战略是医院在预测和把握环境变化的基础上作出的有关医院发展方向和运营结构变革的远景规划，其目的是要创造医院的未来，而不是维持医院的现状。医院的院长必须实行能够带来高水平、可持续盈利能力和盈利增长的战略，盈利能力的大小和利润增长的快慢都取决于医院的战略。动量战略需要三件事：①衡量它及竞争者在患者心里的品牌定位，②诊断该定位的优缺点，③发展行动计划，改善品牌差异化的质量，以及顾客所认定的价值。

竞争优势就是战略所带来的一家医院相对于其他医院盈利能力的卓越绩效，它高于同一地区所有其他医院的平均水平，一家医院的战略可以使其长时间在同一地区保持高于平均水平的盈利能力就是持续的竞争优势，它使得该医院能够成功，其他医院陷入困境而失败。

医院战略管理是一个让医院和机构内部的资源和能力适应它的内外部环境的过程，它的研究目的是能制定和实施使医院达到其长远目标和愿景的战略。战略管理的思路是一种系统全面的思路，强调站在长远和全局的角度去认识和解决管理问题，战略管理过程的主要构成要素是：确定医院使命、远景和主要目标，分析医院的内部和

外部环境，选择一种能够令医院的优势和劣势同外部的机会和威胁相匹配和适合的商业模式和战略，建立相应的医院结构和控制系统，以实现医院所选择的战略。

目前，中国的医院正在进入战略管理时代，是医院自身成长、国家政策、政治经济环境和市场竞争环境不断变化以及它们相互作用的共同结果，这是一种必然的要求，也是挑战和考验，它要求医院院长进行思想转变和重新进行战略定位：①从单纯提供医疗服务转变到市场定位；②从被动的照管医院的资产转变到主动的照管即不断增加医院的资产；③从运作管理好一所医院转变到医院的战略管理，即必须给医院作战略定位才能抓住未来的机遇。

医院的院长必须抛弃对“撞大运”的幻想和“一招鲜”的依赖，采取以市场为导向和更加积极主动的思想，认识到细分医疗市场的意义。通过战略与环境的不断适应，通过培育、保持和不断更新核心能力来奠定医院竞争力的根本基础，通过对医疗需求进行全面的研究来评估目标群体，然后设计出一系列的服务来满足这些需求。这样的改变意味着通过秉承先进的医疗伦理与遵守商业道德规范来寻求对医院的社会价值的实现，要采纳一种新的思维方式，同时放弃旧的思维方式，对于传统的医院院长，因其所处的医疗文化背景，竞争和开拓市场对他们来讲很陌生，需要通过资源匹配与商业模式创新才能获得可持续的竞争优势。

二、制定医院战略的意义

支持医院经济转型，合理医院收入结构，完善医院绩效管理，分享医改带来红利，迎接老龄化的到来。在医疗市场逐步开放，医疗机构之间的竞争日趋激烈的新形势下，通过制定医院发展战略，加强医院资源配置、运营管理、成本管理等，提高经济效益和社会效益，最终达到增进人民群众健康的目的，是医院在市场竞争中求得生存与发展的关键，是医院发展的基础，这已经成为国内卫生管理机构、理论界和医院院长关注和探讨的重要课题。所以笔者选择此论题进行研究，以本人所在工作单位内蒙古自治区人民医院为实例，进行剖析和研究，使医院院长保持清醒的头脑，认清自己的生存状况，制定出适合自己的战略体系，加强全面预算、内部控制、成本核算、财务分析、绩效评价，提高医院的管理效率、市场竞争能力和内部管理能力，使医院能够保持健康、良性、可持续的发展。对于强化利益整合功能，完善有中国特色的医疗保障制度，有效利用我国的卫生资源，保障全体公民的基本医疗，构建社会主义和谐社会具有十分重要的意义。

三、医院战略管理的本质和手段

医院战略领导的本质就是获取竞争优势的战略管理过程，是用最有效的方法管理医院的战略实现过程以创建竞争优势，它通过管理战略实现过程提高医院的绩效，从而提高其价值。

医院战略管理是医院根据其外部环境及内部资源和能力的状况，为不断获得新的竞争优势，对医院发展目标、达到目标的途径和手段的总体谋划。随着社会经济和医学科学的发展以及健康观念和医疗需求的变化，必须运用战略管理的方法，创新医院体制、革新医院结构、合理资源配置、完善管理制度、提高运营效率及营造医院文化，以适应我国医疗卫生体制改革的深化，提升医院核心竞争力。

四、医院制订发展战略的必要性

第一，医院发展要求医院有明确的战略。为了适应变化的社会和服务对象，为了适应竞争对手和竞争规则的变化，医院必须明确自己在与对手竞争中的战略，让自己在竞争中趋于有利。我国医院在制定战略时，要以提高社会效益为首位，以提高社会效益来带动经济效益，增长经济效益，从而发展医学科学技术，进行扩大再医疗。第二，技术进步要求医院有明确的战略。当前我们正在经历一场世界性的新科技革命，知识更新和科技转化为现实的周期越来越短，科学创新已成为当代科技竞争的战略制高点。信息技术突飞猛进、生物技术异军突起、材料科学不断取得突破并在医学上大量应用，医院在科研和技术投入方面存在巨大的机遇。但鉴于医疗服务的高风险性、病情复杂性、病情的突变性和药品的毒副作用等，医院应在制定发展战略时，考虑如何规避医疗风险，根据医院的风险偏好来进行战略选择。第三，解决医院的经济效益问题需要医院有明确的战略。现代医院因投资主体的不同而制度不同，虽然医院制度能够解决运营机制问题，但是解决不了经济效益问题，医院的目标不一定总是和社会的目标协调一致。所以在建立现代医院制度的同时，还必须树立正确的运营思想，正确处理国家、社会、患者个体、医院集体和职工个人之间的利益，只有实行战略管理，才能真正解决医院的经济效益问题，但该战略不能违背国家的有关政策规定。第四，制定发展战略是医院进行运营管理的需要。医院的运营管理具有复杂性和动态性，医院与市场和竞争对手博弈的过程也是医院改革、发展、做大、做强的过程，如果医院没有明确的发展战略，是无法保证成功的。医院的投入有来自政府的固定投入和自身运营收入的投入，医院的医疗指标并不与医疗收入直接相关，医疗收入主要取决于诊疗技术投入和药品、设备的使用程度，但是，很难精确算出医疗服务产出的计量指标。

第二节 医院运营外部环境分析

医院外部环境是指作用于医院活动的外部因素的总和，是医院进行运营活动所处的外部条件或所面临的周围环境，它们直接或间接影响和决定着医院的生存与发展，是与医院内部本身相对而言的，因此，医院的发展战略必须适应外部环境。

医院外部环境分析的主要任务是及时观察发现对医院运行和发展有显著影响的外部环境因素，主要目的是在医院外部环境找出可能影响其达成使命的战略机会和威胁，抓住机会，避免和化解不利因素影响。因此，重视和加强医院外部环境的研究在现代医院管理中有着十分重要的意义。通过认真分析和理解党和国家的有关方针政策，经济建设的重点，经济增长指标及科学技术发展情况，医疗消费需求的变化以及中间商、供应商、竞争对手等的情况，医院才能充分利用自身优势，作出相应运营决策，制定出正确的发展战略，并确保实现医院的战略目标，提高医院运营管理水平。

通过对外部环境进行系统研究，医院才能了解患者对医疗服务有何需求，自身可提供何种服务，何时提供，需求量是多少，作为医疗消费者可以负担的价格等情况，才可以有针对性地引进人才、购置设备，开展医疗技术新项目，并制定可行的服务措施和适宜的价格去进行医疗活动。只有这样，医院才能及时调整内部运营机制，实现医院的发展目标，获得更好的社会效益和经济效益，使医院充满生机与活力，并保持长久的竞争力。

一、宏观环境分析

医院的宏观环境主要是由一些大范围的社会约束力量所构成，是医院运转所处的特殊的外部环境，包括政治环境、经济环境、社会文化环境和科学技术环境等。

政治环境是指一个国家或地区的政治体制、经济体制，一定的历史时期影响医院运营活动的党和国家的路线、方针、政策、决议以及法律法规及与其有关的管理制度等。政治环境对我国医院的影响主要体现在政策方面：医疗卫生体制改革、医疗机构分类管理制度、医疗保险制度改革及药品流通体制改革等。

医疗保险制度改革对医院的积极影响。医疗保险制度是社会保障体系的重要组成部分，是社会主义市场经济体制的一项基础性建设，是我国卫生体制改革的核心，只有建立起新型的医疗保险制度，把它和养老保险制度、失业保险制度一起，形成比较完善的社会保障体系，才能使人民群众的基本生活得到较好的保障，从而促进经济发展和各项改革继续深入进行。社会医疗保险制度的建立，商业医疗保险的发展，使得为医疗机构提供服务的融资和产出的现状发生了改变，过去由医生或医院制约的医疗费用支出，变为由社会医疗保险基金和保险公司等第三方付款方式制约。医院处在患者、医疗保险机构和政府之间的特殊的供需市场环境之中，社会医疗保险基金成为医院运营资本的主要渠道，医院运营的外部环境发生了很大的变化。

医疗保险制度推行后，保险机构要求医院尽量降低医疗成本，患者要求得到更优质、方便、廉价和全方位的服务，医院成为各方矛盾的交汇点。同时，医疗保险主管部门会指定若干家定点医院，增加群众就医的选择性，医疗服务市场的竞争日趋激烈，医院面临着优胜劣汰的严峻考验，竞争模式也发生了巨大的变化，医疗质量、服务质量、医院品牌成为人们选择医院的首要条件。医院只有通过加强内涵建设，不断提高医疗技术水平和服务水平，通过规范医疗行为使患者和保险机构双方满意，才能求得生存与发展。目前，我国的社会医疗保险制度主要有以下三种方式：一是城镇职工医疗保险制度，于 1998 年 12 月在全国范围内实施并覆盖全体城镇职工；二是城镇居民医疗保险制度，2012 年在全国范围内实现了城镇居民医疗保险制度的全覆盖，主要对象是没有直接经济收入或经济收入不稳定的城镇居民；三是农村新型合作医疗制度，主要面对农村人口，目前的覆盖面达到农村的 97.5%，在中国发展经济、稳定社会、保障人民的健康方面起到了重要的历史作用和现实意义。

现行医疗保险制度对医院的制约。随着我国社会主义市场经济的发展和社会保障制度的建立，创建有中国特色的医疗保险制度，对于有效利用我国的卫生资源，保障人民健康，满足全社会不同层次的卫生需要有着十分重要的作用。

我国医疗保险的形式主要采取的是由政府提供的社会医疗保险，或称为强制性医疗保险，它是其他形式医疗保险的基础。社会医疗保险是国家通过立法形式强制实施的一种医疗保障制度，指根据立法规定，通过强制性社会保险原则，由国家、单位和个人共同缴纳保险费，把具有不同医疗需求群体的资金集中起来，建立医疗保险基金，当个人因疾病接受医疗服务时，由社会医疗保险管理机构提供医疗费用补偿的一种社会保险制度，商业性医疗保险在我国的医疗保险制度中起着重要的辅助作用。但是，由于种种原因，我国现行医疗保险制度对医院的制约很大。

一是目前我国社会医疗保险在管理上存在着很多问题。①形式多：有城镇职工医疗保险、城镇居民医疗保险、新型农村合作医疗、铁路职工医疗保险等。②管理机构重叠：有劳动保障部门（分为省、市、县三级进行管理）、卫生行政管理部门、铁路医疗保险管理部门。③管理混乱：管理机构各自为政、互不通气，医疗保险政策各不相同、核算方法不统一。④管理成本高：由于管理机构重叠，造成工作人员臃肿，管理成本浪费；由于管理机构重叠、医疗保险政策不统一，使得医疗机构为了适应不同的医疗政策，加强医院内部管理、配合多个医疗保险机构的工作和检查监督，不得不通过增加工作人员等来完成该项工作，结果大大提高了医院的管理成本。

二是医疗保险管理机构对医疗机构和患者：管理大于服务。在我国医疗保险实行三方付费制度，所以，要规范供、需、保三方的责、权、利，社会医疗保险管理机构作为代表政府管理医疗保险基金的机构，同时拥有管理和服务两项职能，即既有对医疗单位的医疗行为和参保人就医行为进行监督、约束的职能，也有对医疗单位及时提供资金和对参保人及时报账等服务职能。但现实却是该机构对医疗机构和参保人约束、监督的权力同为后两者提供服务的义务不对等，例如，①医疗保险的付费过程随意性太大，给医院资金运转造成一定的困难。②参保人医保卡上的医保资金上卡时间不明确，造成参保人不能够了解自己社保卡上的资金截至什么时间，缺乏透明度。

三是医疗保险管理机构的管理方式严重制约了医疗技术的发展。随着科学、经济的快速发展，人们的保健意识越来越强，对医学的要求也越来越高，经过广大医务人员艰苦卓绝的探索，发现并采用了许多新型医疗技术，但这些造福人类的医疗服务技术本身的造价非常昂贵，医院无法控制。例如为患者更换脏器、植入高值耗材以及部分材料的使用等，而医疗保险管理机构将其视作过度医疗，从而使医院在经济利益和人道主义面前陷入两难境界，影响了对患者的治疗。

四是医疗保险管理机构的核定方式极不科学也不人道。医疗保险管理机构采取的资金管理办法是定额管理，即定统筹比例、定住院人次、定人均费用、定材料费在患者医疗费总额中所占比例，定乙类药在患者总药费中所占比例等，年初核定当年应付医院的医疗费用，并且预算一经确定，一年之内不再变更。但是，首先，人食五谷杂粮，谁也无法保证自己不得病，更无法确定自己何时得病，如何测定当年应该有多少人得病呢？同时，医院就是救死扶伤的地方，患者登门求医，医院从法律上和道德上都不能将其拒之门外。因此，笔者认为医疗保险管理机构核定住院人次的管理制度与当前我国“以人为本”，构建社会主义和谐社会的方针是背道而驰的；其次，医保部门确定的人均费用定额过低，并且各级医院执行一样的标准，没有考虑它们之间的成本差异、医疗水平及就医患者的病情，致使大型综合性医院的亏损很大；再次，医疗费用定额管理的目的就是规范医院的诊疗过程，制约过度医疗，使医院在合理检查、合理用药、降低费用的前提下提高医疗服务质量和技术水平，但目前的情况是人均实际费用远远高于人均定额，造成了医院的亏损很大，影响了医院的发展，不利于医疗质量和医疗水平的提高。

二、经济环境分析

经济环境是指影响医院运营活动的各种经济因素，包括医疗服务购买方（国家、医院和个人）的经济状况和变化特点等，即国民收入，居民家庭的平均收入及支出状况、市场物价水平、消费信贷、居民储蓄，以及我国经济体制改革进程，市场体系完善程度等。

第一，国家宏观经济形势及人口变化为医院发展带来的机遇：①中国的经济正在发生重大变化，经济结构实现转型。2013 年服务业增加值占 GDP 比重的 46.1%，首次超过工业，跃居第一；2014 年服务业增加值占 GDP 比重的 48.2%，同比增长 8.1%，超过 GDP 增速 0.7 个百分点，继续保持第一位；2015 年我国服务业增加值比重已经达到了 50.5%，连续三年保持第一位，并且持续增加，表明我国经济增长受服务业影响的趋势已经形成，经济收入的质量提升了。②目前，我国的经济形势正处于消费结构调整的升级阶段，医疗保健是中国经济新的增长点，吃好了、喝好了，就想不得病了，就想健康、长寿了，就想长生不老了；有钱了，就会把大量的钱投入到健康和医疗保健上来，这是社会经济发展的必然，也是人生发展的必然。③ 2013 年 16～59 岁的劳动年龄人口总数减少了 244 万人，2014 年减少了 371 万人，2015 年减少了 487 万人，标志着我国老龄化趋势已经形成。

以上三个因素使得我国生活性服务业要有一个长远的变化，医疗健康业将成为下一个经济增长点。由于资本的趋利性以及后面我们谈到国家医改政策的放开，将使得大量社会资本涌入医疗健康行业，我们医院如何应对就是一个大问题。未来的社会对医疗的需求多样化，出现了差异化，而我们的医疗服务还停留在单一化，等患者的阶段，没有去开发市场。

第二，国家宏观经济形势及人口变化为医院发展带来的不利。各位同仁讨论医院管理离不开卫生经济，讨论卫生经济离不开国家的宏观经济，讨论国家宏观经济离不开世界经济。目前，全球经济处于长期的下行阶段，我国的经济运营和发展趋势是与全球经济保持一致的，受此影响，下行压力非常大。经济下行的另外一个原因是人口结构的变化，人口老龄化对健康业是有帮助的，但是由于缺乏劳动力，对整个经济的发展是不利的，经济问题本质上就是人口问题，整个经济下滑了，对医疗卫生的投入就不会增加，医院的收入就难以增长，只能实行医疗控费。预计我国从 2010～2020 年劳动力人口将减少2900万人，相当于一个澳大利亚人口，劳动力人口减少，被抚养人口增加，社会抚养成本就会上升。2017年1月25日，国务院发布《国家人口发展规划（2016～2030年）》该规划提出的主要目标是，总和生育率逐步提升并稳定在适度水平，2020年全国总人口达到14.2亿人左右，2030年达到14.5亿人左右。之前的人口规划只是给出人口总量不得逾越的控制目标，而这次规划则是确定人口总量要达到的预期目标。这种差异反映了国务院已经否定了人口越少越好的思路，而且认为目前生育率过低，需要提升，这体现了以人为本的理念和确保我国人口均衡发展的决心。

第三，2015年GDP增长率增长6.9%，2016年GDP增长率增长6.7%，据中国社科院预测，中国2016～2020年GDP增长率为5.7%～6.6%，2020～2030年GDP增长率为5.4%～6.3%，也就是说我国在未来很长一段时间内GDP增长率将低于7%。经济学上，当GDP增长率低于7%，国家就很难进行经济结构的调整，对医院投资比重增加就有很大的难度。因此，医院的发展遇到了瓶颈，医院收入大幅度上涨的年代已经过去了，上升的空间已经很小了。2015年12月28日，在2015“医疗创新与产业重构”高端论坛上，中国社科院经济研究所副所长朱恒鹏指出，过去的35年间，中国实现了高速发展，但旧有的经济增长模式已经走到尽头，产能过剩大量存在。在此背景下，公立医院正在丧失继续扩张的空间，并将迎来新的改革和创新窗口。对于公立医院来说，继续进行规模扩张正在失去了空间。另一方面，由于养老制度并轨，公立医院的人力成本也大大增加。朱恒鹏因此判断，惯性作用下，公立医院在未来两三年虽仍可能处于扩张期，此后“好日子”将走到尽头。

三、社会文化环境

社会文化环境是由价值观念、伦理道德观念、风俗习惯、宗教信仰等内容构成。不同的社会文化环境，对就医者的观念、态度和行为标准产生不同的影响，使人们的生活方式产生差异，进而对医疗需求差异也很大。医院在开展各项活动时，必须深入调查研究社会文化环境，教育程度不同，对健康的认识也不同。文化层次高的人，可能更有保健意识，从而愿意增加对医疗保健投入；而文化程度低的人，由于经济方面的原因或者保健意识不强，不愿增加对医疗保健的投入。当前，中国受教育的人数呈上升趋势，他们对健康的要求也越来越高，愿意增加对医疗保健投入。价值观念和伦理道德观念不同，人们的就医心理和行为也有很大的差别，医院在为患者诊治时，应当建立严格的保密制度。

四、科学技术环境

科学技术环境是指一个国家和地区的技术水平、技术政策、新产品项目开发能力以及科学技术的发展趋势等。科学技术是第一医疗力，科学技术的发展能够促进经济的发展，对医疗卫生事业具有深刻的影响；科学技术的迅猛发展，使大量新能源、新技术和新材料应用于医学领域。CT的出现，就是计算机技术与医学技术紧密结合的典范，并且电子信息技术在医学领域的应用方兴未艾。各种科学技术与医学的有机融合以及在医疗服务中的广泛应用，使医疗手段和医疗方式的变化日新月异，新的医疗服务项目的不断开展，为医院的技术发展带来了更广阔的空间，同时也给医院的发展带来了新的经济增长点，使医院获得了前所未有的大发展。医院在进行运营活动时，一定要注意科学技术的快速发展对我国医疗卫生行业的巨大影响，结合医院实际情况，引进新的医疗技术服务项目，不断推动医院的稳步发展。

第三节　医疗行业环境分析

现代医学模式正在随着社会进步和科技、经济的发展而转变，随之，医疗环境也发生了巨大的变化。

一、国外的医疗体制

美国的医院划分为非营利性医院和营利性医院。非营利性医院需要为所在社区提供一定的慈善服务，非营利性医院占所有社区医院的五分之三，提供的床位占全国医院床位的70%；近年来，营利性医院因为拥有优秀的管理专家，采用现代管理技术，形成规模经济，实行团体采购等原因，使其运营效率大于非营利性医院，能够在保证质量水准不降低的情况下获得盈利。

英国的国家卫生服务体系。英国的国家卫生服务体系分为社区基础医疗系统、社区全科诊所、城市综合性医院三个等级，其原则是“不论个人收入如何，只根据个人的不同需要，为人们提供全面的、免费的医疗服务”，英国所有的纳税人和在英国有居住权的人都可免费享受该体系的服务。但是，由于人口的增加、百姓对健康要求的提高以及机构内部效率的低下，使英国人对这一浪费严重的医疗体系不堪重负，虽然英国政府对该体系进行了一系列改革，建立了相应的激励机制，但矛盾仍未解决。

二、我国的医疗行业环境

我国的医疗体制。我国的医疗机构分为非营利性与营利性两类进行管理，现有医疗机构中的绝大多数是全民所有制或集体所有制的非营利性医疗机构。大型公益性综合医院既有政府拨款，又有政策支持，门庭若市；政府对小医院拨款严重不足，基础条件差、待遇低，难以吸引高水平的专业技术人员，导致了医疗和护理水平越来越低、就医患者越来越少，陷入了恶性循环，造成了医疗仪器、设备的大量闲置。民营医院与公立医院相比在政策方面待遇不公，长期处在不公平竞争中，再加上中国民营医院本身的经济实力不太雄厚，道德规范无人监管，于是出现了为生存而欺骗患者的现象。

第一，政府正在逐步加大对公共卫生的投入，建立健全城镇职工基本医疗保障制度、城镇居民基本医疗保障制度和农村新型合作医疗制度。我国医疗市场的发展现状：改革开放后，我国的医疗市场逐步对外开放，其他社会主体参与医疗行业，医院成为独立运营的经济主体和竞争实体，并随着经济制度转变为社会主义市场经济，也加入到市场竞争的行业中了。医院之间的竞争日趋激烈，各级医院都面临着来自多种成分的医疗服务提供者的竞争，使医院的生存和运营环境发生了深刻的变化，医疗卫生行业面临着严峻的考验。医疗卫生行业难以体现出明显的生命周期，始终不同程度地处于成长期，但是整个行业永远是朝阳行业。医院只有对市场环境有了充分的认识，才能在医疗市场竞争日趋激烈的情况下，有效地利用客观环境给医院带来的机会，避开不利因素的影响和威胁。

第二，国家和地区在宏观上没有形成合理的医院格局。我国的医院布局多年来因为计划经济的原因，各医院的经费来源、人员分配自成体系，国家和地区在宏观上没有形成合理的医院布局。大城市和经济发达地区医疗资源相对过剩，有限的市场份额竞争激烈；经济落后地区医疗资源匮乏，难以承担起救死扶伤、防病治病、为人民健康服务的重任。资源相对过剩和资源严重匮乏并存、医疗资源布局严重失衡，使得医院的运营在市场经济中举步维艰。

第三，公立医院差额拨款与其公益性的矛盾。目前，我国公立医院财务管理体制实行的是差额预算制，即医院的收入分为医院自收和财政补贴两部分，其中财政补贴很少，主要靠医院自收。而通过提高收费来增加收入，无形中又增加了患者的负担，违背了公立医院公益性的原则，影响了医患之间的关系。今后，随着国家战略部署的调整，政府将加大对公立医院的财力投入，以减轻医院和患者的负担，但由于受我国当前财力所限，政府不可能将医院的大部分费用承担起来。因此，公立医院要生存、要发展，就要加强成本管理，降低运营成本。

按照价值规律：医疗服务的市场价格是由医疗服务市场的平均成本决定的，当某家医院的个别成本低于社会平均成本时就盈利，反之亏损，只有使医院的实际成本低于社会平均成本才能立于不败之地。即使是公益性质的公立医院，也应该在保持其公益性的前提下，强化内部控制制度，加强成本管理，把自身的医疗服务成本降到最低点，以保证医院生存和健康发展的需要，为我国社会和经济又好又快发展服务。

第四，中国医疗卫生行业发展前景良好。2012 年 3 月 14 日国务院发布了《"十二五"期间深化医药卫生体制改革规划暨实施方案》，指出深化医药卫生体制改革是贯彻落实科学发展观、加快转变经济发展方式的重大实践，是建设现代国家、保障和改善民生、促进社会公平正义的重要举措，是贯穿经济社会领域的一场综合改革。本规划主要明确 2012～2015 年医药卫生体制改革的阶段目标、改革重点和主要任务，以及到 2020 年实现人人享有基本医疗卫生服务的总体目标，为我国医疗卫生事业指出了广阔的发展前景。《"十二五"期间深化医药卫生体制改革规划暨实施方案》还提出，以基本医疗卫生制度建设为核心，统筹安排、突出重点、循序推进，进一步深化医疗保障、医疗服务、公共卫生、药品供应以及监管体制等领域综合改革，增强全民基本医保的基础性作用，强化医疗服务的公益性，优化卫生资源配置，重构药品医疗流通秩序，提高医药卫生体制的运行效率，加快形成人民群众"病有所医"的制度保障，不断提高全体人民健康水平，使人民群众共享改革发展的成果。到 2015 年，基本医疗卫生服务更加公平可及，服务水平和效率明显提高，政府卫生投入增长幅度高于经常性财政支出增长幅度，政府卫生投入占经常性财政支出的比重逐步提高，群众负担明显减轻，看病难、看病贵问题得到有效缓解。 随着全民医保体系的健全，基本医保覆盖面的扩大，基本医疗保障水平的提高以及基本医保管理体制的完善和管理服务水平的提高，2015 年全面实现统筹区域内和省内医疗费用异地即时结算。随着医保支付制度的完善，城乡医疗救助制度取消医疗救助起付线，提高封顶线，对救助对象政策范围内住院自负医疗费用救助比例提高到 70% 以上。随着城市化进程的加快，城市人口的快速增加，铁路、公路交通的便利，医院在未来几年仍有巨大的发展空间。

三、成本管理成为医院的生存基本

随着我国医疗卫生管理体制改革的不断深化和发展，社会各界对医疗卫生的需求与日俱增，要求也越来越高，使医院遇到生存和发展的挑战。医院成本管理已经成为医院管理的重要任务，是医院、科室管理永恒的主题，是医院的核心竞争力，是医院配置资源、运营管理、提高效益必不可少的基础管理手段，成为医院在市场竞争中求得生存和发展的关键，是医院发展的基础。成本管理服务于医院管理的四种职能：即战略管理、计划与决策、管理与运营控制、编制财务报表。所以，成本管理是医院的生存之基。

四、医院的压力从何而来

长期以来，性价比并非医疗行业竞争中的重要因素，很少有医疗机构采取低成本低价格战略。这是因为患者一般有保险，低价医疗对他们并无吸引力；相反，他们更关注服务质量。因此医疗机构竞争的重点是服务质量（虽然很少有医疗机构拿出数据证明自己名不虚传）。声誉较好的医疗机构能吸引更多患者，因此能在与保险公司的谈判中争取到更高赔付率。这种行业格局导致过去30年来，医疗价格指数增长速度比物价指数快一倍以上，不过近年的一些新变化开始促使医疗机构更加关注成本和价格问题：

第一，新型医保方案。现在很多医保方案规定，若想将合同价格最高的医院纳入医保范围，参保人须提高个人缴费比例。有些医保方案，包括投放到“医保交易所”的方案，排除了高费用医疗机构。此外，为使参保人对价格更敏感，保险公司还设计了高自付方案，自付部分可高达数千美元。随着这些方案市场份额增加，高费用医疗机构可能面临就诊量下降。

第二，补偿机制变化。有些医疗机构接受总额预付（即保险公司与医院预先商定支付总额），因此必须自行承担全部成本，包括患者在其他医疗机构发生的费用。美国《平价医疗法案》（Affordable Care Act）授权公共医保计划（Medicare）下的责任医疗机构采取总额预付模式；很多私营支付方也在推广这一模式。保险公司还在引入捆绑或按疗程付费模式，即预付一笔费用，涵盖患者整套治疗流程。

第三，保险公司话语权提升。随着参保人、雇员和政府对高医疗费用愈发不满，保险提供方在和医疗机构谈判时更加强硬。部分保险公司拒绝接受高于通胀率的医疗价格上涨，并削减或完全取消用于科研和教学的费用。此外，随着人口老龄化程度提高，《平价医疗法案》规定公共医疗补助计划（Medicaid）涵盖更多患者，更大比例的患者加入了报销条件严格的公共保险项目。

第四，低成本、低价格的替代服务出现。“一分钟诊所”（MinuteClinic）等快捷诊所、部分药店和商店开始以低得多的价格，向非住院患者提供医疗服务，其中有可能出现医疗行业的“西南航空”和“沃尔玛”，颠覆现在以医疗网络为基础、高收费的医疗机构。

五、科技进步对医院的影响

由于影像医生数量不足，人工误差不可避免，辅助系统效果不佳等迫切的现实需求，ET 化身医生，ET 化身医疗大脑，ET 医疗大脑：学习快，速度快，误诊低，如图 6–1 所示。

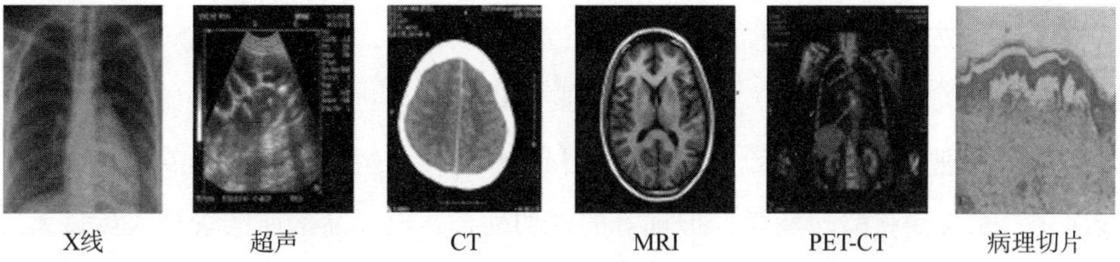

图 6–1　ET 种类

ET 解决方案：

（一）快速复制：病例专家稀缺，机器学习快速复制专家知识产生更多专家；

（二）缩短诊断周期：诊断时间性 30 分钟以上缩短为 3 分钟以内；

（三）量化病变程度：病变区域面积、病变区域个数、病变区域占总面积的比例、病变区域在时间序列上的变化等；

（四）评估新药疗效：通过计算机模型组、正常组和给药组的病变程度的区别，精确评估新药物的疗效；

如图 6–2 所示，甲状腺结节诊断准确率：

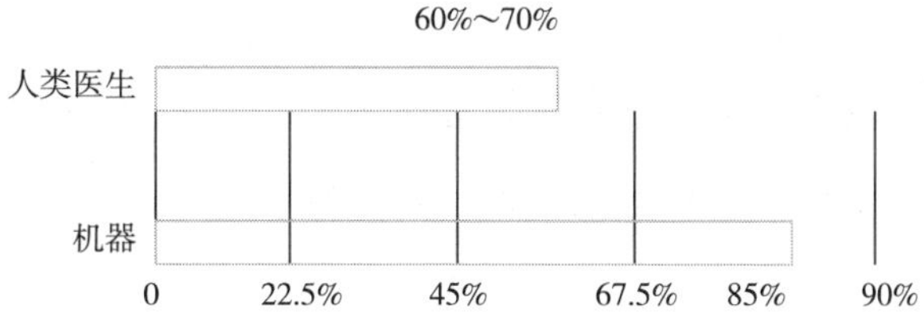

图 6–2　甲状腺 B 超扫描 + 计算机视觉 + 智能诊断算法

第四节　医院的竞争能力分析

一、潜在的竞争对手

潜在进入者形成的进入威胁是指潜在进入者进入到医疗行业时形成新的竞争力量，因而对医疗行业内现有医院构成威胁，进入威胁的强度取决于医疗行业进入壁垒的高低和现有医院反击程度的大小。一般产业进入壁垒主要由以下因素决定的：①规模经济；②产品差别化；③资本需求；④转换成本；⑤销售渠道；⑥与规模无关的成本劣势；⑦政府政策。医疗行业很特殊，进入壁垒很高，除上述七种因素外，对医院的管理、人员的素质和良好信誉都有很高的要求。

医院是个救死扶伤的地方，人命关天，不能有任何差错，有时即使是细微的疏忽，也可能造成无法挽回的损失，教师讲错课可以重来，但医生看错病就会酿成重大事故。首先，医院对高素质人才的要求主要是以下几点：①对管理人员要求高，因为管理人员是管理体系和医疗流程的制定者和监督者，医生的医疗过程需要临床各专业以及医工、影像、检验、药学、护理等的密切配合，离开高素质的管理人员是无法做到的。②对医务人员的进入门坎要求高，无论是医生、护士，还是医疗技师从业资格的获得都有学历规定并要经过严格的考试。③每个科室都要有几个或一批高水平的医生作为学科带头人，并对年轻医生进行传帮带，以保持一个高水准的医疗团队。④高水平的护理队伍是一个医院医疗质量好坏的重要保障。⑤医务人员的职业道德。因此任何一个潜在进入者都很难同时招聘到这么齐全、完整、高水平的人员队伍，这需要很多年的历史积累和沉淀。其次，医院的良好信誉是通过很多年高质量的医疗服务在社会上形成的信誉和口碑，是任何行政政策和金钱无法改变的。目前，一些较大的民营医院，无论是规模、经济实力、医疗设备、医疗队伍，还是管理水平、医疗水平、护理水平和在社会上的口碑、名誉等，在当今及以后相当长时间内都无法与公立医院相比。

潜在进入者进入医疗行业时会出现很长时间没有患者或患者很少的局面，并且严重亏损，在退出时又会带来由于哪些价值昂贵、高度精密的仪器设备无法处理高昂的转移成本。所以，潜在竞争对手进入医疗行业，对现有医院构成威胁的能力较弱。

二、替代者

替代品提供者提供的替代品又称代用品，是指那些与医疗行业服务具有相同功能、可相互替代的产品。替代品投入市场可能影响本产业的销售额和收益，其价格越有吸引力，则影响越大，因而本医院同医疗替代品的产业中的其他医院之间存在着竞争，替代品对医疗行业形成很大威胁。从科学发展的观点来看，医院应该提高医疗技术和服务水平，减少对药品和医用耗材的依赖，增加医疗收入，降低药占比和耗材占比，以此来减少替代者对自身的威胁。

三、供应商力量

供应商是指向医院提供各种资源如医疗医用耗材、医疗设备、药品、能源和其他物品以及物业管理、工程维修等的医院，它们总是希望将其产品的价格提高或降低产品和服务的质量，这就需要医院在谈判时进行讨价还价。

供应商的议价能力取决于下述因素：①供方的产业集中程度。现在国内外绝大部分医疗医用耗材、医疗设备及药品的医疗厂家众多，医院的议价能力大，供方议价能力较弱，但水、电以及其他具有唯一性的商品例外。②供方提供的产品对本医院的影响程度。由于医院的供应商多，每家供应商提供的材料通常对本医院运营影响很小，所以供方议价能力较弱。③产品差异性。即使为医院提供的是特殊材料，但由于医疗厂家众多，所提供的产品差异性很小，医院仍处于强势地位，供方议价能力较弱。④供货量。医院所需材料、医疗设备、药品、能源和其他物品以及物业管理、工程维修等材料依实际情况，数量有大小之分，且是否具有唯一性，造成医院在各个供应商面前的议价能力不同。一般情况下，如内蒙古自治区人民医院这样的大型综合性医院进货量大，供应商的议价能力很弱，医院可同时与几家相同供应商签订长期采购协议，从而尽可能降低采购价格和保证质量。

综上所述，供应商所提供的资源对医院的医疗技术水平和服务质量有着非常大的影响，所以，医院要充分重视、加强与供应商的联系，并且建立信誉等级制度和监督制度，定期评价，以减弱供应商的议价能力，保证医院的强势地位。

四、品牌资源

相对有形资源，无形资源更难模仿，尤其是它的品牌文化和价值观。医院的品牌是指其与患者之间的关系，医院必须同患者建立起密切的关系才可以生存，患者是用他们的心和大脑来选择品牌的，所以，医院品牌必须根植于患者的就医感受才能够维持和成长。公立医院的品牌是通过几十年、几代人的辛勤努力积累下来的，是任何一家民营医院无法模仿的。即使是医院营销、管理、医疗技术和护理经验中这类无形资源相对比较容易模仿的部分，也需要大量的人员、资金和时间才能做到。医院的知名度除了历史沉淀、医疗技术水平等因素外，更多的是依靠患者通过人际交流，从口中说出来的。患者在医院愉快的就医经历，提高了他们的满意度，使他们向其他患者传播了医院的美誉信息，使医院拥有比其他医院更强的品牌竞争力。这种品牌竞争力是医院通过硬件建设，改善患者就医环境；建立医院质量管理体系，提高医疗服务质量；

按照患者要求进行服务创新，改善服务态度；加强业务培训，提高医务人员技术水平来实现的。

随着人口老龄化问题越来越突出，老年人的医疗保健已经对社会的发展产生了很大的影响，2010 年中国 60 岁及以上人口占全国总人口比重达到 12%。人口老龄化面临的最突出的问题就是健康，近几年老年患病率呈明显上升的趋势，心脑血管病、糖尿病、癌症等疾病增加迅速，特别是高血压、心脏病、糖尿病等慢性疾病在老年人群中的患病率已经接近 50%。医疗卫生中存在着一种规避现象，即恩格尔系数越高的家庭选择高等级公立卫生医疗机构的概率越大，随着接受教育程度人数的增加，居民收入的提高，城市化带来的人口增加，自我保健意识增强，潜在的就医患者呈增长趋势，就医患者就会越来越多。

第五节　医院能力建设

一、医院的成本管理能力

医院经济管理的任务就是以最小的投入获得最大的收益，成本是医院的综合质量指标，反映医院的运营工作，进行全成本管理已经成为医院重要的竞争能力。成本管理的内容是：成本预测（未来 3～5 年）、成本决策（战略决策的一部分）、成本计划、成本核算、成本控制、成本评估。为了提高自身的成本管理效率，医院要成立资产管理委员，并下设资产清查小组，加强医院的资产管理；成立成本核算领导小组及其办公室，准确及时地计算成本和消耗，以增强医院的竞争能力，获得成本优势；建立和完善信息系统，改善经济管理的方法和手段，合理分配卫生资源，提高资源的使用效益，努力发现成本管理的潜在问题，为医院的绩效管理打下坚实的基础。

二、医疗技术的创新能力

成功的创新能够改变医疗行业竞争的本质，医院要不断拓展新技术、新业务，并积极引进开展新技术、新业务，在多领域开展高难度的新技术、新业务。

三、医院服务的品质能力

医院服务是一个过程和结果，而不仅仅是一种活动，它分为核心服务、形式服务和附加服务，对医院服务的期望来自患者、社会和医院院长，只有将这三个方面的期望实现有机结合，才能使医院服务真正迈上良性的循环。医院服务包括四个方面：支持性设施，建筑和医疗设备；辅助物品，药品、食物、器具等；显性服务，医护人员的医疗服务技术水平；隐性服务，服务态度、医院环境、安全感、舒适感等。对医务人员进行医德医风教育，改变工作作风，医务人员为患者提供良好的服务态度，使医院服务具有安全感和可信赖感。

四、对就医患者的吸引力

实施医疗保险制度之后，开放了就医的自由选择，医院之间的竞争方式从定点医院的“管理竞争”转变为患者自由就医、自由选择的“自由竞争”，患者竞争力完全显示出来了，患者能够自主选择医院、医生和药店。这样，医疗服务的价格和质量要素作用就显现出来了，医院以精湛的医疗技术、良好的服务质量、公道的服务价格赢得广大患者的信任，吸引到更多的患者，在竞争中取得更多的优势。

总之，提高医院的市场竞争力是一个系统工程，必须正确认识它的生存环境和构成，大力推进增强该项工程，如果管理得好，医院的发展是非常有潜力的。

第七章　医院的竞争优势

第一节　竞争优势是所有战略的核心

一、竞争战略

医院要获得竞争优势就必须在总成本领先战略、差异化战略及专一化战略之间作出选择，必须决定希望在哪个范畴取得优势。全面出击的想法既无战略特色，也会导致低于水准的表现，它意味着毫无竞争优势可言。迈克尔·波特著的《竞争优势》阐述了医院可以选择和推行一种基本战略以创造和保持竞争优势的方法。正如默克公司总裁雷蒙德所说，波特已经把他的理论渗透到商业和市场的各个方面，并且对许多医院与医院的战略和竞争产生直接、巨大的影响。新加入者的威胁、患者的议价能力、替代品或服务的威胁、供货商的议价能力以及既有竞争者这五种竞争力，与医院的战略紧密联系，能够决定产业的获利能力，并最终影响产品和服务的价格、成本及必要的投资，同时，也决定了产业结构。医院如果要想拥有长期的获利能力，就必须先了解所处的产业结构，并塑造对医院有利的产业结构。

二、医院在行业中的相对位置

医院在行业中的相对位置，是竞争战略的第二个中心问题，竞争位置会决定医院的获利能力是高出还是低于行业的平均水平，即使在行业结构不佳，平均获利水平差的行业中，竞争位置较好的医院，仍能获得较高的投资回报。竞争优势归根到底来源于医院为患者创造的超过其成本的价值。价值是患者愿意支付的价钱，而超额价值产生于以低于对手的价格提供同等的效益，或者所提供的独特的效益补偿高价而有余。竞争优势有两种基本形式：成本领先和差异化。同时，由于每个医院都会有许多优点或缺点，任何的优点或缺点都会对相对成本优势和相对差异化产生作用，成本优势和差异化都是医院比竞争对手更擅长五种竞争力的结果，都是通过提高管理水平和竞争能力，确立自己的核心竞争力和比较竞争优势。

三、“总成本领先战略”

“总成本领先战略”要求医院必须建立起高效的、规模化的医疗设施，全力以赴地降低成本，严格控制各项成本、管理费用及研发、服务、推销、广告等方面的费用。实施零库存可以降低采购成本、运输成本、货物保管中发生的人员成本、库房的管理成本，如房屋、设备、水、电、暖等及维修费用。但需要高度信息化与供应商联盟的紧密结合，如戴尔电脑的信息标准化管理。精细化管理体现在：以信息化为手段，对医院的物流、固定资产等进行控制，运用 HRP 系统，实现人、财、物的一体化管理。同时，要改变降低成本就是精简人员的误区，因为精简人员会造成人心的不稳定，同时，由于人员的减少可能会造成医院质量的降低，发生质量风险，增加质量风险成本。

四、“差异化战略”

“差异化战略”要求选择有别于竞争对手的特色，并溢价超过追求差异化成本。任何时候创新都是竞争的法宝，实行差异化必须创新，创新必然伴随着高风险，高风险一定要有高收入来做保障，追求新的成本控制点、新市场领域、新的盈利模式，从而获利取胜，总之，创新永远是竞争重要的法宝，是实现差异化的有效手段。同时，培育消费者品牌忠诚度、降低价格敏感度、提高收益、提升进入壁垒，是将医院提供的产品或服务差异化，树立起全产业范围中具有独特性的成果，在建立医院的差异化战略的活动中总是伴随着很高的成本代价，即差异化必然伴随着高成本、高风险，有时即便全产业范围的患者都了解医院的独特优点，也并不是所有患者都将愿意或有能力支付医院要求的高价格。在我国医疗服务项目和收费标准的政府制定以及实行医保控费，医院无法实现高收入，所以，无法抵御高风险，实施差异化战略的难度就非常大。事实上，虽然多数医院都能非常容易地识别出其成本的主要组成部分，但却容易忽视了那些所占比例较小但正在增长、而最终能改变其成本结构的价值活动。医院必须识别其价值链，并把营业成本和资产分摊到各种价值活动中去。哈佛大学校长尼尔·鲁登斯坦（Neil Rudenstine）认为，迈克尔·波特的研究已经跨越很多领域。他发展出了一个完备的竞争优势理论，他用这一理论教导众多的医院、城市、地区和国家以及协调行动的国家集团如何在世界的大舞台上展开竞争。一个医院如何才能创造和保持竞争优势，即许多医院战略的失败是由于不能将广泛的竞争战略转化成为获取竞争优势的具体实施步骤，即医院如何在实践中将这些普遍理论付诸实施的问题。产业结构、产业内优劣对比、进入壁垒、退出壁垒、壁垒后的行为等概念和相关理论可以解释为医院如何制定战略以获得持续超额利润。医院运营活动所处的市场结构（即医院的外部环境）是竞争战略的基础，市场结构决定了医院的一般竞争战略，医院通过产业结构和产业定位来获得高于超出资本成本的平均投资收益。

五、决定医院盈利能力的首要因素

决定医院盈利能力的首要和根本因素是产业的吸引力。竞争战略一定是源于对决定产业吸引力的竞争规律的深刻理解。当一个医院能够为买方提供某种独特的、对买方来说其价值不仅仅是价格低廉的商品或服务时，这个医院就具有了区别于其竞争对手的运营差异化。运营差异化的代价一般很高，医院为了其独特性，要在价值活动方面做得比竞争对手好，就一定会经常付出较高成本。竞争战略的最终目标是要运用这些规律或根据医院的利益，理想地加以改变。专一化战略要求对一系列行动进行整合，整体上尽量为满足某一特定的目标群体服务，也可以用来对替代品最低抵抗力或竞争对手最弱之处作为医院的战略目标。竞争者价值链之间的差异是竞争优势的一个关键性来源。价值链列示了总价值，并且包括价值和利润，价值活动可以分为两大类：基本活动和辅助活动。基本活动包括内部物流、医疗运营、外部物流、市场和销售、服务等。辅助活动的内容是采购、技术开发、人力资源管理、医院基础设施。此外，原材料采购和其他投入能够影响最终产品的性能并由此而影响运营差异化。

六、差异化是医院可能拥有的两种竞争优势之一

成本对于差异化战略极为重要，因为实行差异化的医院必须保持与其竞争者相似的成本。院长们认识到了成本的重要性，许多战略计划都把建立“成本领先”或“成本削减”作为目标，在不影响已选好的运营差异化形式的活动中降低成本。成本研究往往集中于医疗成本，而忽视其活动，如市场营销、服务和基础设施等对相对成本地位的影响。如果医院在从事价值活动中取得了低于其竞争者的累计成本，成本优势也就由此而生。医院的成本地位源于其价值活动的成本行为，成本行为取决于影响成本的一些结构因素，被称之为成本驱动因素。决定价值活动的成本行为共有十种主要的成本驱动因素，它们是：规模经济、学习、医疗能力利用模式、联系、相互关系、整合、时机选择、自主政策、地理位置和机构因素。如果医院成本优势的来源对于竞争

者来说难以复制或难以模仿，其持久性就会存在。医院获取成本优势有两种主要方法：控制成本驱动因素（医院可以在总成本中占有重大比例的价值活动的成本驱动因素方面获得优势）和重构价值链（医院可以采用不同的、效率更高的方式来设计、医疗、分销和销售产品）。技术开发活动能够推动具有独特产品性能的产品设计；医疗运营活动会影响诸如产品外观、规格的一致性以及可靠性等独特性的形式；发货物流系统能够影响发货的速度和稳定性；营销和销售活动也常常对运营差异化有影响。制定差异化战略要分几个步骤开展：确定真正的买家、确定买方价值链及相关医院对它的影响、确定买方购买标准的顺序、评价医院价值链中现存和潜在的独特性来源、识别运营差异化的现有和潜在资源的成本、选择相对运营差异化的成本，为买方创造最有用的独具特色的价值活动结构、检验已选择的差异化战略的持久性。

总之，当一个医院能够为买方提供一些独特的、对买方来说其价值不仅仅是价格低廉的服务时，这个医院就具有了区别于其竞争对手的运营差异化，创建了属于自己的核心竞争力，取得竞争优势。

第二节　医院竞争优势的基本构成要素

战略是医院竞争优势和盈利的驱动力量，如果一家医院的盈利能力高于整个医疗行业的平均值，那么它就拥有相对于对手的竞争优势，医院战略的基本目标是实现竞争优势，为医院带来卓越的盈利绩效。现代企业的竞争已经不是产品之间的竞争，而是商业模式之间的竞争。商业模式为企业带来的竞争优势，下一步将针对医院。

一、医院的独特竞争力

独特竞争力是医院相对于竞争对手所独有的、引导医院医疗服务项目差异化或实现持续低成本结构而获得竞争优势的力量，它来源于资源和能力。医院拥有的资源和能力是难以模仿的、专有化的，有形资源中优越的地理位置、便利的交通条件、核心地段的土地、现代化的医疗大楼、价值昂贵并高度精密的仪器设备以及雄厚的资金等；无形资源中高水平的管理和专业技术人员队伍、丰富的医疗和护理经验、良好的品牌和信誉等，都是能够为患者提供优质、快捷、低成本服务的要素。它的能力，即医院协调各种资源并将其投入医疗服务中的技能，隐藏于医院的规章制度、管理路径和程序之中，是在医院情境下个人互动、协作和决策的方式，所以，独特竞争力和战略是相互作用的，前者塑造后者，后者反过来帮助创建前者。

一家医院由于其在患者心目中创造了较高的价值，在医疗服务中减少了错误和浪费，医疗服务的品质不仅可靠而且卓越，同时，因为其改善质量从而减少重复工作、错误和拖延，更有效地利用了时间和资源，降低了医疗服务成本，提高了医疗效率，从而在医疗市场上占据了更大的份额，从而提高了医院的盈利能力。为了实现卓越的患者响应，坚持以患者为中心，满足患者需要；努力改善医院的服务流程和步骤，向患者提供优质的医疗和护理服务；保证在患者希望的时间提供他们希望得到的医疗服务。医院良好的患者响应使其比竞争对手拥有更好的竞争优势。

二、医院核心竞争力的培育

医院的核心竞争力是其生存和发展的前提和基础，为了在市场竞争中做好、做强并取得优势，就必须拥有自己的核心竞争力，即在医院运营和发展中胜过竞争对手的核心资源和能力。也就是指以医疗服务为核心形成的能够赢得患者、占领市场、获得良好经济效益和社会效益，并在众多的医院竞争中保持独特竞争优势的资源和能力。在医疗市场激烈的竞争中，医院必须顺应时代的潮流，走低成本为主的增长性战略之路，不断地提升和发扬已有的核心竞争力，努力开辟和拓展新的核心竞争力，只有这样才能使自己立于不败之地，才能在日益激烈的医疗市场竞争中占据领先地位。

（一）强化医院的服务理念

医院要实现自身的发展目标，必须树立全心全意为人民服务的理念，必须坚持“一切为患者服务”的宗旨，把自己的立足点真正转移到面向广大的人民群众上来，走一条既要追求经济效益，又要面向大众，坚持追求社会效益不动摇的自我发展之路。现代医院服务对象不仅仅是过去传统意义上非健康人群，而是在服务患者的同时，也服务于其他健康和亚健康人群，医院的服务涵盖了整个人群。医院的管理也以患者为关注点，在医疗服务过程中突出人性化服务，医疗服务不仅要靠医学专业技术，还要融入大量的人文关怀，从而不断增进患者的满意度。

（二）加强医院的品牌建设

一家社会影响面广、经济实力雄厚的三级甲等医院，一定要有自己的独特竞争力，既要有与众不同的独到之处，又要有让患者选择这家医院的根本理由。在市场经济条件下，医院面临着开放、竞争、变革的挑战，一定要从提高医疗技术水平和医疗质量，改善医疗服务水平入手，注重医院的品牌建设，维护医院的良好形象，把自身的品牌作大作强作优。医院必须在坚持党的正确路线的前提下，既要遵循医疗规律，又要遵循市场规律，提高医疗质量、创新服务模式，密切联系盟市、旗、县、乡和城

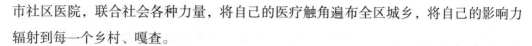

市社区医院，联合社会各种力量，将自己的医疗触角遍布全区城乡，将自己的影响力辐射到每一个乡村、嘎查。

（三）完善医院的管理机制

医院要想加快发展，就必须与时俱进、以市场经济的新理念来管理、建设自己，就必须摈弃计划经济的传统观念，研究市场和自己，从中找出自身的优势和劣势，制定措施，创新管理机制，充分发挥全体员工的积极性和创造性，探索出一条适合本医院发展的新路子。医院要改革用人制度，牢固树立人才资源是第一资源的观念，努力营造积极宽松的用人环境，留住人才、培养人才、引进人才，形成人才优势。建立健全激励机制，进行绩效评价，奖勤罚懒，建立起在什么岗位从事什么工作、享受什么待遇的用人机制和分配机制。实行全员参加、按科室核算的全成本核算，为医院的低成本扩张之路保驾护航。制定《质量管理与考核方案及实施细则》提高医院的管理水平，提升技术能力，规范诊疗行为，规避医疗风险，杜绝差错事故，保障医疗安全，强化医院功能，促进协调发展，保证医疗质量。

总之，医院的核心竞争力面对医疗市场激烈的竞争，要根据不同的情况采取不同的应对措施，医院的全体员工只有爱院如家，把医疗服务质量看得比自己生命还宝贵，才能在危机四伏的市场竞争中生存下来。

第三节　SWOT 分析的目的和意义

利用 SWOT 分析法，对医院内部和外部条件各方面内容进行综合与概括，然后分析其自身的优势和劣势、面临的机会和威胁，进而将医院的战略与其内部资源和能力、外部环境有机结合起来。医院优劣势分析主要放在自身内在的资源、实力和竞争对手进行比较，机会和威胁则着眼于医院外部环境的变化以及可能对医院产生的影响。

采用这种决策方法的根本目的是把自己的优势、劣势、机会和威胁进行对比，有利于充分发挥自己的长处避免自己的短处，化劣势为优势，变威胁为机会。所以，清楚医院自身资源和能力方面的优势和劣势，明白其面临的机会和挑战，对于加强医院管理、避免运营风险、制定医院发展战略起着至关重要的作用。同时，强调医院的发展不可能仅仅依靠一种战略，而是以一种战略为主，辅之以其他战略的全面发展。

一、增长性战略（so）

如果医院拥有强大的内部优势和众多的外部机会，这时就要采取加大投资力度，扩大医疗规模，提高医疗市场的占有率的增长性战略。医院经过几十年的发展历程，拥有着强大的内部优势和众多的外部机会，所以，要充分利用我国经济快速发展的有利时机和自身优势，正确对待隐藏在优势和机会背后的威胁和挑战，大力采取增长性战略，在激烈的市场竞争中迎接挑战、勇于开拓。

二、扭转性战略（wo）

随着我国社会经济的快速发展，国民收入的逐步增加，人民群众教育文化程度的稳步提高，给医疗卫生市场的发展带来了难得的机遇，医院面临的外部机会很多。同时，由于历史及医院自身存在的劣势等原因，通常情况下，为改变医院内部的不利条件，应该采取扭转性战略。但是，在社会快速变化发展的今天，机会稍纵即逝。医院应该借医疗卫生体制改革的大势，彻底摒弃医院管理上的陈规陋习，抓住政府改善民生、构筑社会主义和谐社会的有利时机，实现根本上的转变，而不是过谨小慎微的安稳日子。因此，要想实现质的飞跃和巨大的发展，就要加强成本管理，走低成本发展的道路。

三、防御性战略（wt）

从SWOT分析来看，公立医院普遍存在的劣势面临着来自方方面面的威胁和挑战，在当今社会主义市场经济时代背景下更加日益突出。在医院面临外部威胁和自身条件同时存在问题的情况下，一般采取防御性战略，消除劣势威胁，避免危机，可以保持目前的状态。但随着医疗卫生体制的改革加速推进和我国加入世贸医院的承诺，医疗行业旱涝保收、高枕无忧的局面一去不复返了。因此，医院院长应该适应市场经济发展的要求，顺应时代发展的潮流，抓住机遇，知难而上。

四、多元化战略（st）

医院在政治、经济、文化、社会等各个领域占有天时地利人和的同时具有强大的内部优势，随着社会经济的迅猛发展和城市化带来的城市扩张及人口增加，医院受到了医疗质量提高、医疗风险降低和医疗服务多样化的威胁和挑战。所以，医院应该充分发挥自身的优势，坚持走增长性战略为主、多元化战略为辅的发展战略，不断增加医院的竞争力，抢占医疗市场的份额。

五、医院 SWOT 战略选择指向（坐标图）

医院 SWOT 战略选择指向如图 7-1 所示。

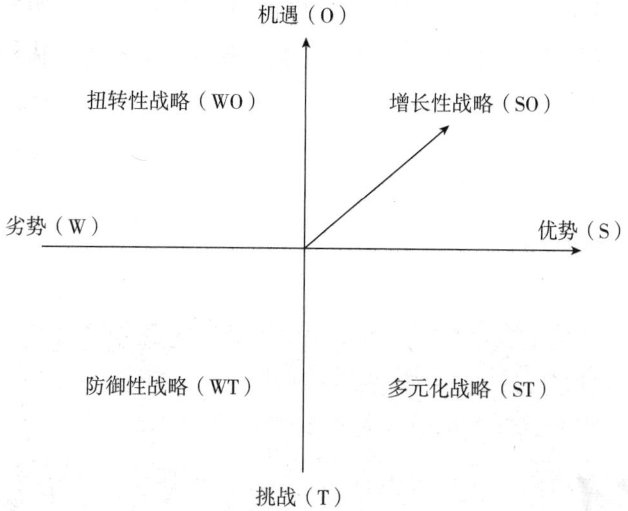

图 7-1　医院 SWOT 战略选择指向（坐标图）

第四节　战略选择评价

经过分析，某医院的发展战略选择应该在 SO 象限中，即选择增长性发展战略。

一、战略选择理由

为了赢得更多的患者，获得更多的经济收入，医院总是处于同医疗行业内和战略群组内的竞争对手不断的竞争之中。医院具备着明显的政治、政策、经济、地域、品牌、人脉、信誉和良好的口碑等多方面的优势，在全区医疗行业一直位居前两位，具有独特的竞争优势和很强的竞争力。随着城市的扩大、人口的增加、交通的便利、居民收入的大幅上升，医疗行业的发展空间会越来越大，每年的医疗市场容量明显增加，医疗市场的发展前景十分巨大，随之，医院扩大运营规模的可能性也越来越明显。因此，要利用国外医疗集团和大型资本还未进入医疗市场，小型医院实力无法抗衡之际，加快增长性发展，扩大医院规模，增加医院经济实力，抢占医疗市场。医院必须强化成本管理、实现规模经济、加强品牌建设，必须加快资本积累和人才积累，才会为医院的发展打下坚实的基础，医院今后发展的必由之路就是采取增长性发展战略。

二、增长性发展应当具备的条件

实施增长性发展战略，要受到多种因素和条件的制约，所以，要具备以下几个条件：第一，医院要拥有科学的管理体系和医院架构；第二，要拥有专业的运营管理团队；第三，要拥有大量优秀的医疗专业人才；第四，要建立有利于市场竞争的成本管理体系；第五，要实施非核心价值内容的外包；第六，要建立范围广阔的医院战略联盟。

三、医院的价值观

医院的价值观表明医院的管理层和全体人员希望建立什么样的医院来帮助医院实现其使命，人们应当如何行动，它决定着人们的行为。某医院的价值观共有四点：医疗技术水平、医疗服务质量、绩效与工作的稳定性和公平对待员工。从根本上分析，医院的信条就是以患者为中心，为患者提供高水平的医疗服务是医院赢得患者信赖、取得不断进取和可持续发展的根本动力。员工受到的公平对待可以通过影响员工行为，有助于高效医院实现优异财务绩效的价值观，有利于提高医院工作效率，有助于保持医院在医疗行业内的最低成本结构，能够在价格统一、竞争激烈的医疗行业内保持盈利能力。

四、利用品牌忠诚占领医疗市场

品牌忠诚是患者对医院提供的医疗服务的偏好，医院凭借着几十年的文化沉淀和历史积累，凭借着高超的医疗技术和优良的服务质量，赢得了良好的口碑和信誉。强大的品牌忠诚会令其他医院很难从它手中夺取市场份额，并有效地阻止新的医院进入威胁。多年来，患者之间口口相传带来的品牌效应，为医院的增长性发展带来极大的有利条件，使医院在下一步的扩张中占据着有利的地位。

第五节　运用外包战略创建竞争优势

医院非核心价值创造活动的外包战略可以降低成本，使医院提供的产品更加差异化，充分利用稀缺资源，同时使医院能够对变化的市场条件作出迅速反应，从而形成通过医院层战略创建的竞争优势——外包。但是，医院不能将重要的价值创造活动外包出去，也不能过分依赖于那些活动的关键供应商，否则，会带来有害的作用。

一、医院外包战略概述

战略外包是指将医院内部管理活动中的一项或几项业务交给一家独立的专业医院，该医院的技能和知识只专注于某一活动，该项业务可以是一个完整的职能或其中的一项活动。战略外包的第一步是识别出医院的竞争优势，把这些工作保留在医院内部，将非核心的工作交给那些能够以较低成本完成这些活动的医院，之后，医院将和那些医院构成长期合约关系。

二、外包的价值创造

外包首先要识别出构成医院竞争优势的价值创造活动，如医疗、护理等，把他留在医院内部，将其余的无法形成独特竞争力的活动以低于内部完成该项活动成本的价格，交给从事专项活动的独立公司，这些公司能够更加高效并且以较低成本来完成这些活动，从而降低医院的成本结构。

三、外包可以加强差异化

例如，戴尔公司的客户服务方面，将保养和维修职能外包给品质卓越的专业公司，客户从戴尔公司买来的产品出现了问题，可以打电话给客户服务部门，从电话中得到极好的帮助。如果证明该计算机存在有缺陷的元器件，戴尔公司 24 小时之内会派出维修人员更换该零部件，从而把戴尔公司同其他公司区分开。

四、外包可以使医院专注其核心业务

外包使医院的管理人员能够集中精力和医院的资源去完成对价值创造和竞争优势最为重要的医疗、护理活动、新技术和新业务的开展，以及医院的核心制度建设、管理流程的完善等。而在医疗行业中建立竞争优势的核心活动的医院可以更好地降低成本和改善差异化。

后勤部门历来被认为是医院的沉重负担，要真正做好后勤服务各项工作，就必须实行外包，合理利用现有资源。实施医院后勤外包有利于减员增效和提高劳动医疗率。医院要提高效益，首先必须降低成本，为此，减少人力资源上的闲置和浪费是当务之急，临床第一线的医护人员是医院最重要的人力资源，其他人员的工作性质都是辅助和服务性的。实施医院后勤外包后，医院可以充分利用物业医院在信息、资源和服务方面的各种优势，把许多应该由社会承担的服务职能还给社会。医院通过市场，进行公开招标，选择最专业、最有利于自身需求的服务，减少医院在人员和管理上的支出。

通过向社会公开招标，可以实现包括物业管理、餐饮、专业陪护、办公室管理、保安等的战略外包，从而利用外包医院优势解决后勤队伍中人事、分配、效率、效益等方面的深层次矛盾，使医院后勤管理做到优质、低耗、安全、快捷、高效，减少医院的成本，最大限度地实现医疗等核心价值创造工作的需要。

五、战略外包的效益和风险

第一，战略外包的优势。实行非核心价值工作的战略外包，可以降低医院的成本结构，有助于实现规模经济或医院不具备的其他效率，使其专注于能够带来长期竞争优势和盈利能力的独特优势，医院管理层可以集中精力和资源去完成对医疗服务和竞争优势最重要的活动。第二，外包的风险。医院有可能在外包的过程中受到挟制，供应商利用医院过分依赖而抬高价格；同时，医院有可能因为信息不灵，在外包活动中失去重要的竞争信息。

第六节　运用职能层战略创建竞争优势

职能层战略是旨在提高医院运营效率并进而提高其获得竞争优势的四大要素能力的战略，医院院长通过对职能层战略的选择，建立起自身的资源和能力，强化独特的医院竞争力。

一、医院保持竞争优势四大要素

为保持自身的竞争优势，医院采取的措施：①发展规模经济，大规模的医疗服务会降低单位医疗服务项目的医疗成本，既可以摊薄固定成本，又能够实现劳动分工和专业化服务。②加强学习培训，越复杂的医疗技术，需要学习的知识、技能和经验越多，学习效应就越显著，它节省成本的方式是通过在工作中学习。经验丰富、技术高超的外科医生的手术死亡率明显较低，就说明在外科手术中存在着学习效应。为了提高医疗服务质量，要求科主任花更多的时间同下级医生一起共同工作，向他们传授更好的医疗技能和经验。③加快医疗设备的更新，有些成本优势如钴 60，会由于如伽马刀、直线加速器等新技术的发展而失效。④通过提高医疗服务质量和服务流程创新，改善医疗流程和患者的就医流程，降低患者流失率，加强就医患者忠诚度，这与成本构成有着直接关系，反复就医会大量的分摊固定成本，同时节省广告费用。⑤加强物料管理，提高存货周转率，减少库存，降低成本，实现基于效率的竞争优势，但要减少单一供应商。⑥强化人力资源战略，留住人才、培养人才、引进人才，这是医院的核心竞争力，仅仅依靠引进人才是无法提高并持续保持竞争优势的。⑦提高信息系统水平，它是医院提高运营效率，降低成本结构的中心环节，如预约挂号、库存管理、财务管理、全成本核算、物流传输系统等。⑧强化医院的基本架构，包括医院结构、文化、背景环境等，它的改善可以使医院提高效率，降低成本。

二、医疗机构的医疗行为和人们的生命健康息息相关

医疗行为有一定的实验性和人身侵袭性，致使患者要承担一定的风险，医生也要承担一定的风险，这些风险可能是无法避免的，也可能是医务人员的过失引起的，基于医患双方的不同利益考虑，难免会发生医疗纠纷。在当前医疗环境恶劣、医患矛盾尖锐、医疗纠纷频发的情况下，首先要保证现有的医疗质量、改善医疗服务、多运用成熟的医疗手段，在创新失败率非常高的情况下，要采取措施减少失败率过高的现象，尽量减少使用创新医疗。

第七节　运用成本领导战略创建竞争优势战略体系

波特（Porter）提出的三大通用竞争战略，即成本领先战略、差异化战略和集中化战略，后来有人在此基础上提出了一种复合型战略，以适应科技的发展和管理实践的要求。总之，医院为了获得更多的患者，总是处在同医疗行业内竞争对手的不断竞争之中。

一、用较低的成本赢得竞争优势的战略

医院用很低的单位成本价格为患者提供优质的医疗服务产品。内蒙古自治区人民医院实行成本领导战略可以依靠降低成本，取得超过平均水平的利润率来实现竞争优势，它的目的就是建立一个单位成本比竞争对手更低的成本结构。但是，成本领先战略是使本医院的某项业务成本最低，而不仅仅是努力降低成本。因为每一种战略都包含着成本控制的内容，它是医院管理的基本任务，不是每种战略都要求成为医疗行业中的成本最低者。同时，应该注意尽可能避免不计成本的恶性竞争，过度竞争会严重影响医院的营利水平并损害其声誉。

二、医院院长的主要任务

医院院长在创造医院独特竞争力过程中的主要任务是，千方百计提高库存周转、降低销货成本，实现提高资金运营率并降低成本结构，建立并保持持续的医院竞争优势的目的。对于医院来说，临床医技和药学、设备部门是我们的关注核心，其他的职能部门必须围绕以上部门的要求来建立医院的核心竞争力。

三、实行低成本战略的方向

医院为实行低成本战略，除在相关软件上下功夫外，在硬件上采取扩张性战略。扩大医院规模以降低运营成本，在2013年底建成面积大约为9.4万平方米的门诊大楼和4.1万平米、拥有400个床位的内科住院楼C座，医院综合楼面积达到40.7万平方米，病床数扩展至3000张。通过规模扩张将改善患者就医条件，提高设备利用效率，增加医院的竞争优势，同时，整合医疗资源，有效地降低医院运营成本，增加效益。

第八节　医院战略实施概述

一、医院战略实施

战略实施就是在进行了一系列旨在实现竞争优势和医院业绩提高的战略选择后采取的行动，它包括在职能层、业务层和医院层执行战略计划。战略需要在院长高绩效的医院下来实施，成功的院长在战略规划过程中表现出以下素质：有愿景、有口才、始终如一、清晰的商业模式、奉献精神、消息灵通、愿意向下属授权，政治上的灵活性和情商较高。

二、医院治理与绩效

医院治理就是采用医院治理的方式，规范医院相关各方的责、权、利的制度安排，包括设立由医院职业经理人构成的管理层和其他利害相关者组成的医院董事会、监事会，通过这个架构，确定医院的目标以及实现这些目标的手段，从而鼓励利益相关者参与治理并考虑他们的利益。医院治理和运营运作机制共同对医院的社会效益、经济效益、社会责任、医院形象、员工利益产生作用。

医院的利益相关者是与医院的管理、医疗服务活动、社会形象、医院运营绩效等的好坏存在利益关系的群体或一些个人，他们分为内部利益相关者和外部利益相关者，医院与他们都存在着交易关系，每个利益相关者群体都向医院提供着重要的资源（贡献），同时也期待从医院得到满足（诱因）。医院在制定战略时如不考虑他们的权益主张，就会失去他们的支持。

三、利益相关者与医院关系图

利益相关者与医院关系如图 7–2 所示。

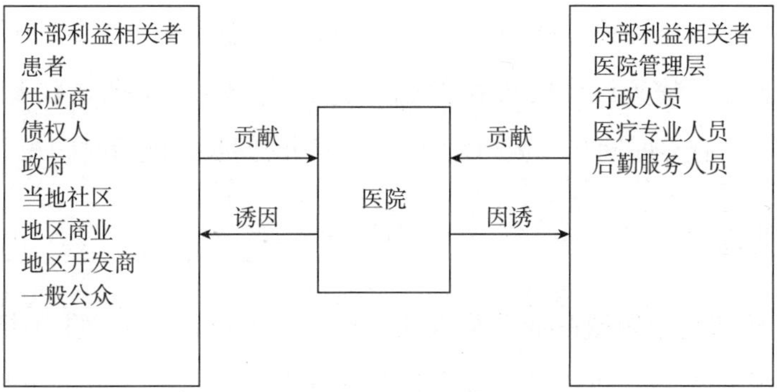

图 7–2　利益相关者与医院关系图

医院是社会公益性单位，是一个负有社会责任的医院，它的运营目的不是盈利，并且社会效益远远高于经济效益。医院的存在既要为社会创造财富，又要重视自己的公共形象，医院获取关键资源的能力以及赢得医疗市场认同和社会赞誉的能力，是其核心竞争力的重要组成部分。医院院长要设定衡量自己绩效的目标，有效地利用各种资源并进行良好的管理，它的绩效目标是既改善医疗服务质量，又做好全面预算、控制好医疗成本。因此，规划和战略性思考在医院的管理中具有重要的作用。

第九节　医院的品牌战略实施

实施“服务品牌、管理品牌、质量品牌、技术品牌、文化和谐品牌”为主要内容的“五个品牌”的医院发展战略，并将其作为医院长期的工作目标和可持续发展的基本保障来抓，以提高医院的医疗质量和社会效益，不断增强综合实力，快速提升社会满意度，获得老百姓的认可。

一、服务品牌

坚持社会效益第一的办院宗旨，努力解决老百姓看病难、看病贵的问题，得到政府和老百姓的充分肯定。制定长效机制，开展以“反红包、反回扣、反虚高定价”为主要内容的治理医药领域商业贿赂，努力净化医疗环境，不断提升服务能力，不断改善就医环境和服务流程，不断满足患者的需求，提升社会满意度，使医院的信誉度大大增强。树立医院职工全新的服务理念，把优质服务贯穿于每一个医护人员和每一个工作环节，确保全院、全员、全程和全优服务。将“合理检查、合理用药、合理收费”纳为综合目标考核的重要内容，推出“惠民”政策，为城镇、农村、牧区的特困人群设立“惠民”病房，减免住院费用。成立“专病”门诊区，开设高血压、糖尿病、哮喘等“专病”门诊。完善计算机网络系统，实现门诊挂号、划价、收费、取药一体化服务，改变门诊“挂号时间长、候诊时间长、取药时间长、就诊时间短”的局面。

二、管理品牌

强化治理医药购销领域商业贿赂专项工作，完善药品、耗材集中招标采购工作，通过加强监督检查和对重点岗位、重点环节的管理，从源头上预防和遏制不正之风。加强行风建设，积极开展纠风专项治理工作，加强对医务人员的医德、医风教育，并将其纳入医院的绩效考核中，健全医德、医风监督机制，加强对全体员工的管理力度。全面实现数字化医院管理：①完善 PACS（医学影像储存传输系统）系统，实现 CT、MRI 等影像设备的图像采集、处理和存储，临床科室通过网络工作站直接调阅患者影像资料；完善 RIS（放射信息管理系统）系统，实现医技报告的院内发布。②进一步完善触摸屏查询系统。③加强远程会诊中心建设。④加强《医生工作站及电子病历系统》建设等一系列的管理建设。

三、质量品牌

医院牢固树立医疗质量第一的理念，全面落实质量管理与考核方案及实施细则，完善考核制度、奖惩制度，建立医德、医风考评制度、投诉处理制度、满意度测评制度等，不断提升医疗服务质量和技术水平。建立和完善良好的学习制度，树立科学的学习理念，把学习制度列入医院的核心制度，结合工作实际，从各个方面认真学习党和政府的各项方针政策、国家法律法规以及卫生行业的各项规章制度，特别是医院的核心制度以及医院的各种制度等等。引进 ISO9000 国际质量管理标准，实行了院务公

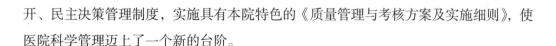

开、民主决策管理制度，实施具有本院特色的《质量管理与考核方案及实施细则》，使医院科学管理迈上了一个新的台阶。

四、技术品牌

实施“科技兴医、质量兴院”发展战略，把学科建设和人才建设作为医院核心竞争力，采取举措，大力支持学科建设和引进培养优秀人才，制定“以名医促名科，以名科建名院”工程。积极开展现代高新技术，努力创建有特色的、有水平的医疗科室和项目。

五、文化和谐品牌

积极组织医院大型职工文艺会演、体育比赛等，为职工新建各种文体活动场所。充分发挥工会、团委的作用，医院开展排球、篮球比赛、健康万步行等健康有益的文体娱乐活动，丰富广大职工的业余文化生活，增强医院的凝聚力和向心力。继续提高职工的个人收入。免费为全体职工进行体检，落实职工大病一次性救助制度，为患大病职工发放救助补贴。经常性走访慰问离退休人员、困难职工，增加全院所有职工的凝聚力，强化员工的团队精神。

第八章　医院成本领导战略实施

成本领导战略的目标是想方设法建立一个单位成本比竞争对手更低的成本结构，全成本核算是医院实施低成本战略的最佳途径，为确保全成本核算工作的顺利实施，医院需要制定全成本核算实施方案，在全院范围内开展以科室为核算单位的全成本核算。

第一节　全成本核算的意义和目的

一、全成本核算是深化医院财务管理的需要

全成本核算是降低医院成本的有效途径，是制定医疗服务项目价格的基础，是深化医院财务管理的需要。医院成本核算就是把其在一定时期内实际发生的各项费用加以记录、汇集、计算、分析和评价，按照医疗服务的不同项目、不同阶段、不同范围计算出医疗服务总成本和单位成本，以确定一定时期内医疗服务成本水平，考核成本计划的完成情况，并根据不同医疗服务项目的消耗，分配医疗服务费用的一种经济管理活动。全成本核算有利于对医院内部资源进行有效的配置和完善医院内部各职能部门的运营管理，为做好绩效考核提供参考依据。

二、医院全成本核算的目的

是通过对医院医疗服务成本的核算和管理，真实反映医疗活动的财务状况和运营成果，更新医院的经济管理观念，增进和提高医院全体员工的成本意识，极大地支持医院的低成本战略，提高医院的社会效益和经济效益，增强医院在当今市场经济下的竞争能力。

第二节　全成本核算概述

一、全成本核算的原则

①做好成本核算的基础工作；②真实性和及时性原则；③实际成本原则；④可比性原则；⑤一致性原则；⑥责权发生制原则；⑦分别核算原则。

二、全成本核算的内容

①劳务费：医院职工直接或间接为患者提供医疗服务所获取的报酬。②公务费：包括办公费、差旅费等。③卫生事业费：维持医院正常业务开展所消耗的费用。④医用耗材费：医院开展业务活动领用的各项医用耗材，如药品等。⑤低值易耗品费：医院开展业务活动领用的各项低值易耗品，如注射器等。⑥固定资产折旧，即各种固定资产的损耗等。

三、全成本核算的方法和步骤

①确定核算对象，划分核算科室。②确定分摊系数。全成本核算以科室为最小的核算单元，成本中无法按实际支出直接进行核算的，要采用适当的分摊系数进行分摊。分摊系数的制定和采用主要是通盘考虑全院的情况，根据“受益原则”，即谁受益谁分摊、受益多分摊多、受益少分摊少、不受益不分摊的原则。③项目成本核算，各科室医疗成本进一步分摊核算到所提供的医疗服务项目上，成为各种服务项目的单项成本。

四、全成本核算的路径

①全面预算管理；②基金管理；③负债管理；④资产管理；⑤收支管理；⑥对外投资管理；⑦风险管理；⑧流程管理；⑨内控管理。

五、医院运营效益分析

①经济效益分析；②营运能力分析；③偿债能力分析；④发展能力分析；⑤有效产出分析。

第三节　全成本核算医院体系构建

成本核算涉及医院管理的各个方面，贯穿于医疗服务活动的全过程，关系到全体职工的个人利益，是一种全员参与的经济活动，所以，成立医院领导重视、全员参与的领导医院机制尤为重要。

一、建立医院全成本核算管理委员会

全成本核算涉及医疗服务活动的各个环节，该项工作需要医院各个部门的密切配合，成立本委员会负责医院全成本核算的领导工作。委员会下设全成本核算领导小组和办公室，办公室设在财务部门，具体负责医院全成本核算工作的实施。

二、建立健全成本控制体系

全成本核算是一种全员参与、全要素、全过程控制的全面的、系统的成本核算管理方法，不单纯是财务处的工作，是以财务处为核心的自上而下、自下而上和上下一体的成本控制体系。成本管理是一项复杂的系统工程，需要科学地筹划和管理，医院建立了由全成本核算管理委员会、全院各职能科室、各临床和医技科室构筑的三级成本控制体系，明确各成本管理层级和科室的责权利，做好成本管理的各项基础工作。

第四节　各职能科室和基本核算单元的职责

一、财务部门

财务部门是医院全成本核算管理委员会办公室，在全成本核算领导小组直接领导下，负责全院的成本管理，是全成本核算的核心部门。负责医院全成本核算制度和标准的制定，流程的设置，人员的培训，固定资产的管理与清查，核算的指导和监督；从事前控制（成本预测、成本计划）、事中控制（优化流程、规范管理）和事后控制（成本核算和价值反馈）等环节对医院的成本进行全程控制；定期进行财务分析，向医院全成本核算管理委员会汇报。

二、人力资源部门

建立医院人力资源管理系统，严格按照全成本核算口径，结合医院规模和床位编

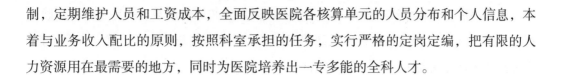

制，定期维护人员和工资成本，全面反映医院各核算单元的人员分布和个人信息，本着与业务收入配比的原则，按照科室承担的任务，实行严格的定岗定编，把有限的人力资源用在最需要的地方，同时为医院培养出一专多能的全科人才。

三、医学工程部门

①对医疗设备的购置进行事前预测、分析其经济效益和风险控制。②提高医疗设备的使用效率。建立医疗设备管理系统，全面掌握医院各类设备的分布及设备总值情况，清楚地了解各专科设备的购置时间、使用年限及折旧情况；定期进行设备清查，对科室闲置的设备和仪器，进行清理；对科室配备的医疗仪器，指定专人管理、定期维护和保养，最大限度地延长设备的使用寿命；对新上岗的设备操作人员进行严格的岗前培训，确保其能熟练掌握设备的操作方法和使用技巧，避免因使用不当造成的损害，保证医疗设备发挥最佳的使用效能。③对医疗设备的报废严格把关。④加强对各种耗材的管理。⑤对高值耗材实行专账记载、跟踪监控管理，由使用科室提出申请，护理单元或手术室录入费用。

四、药学部门

①要建立药品、试剂等物资的计量、验收、领退和清查制度。②对药品和试剂实行统一筹划、统一采购、统一管理和统一核算，最大限度地降低采购和管理的成本。③库存药品每月、每季和每年必须清点，确保与账面数量相一致，二级库账与一级库出库金额相一致，特殊及贵重药品要做到日清月结、账物相符、账账相符。④科学合理地测算药品和试剂的数量，尽量压缩库存，降低仓储费用和因其霉烂、变质、过期和存货贬值而造成的成本损失。

五、总务部门

①加强水电暖的管理，不定期对各科室的使用情况进行监督检查。②规范物资管理流程，所有物资均实行实时计价挂账管理，确保经费收支与库存实物增减保持一致；物资出、入库要及时记账，每月、每季和每年必须清点，确保库存物资与账面数量相一致，二级库账与一级库出库金额相一致。

六、医疗保险管理部门

加强医保费用的管理，减少因违反医保政策造成的医保中心拒付。①制定医保管理规定及制度，使医务人员能够有章可循。②及时宣传医保政策，指导各科室正确处理医保患者在就医和结算过程中遇到的问题。③控制医保患者费用，确保合理检查、合理治疗和合理用药。

七、医务部门

加强医疗质量管理：①保证医保患者病历书写和费用的相符性，保证医保患者用药的“范围、剂量、适应症”不超标，减少由此引起的医保中心拒付费用，减少医院的损失。②对违反规章制度和诊疗常规造成的医疗纠纷赔偿与责任科室和个人绩效挂钩。③对非责任性原因造成的纠纷赔偿则按照医疗纠纷责任的大小，由医院专家委员会确定医院、科室的分担比例，与科室和个人绩效挂钩。

八、护理部

加强管理减少因科室管理不善造成的未结算费用，强化科室医护人员的节约意识，防止“跑、冒、滴、漏”现象的发生。

九、信息中心

加强计算机网络管理，计算机是医院进行全成本核算的基本工具，离开它就无法实现全成本核算。信息中心要连通医院所有涉及经济核算的站点，保证其及时、透明、通畅，使医院的成本管理达到“横向到边、纵向到底，形成辐射全院各个站点”的管理模式。全院所有的收入、成本数据均实现网上的信息采集和录入，然后通过计算机网络系统汇总自动形成。

十、临床医技各核算单元

全成本核算要求所有的费用都按照作业单位进行核算，所以要保证成本数据的采集质量。①各成本供应科室在完成网上成本数据采集汇总后，要经主管领导和经办人签字后，以纸质形式报送财务处。②各核算单元成本采集员要尽职尽责，耐心细致，从源头上确保采集汇总的成本数据准确有效。③各核算单元要根据收入与成本的配比情况，配合财务处对各项成本的消耗进行监控，发现问题及时反馈调整。

第五节　成本控制的手段

医院开展全成本核算的目的就是实现医院的成本控制，但是，我们过去一提到降低成本，就是精简人员，这是一个很大的误区，新的管理学观点和传统的观点并不相同。

一、不主张采用减员和降薪的办法来降低成本

主张通过员工激励、减少过失、改善流程，提高给患者提供检查结果的效果来降低劳动力成本的；同时 ，通过减少重复劳动、不必要的劳动和多余过程，通过提高医疗服务质量也可以降低成本。因为，一方面，精简人员会造成人心的不稳定，另一方面，由于人员的减少可能会造成医疗质量的降低，发生医疗风险，增加医疗风险成本。

二、降低成本有时需要通过直接成本的增加来实现

医院为改善患者的就医环境和流程，以及住院条件等，大量投资进行维修改造和设施购置，比如小儿科购买儿童游乐玩具等，虽然不能带来直接经济效益，但却能够增加患者的就医舒适感，改善患者体验，提高患者满意度和就医回头率，形成医院的竞争优势源泉，为医院带来了大量的患者流，增加了间接收入，降低了单位项目的医疗成本。

三、通过改进治疗效果的方法降低医疗成本

某些改进治疗效果的方法可能会增加成本，如采用新技术、新疗法或者新药等。然而，通过改进医疗流程的方式，可以避免医疗过失和提高医疗质量，可以加快病床周转的速度，同样能够降低医疗成本。因此，成本控制主力是医护人员，医学工程人员、药剂师及其他业务人员而不是财务人员。

四、通过控制变动成本降低医院的整体成本

在医院的成本结构中：主要有药品成本、工资和奖金、购置及维修费、材料费、检验检查成本和手术成本，前 4 项成本之和一般达到医院总成本的 80% 以上，其中工资和购置费是固定成本的主要构成部分，药品成本、奖金、维修费、材料费是医院变动成本的主要构成部分。按照约束理论，原材料是唯一的可变成本，只要针对科室的药品、材料、维修等成本进行有效控制，整个医院的成本就自然会获得满意的效果。

五、工具创新：挂钩式新型治疗车

当前，新型软包装液体在临床大规模使用，软装液体袋不同于瓶装液体。第一，配制好液体后不能立起来，增加了瓶口细菌污染的机会，容易造成医疗风险，增加医疗风险成本；第二，液体袋东倒西歪躺在治疗车上，不利于“三查八对”，也是护理差错事故发生的隐患之一；第三，增加了护理人员的工作量，扎每一个液体时都要拿起来看一遍，增加了护理人员的时间成本和劳动成本，增加了护理人员的劳动强度，给护理工作带来诸多不便，容易造成医疗风险，增加医疗风险成本。如图 8-1 所示的输液治疗车。

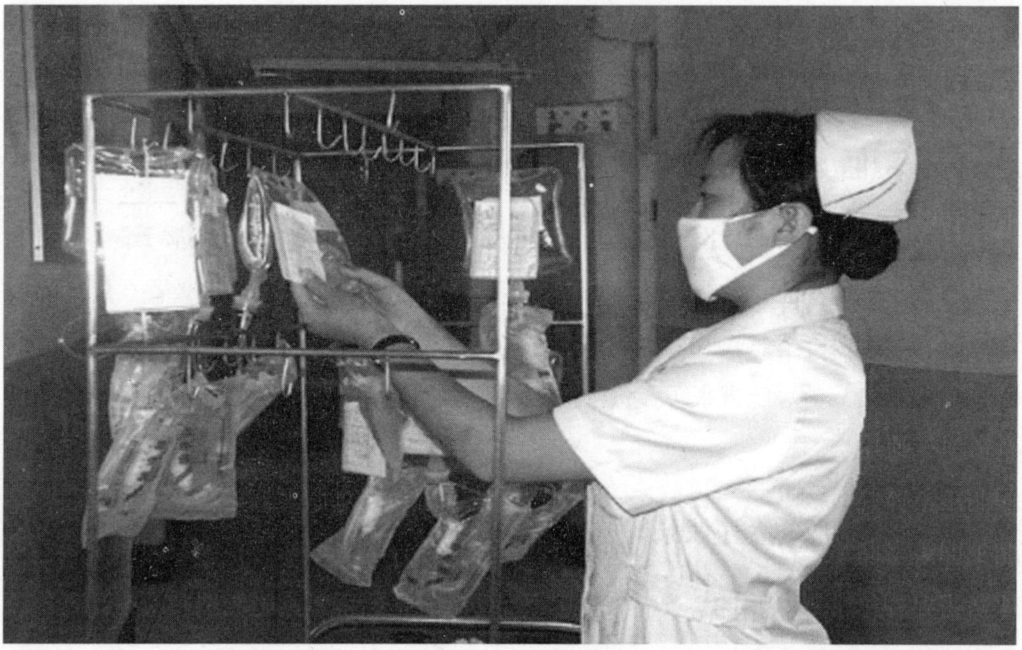

图 8-1　内蒙古自治区人民医院赵爱武老师设计并申请专利的输液治疗车

方法：护理人员配制好液体后，将输液袋直接挂于治疗车的挂钩上，进行插管、查对等操作。

优点：该治疗车结构合理，制作简单、轻便，外形美观，因挂钩方向向里，使用安全。只需在原有的治疗车上安装固定挂钩支架即可，成本低廉，避免了资源浪费。将输液袋挂在挂钩上，实用性强，便于“三查八对”，减少了差错事故的发生，利于排液，防止了输液袋瓶口的细菌污染，符合无菌技术操作要求，确保患者治疗、用药的安全。省时省力，极大地减轻了护士的劳动强度，有效地提高了工作效率，降低了护士的时间成本，减少了医疗差错、感染、劳动成本。

六、流程改善对成本的控制

据美国的一项研究估算一家美国医院有 13%～20% 的成本源自于“医院控制范围内的无效的实践行为”，也就是说通过制度建设、流程优化等措施能够控制的。这就需要我们设计好的工作程序，进行护理流程、工具等各方面的创新，例如将护士休息室安置在走廊的一端与安置在中心位置相比，护士的走动量要大。

第六节　医疗成本管理误区

世界上任何一个成本管理大师都没有就成本管理成本，成本管理是问题导向，只要找到成本产生的问题，解决问题，就能够降低成本。长期以来人们一直存在着一个误区：成本管理 = 降低成本，这是不对的，没有理论支撑的，成本管理不代表节约，过去节约的观点是不对的；成本管理 = 利润，战略成本管理是培养竞争优势而不是降低成本，目的是长期的，不是简单的降低成本，后者是追求短期结果的。

目前，面对高涨的医疗成本，包括美国在内的世界多地医疗机构压力巨大，但很多医疗机构削减成本的举措反而导致成本上升，甚至降低了服务质量。原因是医院院长在寻求降低成本时，通常从损益表上逐项列出的开支条目下手，因为这部分数据容易获取且可信度高。医院的院长很少考虑如何最优地组合资源、提高医疗服务性价比，为快速削减成本，院长更多的关注减少人力、空间、设备物资等方面的投入。绩效考核要着重考核医院的资本结构和贷款利息，减少贷款，可以节省利息，增加利润，提高员工工资，充分调动全体员工的工作积极性。

一、削减支持人员

医疗机构管理层对成本控制的硬性要求，只会加剧财务考量和服务使命间的冲突，不通盘考察高质量服务所需资源就随意进行人员调整，可能导致治疗延误、服务质量下降，让员工压力巨大、身心疲惫。目前，工资支出占医疗机构总成本的比例较大，因此，大多数医疗机构首先暂停涨薪和招人，从人员调整开始削减成本，更激进的举措就是裁员，首当其冲的是行政、支持部门和前台员工。对于先从非医疗部门裁员的理由，院方公开的观点通常是为保证服务质量不受影响，因为一线医生能带来直接收入，行政人员则不能。但从长期看这种做法并不明智，过分削减行政人员可能降低医生的工作效率，反而提高治疗成本，据美国一位一线医生说，她所在的科室大幅削减行政人员，平均10多名医生才有一名助理。结果医生被迫花大量时间在文书工作上，诊疗时间减少；由于人手不足，患者需求无法及时传达给医生，导致服务质量下降。美国的一项研究分析发现，医疗专家的时间价值比辅助人员高10倍，让临床医生去做行政人员也能做好的事情就巨大的浪费。合理增加护士和医生助理，将有助于专家完成好专业任务、发挥最大能量，实现低成本高质量的医疗服务目标。休斯敦MD安德森癌症中心（mdanderson cancer center）的麻醉中心（anesthesia assessment center，AAC）通过有效分配医疗专家资源，使患者人均费用降低45%、就诊量上升19%，同时服务质量保持稳定。AAC在患者进入诊疗程序前先进行评估，将病情相对简单的患者安排给普通医生而非主治医师，中心4名麻醉师中的2名得以转到手术室。这种成本管理举措既具备可持续性，又能创造更大价值。

二、对空间和设备投资不足

美国学者对数十家医疗机构进行的成本分析表明，空间和设备闲置比人员低效造成的浪费小得多。但由于缺乏专门工具来衡量空间、设备闲置和人员低效造成的损失，医疗机构难以合理分配各项投入，对空间和设备投资不足，反而降低了手中最昂贵资源的利用率。以医疗改善研究院（institute for healthcare improvement）为例，其中一项工作是考察30多家医院关节置换手术的相关情况，发现有些医生每天完成7到10例关节置换手术，有些医生却只做2、3例，且他们完成单次手术耗时相近。这种工作量差异与医生可使用手术室的数量有关，部分医生有两间手术室可用，因此完成手术多；其他医生只能使用一间手术室，必须等手术室清理完毕、患者准备好后才能进行下一例手术。分析表明，相比新增一间手术室的成本，有经验的外科医生和团队的时间成本要高得多。这个案例清楚表明，盲目削减某项开支往往导致另一项成本上升，得不偿失。只有综合考量完成诊疗的各项成本并平衡投入，医疗机构才能达到降低总成本的目的。（见《哈佛商业评论》2011年9月刊“How to Solve the Cost Crisis in Health Care”一文。）

合理增加设备投入，医疗机构将有机会提升服务质量，同时降低总成本。某家医院急诊部有3台X光机（2台固定式，1台手提式），高峰时段经常供不应求。成本分析显示，再增加1台手提式X光机是划算的：不考虑诊断效率提升，仅等待时间缩短本身带来的效益就超过了购置机器的成本。如果进行效益分析，医疗机构就会发现，多配备相对便宜的设备能提高员工工作效率，而由于医护人员的时间价值更高，总成本会下降；同样重要的是，医生也能更及时照顾到患者的需求。遗憾的是，医疗机构很少进行这类分析，错过了合理降低成本的机会。

三、片面关注物资的采购价格

有些医院院长意识到削减人员蕴含的风险，就转而寻求降低采购价格。在美国，从外部供应商购买医用材料和服务的开支，通常占医疗机构总成本的25%～30%，削减这些开支不会影响员工士气，更能避开裁员时麻烦的工会谈判，因此似乎是很有吸引力的选择。为降低采购价格，医疗机构通常会加入联合采购医院（GPO），通过团购争取更优惠的折扣。据美国医疗供应链协会（healthcare supply chain association），全美96% 的急性病医院都至少加入一家 GPO。但由于采购数量和品种存在差异，医疗机构的采购开支差异巨大。例如，有学者考察了多家医疗机构的膝关节假体采购情况，发现患者数量和治疗效果相近的两家医院，采购开支相差可超过 10 倍。这也许可以看作异常值的影响；但全部样本中第 75 百分位和第 25 百分位的数值仍相差 3 倍。造成这种差异的原因主要有两个：首先，在假体选择上，有些医疗机构使用昂贵的抗生素骨水泥，有些则使用相对便宜的普通骨水泥；其次，不同医疗机构骨水泥的平均用量不同。这表明很多医疗机构片面关注医用耗材的采购价格本身，却忽略了分析器械和材料的实际使用情况，结果未能利用这一成本削减空间。采购部门控制着 40%～50% 的采购成本，减少材料成本是成本控制中最重要的一步，保持库存商品所用成本和使商品稳定的销售所得到利益两者之间实现平衡，营销成本的控制是普遍性的医院难题。采购成本与物流成本不仅自有成本占总成本的比重大，还影响着医院的医疗活动。采购时不要价格最低的资产和材料，因为维修成本和替换成本高，而要成本最低的，因为维修成本和替换成本低。一个优秀的院长是通过花钱来省钱、来控制成本的，从而实现医院的成本控制前移，医疗服务成本是在其治疗设计阶段决定的。

国家与国家之间的竞争、企业与企业之间的竞争、医院与医院之间的竞争，归根到底就是成本的竞争，成本就是竞争力，竞争的背后是成本。成本从投资开始，固定成本提高了，以后再增产节支，降低成本就难了，控制固定成本是成本控制的“重中之重”，是最有价值、最重要的运营理念，抗风险能力就会大大提高，这就是风险投资关注“轻资产”的原因所在。

四、寻求医院就诊量的最大化

如果乐团指挥认为乐手演奏得越快，音乐质量就越高，那他一定是疯了。但现实中，为增加收入，有的医疗机构采取限制单次诊疗时间（15～30 分钟）等措施，为每位医生设定看诊量硬性指标。这些措施表面上提升了工作量和效率，却可能给服务质量带来难以估量的影响。衡量医生工作成效的最重要指标是治疗效果而非看诊量；如果提高平均看诊时间、减少看诊量，医生的总体产出反而会提高。例如，很多慢性肾病患者最终需要透析，而大量研究表明，如果透析开始时即搭建人工血管或瘘管（通过手术建立动静脉间的通路）而非使用导管，患者寿命会更长，而且并发症更少，每年还可节省上万美元费用。但美国超过一半透析患者在治疗开始时使用导管。一位肾病专家告诉我们，如果能和每位慢性肾病患者谈上 30 分钟，他就很有可能说服患者搭建瘘管或人工血管。据估算，医生和患者面对面进行咨询，成本还不到因使用导管透析额外产生的费用的 1%，且能显著提升治疗效果。随着治疗费用下降，医疗机构的成本负担也相应减轻。因此，即使最终只有少数患者选择更好的治疗方案，以未来节省的费用计算，增加医生咨询时间也会产生极高回报。但如果限制看诊时间，单纯追求就医患者门诊人次和住院患者数，医生就没有机会为患者提供此类咨询。

以前述关节置换手术研究项目涉及的医疗机构为例，这些医疗机构在寻求降低患者术后住院费用的同时忽略了一项重要工作：在手术前与患者和家属充分沟通，明确手术后住院时间长度和出院后去向（直接回家，或转往有资质的护理机构、专业康复中心等）。四分之一的住院费用最低的那些医院，医生会花更多时间和患者及家属讨论出院后的康复计划：如何在家里做好迎接患者的相关准备，定好谁来接患者出院及负责后续照护等。此外，医生还应针对患者术后康复事项，对整个临床团队及相关行政人员提出明确要求。医方充分地和患者沟通康复事宜，将大大减少患者术后住院时间。这样做的另一个好处是，直接出院回家的患者比原先多得多，可省去在护理机构和康复中心的费用，这些费用通常比在家康复贵 5~10 倍。这同样说明，医生通过多和患者交流而省下的费用，比付出的时间成本高一个数量级。

研究人员从一些研究项目所涉及医疗机构的医生，尤其是主治糖尿病、充血性心脏病等慢性病的医生那里了解到类似情况。他们表示，如果能有更多时间和经费用于教育和跟踪患者，总治疗费用将大幅下降。但是通常情况下，院长只关注收入支出表上的各项成本，而错失在不损害医疗服务质量的前提下削减成本的机会。新成立的责任医疗医院（ACO）更有动力压缩所涵盖患者的治疗费用，包括在护理、康复机构产生的费用，因此会对上述机会更感兴趣。

五、医院缺乏评价标准和操作规范

美国学者研究发现，在一家医疗机构各分院间，甚至同分院各医生之间，治疗同一种病症的流程和费用都可能有很大差异。以德国一家私人医疗集团为例，该集团旗下6家连锁医院关节置换手术的患者群类似、治疗效果相近，但费用相差可达30%。科研人员在关节置换手术研究项目涉及的医疗机构间，假体价格最大相差超过100%；甚至有的研究表明，价格相差可超过500%。即使顶尖医疗机构和优秀医生中间也存在操作流程不规范的问题。梅奥医学中心（Mayo clinic）CEO约翰·诺思沃斯（John Noseworthy）曾听到一位心脏外科医生对他的团队说："我们5个人都是优秀的医生，但我们的操作方法都不一样。至少4个人肯定是错的。"另一位医生回应道："也许我们5个人都错了，得想办法改正。"在现行医疗体系下，医生的经验和个人判断具有优先地位，因此医生的操作一般不会受到质疑。虽然多年来相关各方已多次努力推动医疗操作标准化，但成效仍不明显，使医疗机构失去了降低成本、提升服务质量的重大机会。梅奥医学中心已开始推进操作标准化，并从中获益：梅奥的心血管外科医生发现每个人输血操作流程都不同，于是在1年内共同制定并实施了操作标准，结果输血病例减少50%、输血引发的肾部病变减少40%，并且3年下来节省1500万美元。波士顿儿童医院（Boston Children's Hospital）通过引入临床评估和管理标准化方案（SCAMP），也取得了类似显著成果：最初6项方案涉及胸痛、心脏瓣膜异常等领域，实施后每个疗程治疗费用降低11%～51%，且治疗效果保持稳定。遗憾的是，这类成功案例非常罕见，一般情况下，医生、护士及其他医疗工作者并不清楚他们采用的治疗方案的成本，管理层也很少与一线员工合作制定治疗效果和成本的衡量标准，失去了医疗操作标准化和临床经验共享的机会。

主动请医生参与医院的成本核算和管理，可使他们了解从诊断、治疗到康复一整套过程中的成本动因和作业。医生都希望改善患者福利，但同时也清楚，随着老龄化愈发严重，医疗体系背负着巨大的财务压力。因此医生更希望在保持或提升服务质量的前提下，通过改善流程来降低成本。医疗成本居高不下是由多重因素造成的，包括资源错配、操作标准化程度不高、治疗效果不理想、资深医生和技术员工低效等。现行的医院成本管理理念片面关注财务指标、缺乏全局观，无助于解决上述问题。唯一可持续的医疗成本控制方法是：院长与一线医生一道，深入分析本机构全部治疗流程，了解各环节发生的成本及最终治疗效果；然后在保证医疗服务质量的前提下，通过优化人员组合和合理采购医疗设备和医用耗材，寻求降低医疗成本。MD安德森癌症中心、梅奥医学中心和波士顿儿童医院取得的成果证明，如果采取这种方法，医疗机构完全可能大幅提升效率、降低成本，同时持续为患者提供卓越服务。

第九章　战略竞争与绩效管理

就像希尔等教授编写的《战略管理》一书中描述的那样，只有从战略的角度出发，才能实现和保持自身的核心竞争力，才能实现其竞争优势，才能真正实现绩效管理的作用。影响医院绩效的内部因素占87%，外部环境占13%，战略因素占70%，组织因素占30%，方向错误，越努力越失败。错误的假设，加上正确的概论，加上疯狂的执行，等于万劫不复的悲剧。智慧资本定义与主要构成有四个方面：人力资本、顾客资本、创新资本和流程资本。

第一节　保持竞争优势的持续性

一、战略的基本目标是实现竞争优势

学习孕育观念，观念孕育变革，医院需要转型，如果你只有技术，总有一天你的技术和医院一同走进历史。当外界环境变化的速度超过你内心变革的速度，你就是升级版的文盲，就是文盲3.0。每家医院都要有自己的战略，如果没有就会成为别人战略的一部分。预测未来最好的方法就是创造未来，医院的目的是未来引领患者的需求，而不仅仅是为了满足患者的需求。要想实现竞争优势，就必须创造属于自己的、相对于其他医院的独特竞争力，引导医疗产品的差异化或实现持续的低成本结构。医院的独特竞争力来自于两种互补的来源：资源和能力。资源分为有形和无形两种，前者包括土地、建筑物、病房、设备、存货及资金，后者包括品牌、商誉等由医院和员工创造的，以及专利、版权和商标等通过经验掌握的知识和知识产权。相对于前者，后者更加难以模仿并且专有化，成为独特竞争力的可能性越大。

二、一家医院的竞争优势可以为其带来巨大的盈利能力

盈利能力取决于以下三个要素：①患者对医院服务的价值判断。也就是患者感觉到该医院的服务更加出色，可以使医院在保持相同价格的同时吸引更多的患者，从而扩大医疗服务总收入；②医院为自己的医疗服务收取的价格。现在我国的医疗服务实行最高限价，医院可以通过改善医院的成本结构，降低医院的成本，使自身的医疗服务成本低于整个医疗行业的平均成本，同时适当地降低一些收费价格，从而吸引更多的患者，实现规模经济下的成本降低，在医疗保险总额预付情形下尤为重要；③医院提供医疗服务的成本。由于医院提供了更为优质的服务和更低的成本结构，使得医疗服务价格大大低于其价值，患者认识到购买更为便宜服务的机会，因此，到该医院就医的需求增加，导致就医人数上升，医院就可以实现规模经济，降低平均单位成本，增加边际利润。

竞争优势来自于价值创造，创造价值是一个合作过程，而攫取价值自然要通过竞争，这一过程不能孤军奋战，必须要相互依靠，简单而言，就是竞争中求合，合作中有竞争。竞争与合作的着眼点在于把医疗产业的蛋糕做大，在做大蛋糕的基础上大家都有可能比以前得到的更多，从而使医院能在一个较小风险、渐进变化的环境中获得较为稳定的利润。创造价值的本质即是合作的过程，而争取价值的本质则是竞争的过程，一家医院如果要创造价值，就必须整合患者、供货商、员工与其他相关人员，就是开发新市场与拓展既有市场的方法。

三、创新通常具有降低成本的效果

大家普遍认为大医院的寿命长，相反亦然。其实医院的寿命正随着变革速率增加而逐渐缩短。急剧变化形势给每家医院带来越来越多挑战，而解决这种困境的方式之一就是创新。这是一个“一切皆在变，一切皆存在”的时代，医院的竞争优势时间在缩短，今天的市场和技术推动带来一个最重要的改变，就是时间轴变短。当前的挑战是战略设定的时间轴变短，以前做十年战略，逐渐缩短到五年、三年，现在甚至有人说一年一次，半年回调，三个月赶紧检讨。由于新技术开发到应用周期缩短，超竞争时代的产品生命周期正在缩短，随着新技术革命蓬勃兴起，世界上新产品、新行业层出不穷。产品生命周期缩短，新产品不断涌现，信息革命带来销售结构、消费行为的变化。因此，医院积极开展新技术、新业务，实现医疗服务的差异化，为患者创造更高的价值以及实现更低的成本结构，都可以为医院带来更多的定价选择。创新正是对

旧事物的否定，是无法用逻辑进行证明的，因为前面并没有先例，因为不拘常理挑战极限，真正的创新才能够诞生。

第二节　实行有效的供应商联盟战略

一、联盟的目的

医院同一家或更多的医院之间建立的长期合作伙伴，它的目的是寻求降低成本和提高投入品质量，向一家或几家优质供应商持续购买药品、耗材及其他物品等，创造出稳定的长期关系。战略联盟可以使合作双方建立长期合作关系，共同受益，避免了相互之间的不信任和怀疑，从而结成一种相互激励的同盟关系，营造一种同命运、共呼吸的感觉。

二、联盟的意义

按照约束理论，去库存和降低运营费用是医院进行成本控制的两大手段。实行供应商联盟战略，直接向厂家统一采购药品、医疗器材及其他存货，减少流通环节。同时，利用自身的垄断优势和规模优势，增强了同其利益相关者——供应商的谈判能力，可以在购买时取得价格优势，控制购买成本。并且可以由供应商根据需要送货上门，从而减少存货量及由此引起的资金占用、保管成本和费用等。

由此联系到沃尔玛的供应商联盟战略：每销售一件商品，就用扫码机扫一个，从而减少一个商品，宝洁公司马上从信息系统知道其库存少了几个，安排送货上门，保证其拥有充足的货源，沃尔玛没有仓库和库存。供应商联盟战略同现代化信息系统的完美结合，可以使医院减少各种物资、医用耗材、药品等资金占用成本、库存保管成本、运输搬用成本、存货损耗及存货跌价。存货跌价从两个方面讲，一方面由于存货存放的时间长，容易出现毁损的现象，从而造成价值减少；另一方面由于新技术、新产品的出现，造成原有存货的自然淘汰，失去原有价值。从管理的角度出发，一定要减少存货的库存。

第三节　学习效应

一、学习效应是通过在工作中的学习而节省的成本

无论是医生还是护士都可以通过反复的工作，学习到如何更好的完成任务，劳动生产率会随着工作经验的增加而提高，从而导致医疗成本的下降。技术越复杂，其中需要学习的东西越多，学习效应越显著。外科手术的学习效应，可以从有经验的医疗人员在实施普通外科手术中的死亡率明显较低看到，复杂步骤的学习效应要远远大于简单步骤地学习效应。

二、高新技术的应用和推广

可以减少住院天数，提高床位周转率，降低住院费用；可以增加就诊患者规模和满意度，降低单位医疗成本；可以减少药品等非核心价值创造的成本费用。

第四节　平衡计分卡——基于战略的绩效考核

一、平衡计分卡概述

平衡计分卡是卡普兰教授等人对美国 12 家优秀企业为期一年研究后共同创建的一套企业业绩评价体系。把平衡计分卡运用到医院有着更加重要的意义，它通过由财务指标、患者评价、内部业务流程、员工学习与成长等相互联系的四个维度组成的绩效评价体系，对整个医院的战略适应性和外部环境制胜的必要因素进行了实时监控，从而克服了传统上以医院财务报表为基础的绩效评价体系的片面性、静态与滞后性，证明平衡计分卡是非常有效的战略管理工具，有助于医院战略和绩效的有机结合。保罗·尼文接过了卡普兰和诺顿的大旗，将平衡计分卡的内涵和功能又深入挖掘，值得我们医院的财务管理人员认真学习。

保罗·尼文在《平衡计分卡：战略运营时代的管理系统》中创立了一种促使整个医院迈向实现整体目标的新工具，这是平衡计分卡的主要成效之一，也为医院的发展提供了一个战略管理的新手段。实现平衡计分卡的整个过程是从战略转化到有效支持，再到团队建设等方面的绩效目标和评价指标的理念和实施方案，引导医院院长从创建平衡计分卡到使其成为管理医院的工具。

二、平衡计分卡的本质

平衡计分卡是一个战略实施工具，可以用来衡量指标和目标值，可以将医院的战略落实到可行的目标。它克服了传统绩效评估以单一财务指标作为评估标准的局限性，兼顾了患者、内部流程和创新成长三个重要方面，并从四个方面观察医院，是一个比较适合医院绩效管理的工具。平衡计分卡通过确定医院的战略目标，使医院全面平衡发展，一方面考虑维持医院正常运营的财务指标，又兼顾保证医院医疗服务质量管理的非财务指标，保障患者就医时的医疗安全；另一方面平衡了医院同其利益相关者的博弈，又平衡了医院短期利益同长期发展的矛盾。它促使医院的最高管理层通过对目标值结果的跟踪分析及早发现问题，及时调整医院的发展战略、目标、目标值和确定战略实施的重点，使医院在关注财务目标的同时关注医疗服务质量指标，形成自身的无形资产，对医院的未来发展具有深远影响。

三、平衡计分卡的四个维度

第一，医院的财务指标：是保持医院正常运营和可持续发展的基础和根本，是医院过去行动的直接经济结果，是今后评价工作的基础。主要包括医疗收入、就诊人数、经济增加值、现金流充足度、资产周转率、耗材占比、药品占比、固定资产折旧、存货周转率、成本利润率、市场占有率、病床使用率等。过去在医院奖金发放中只讲收入，不考虑成本核算，不考虑现金流，不考虑市场占有率，而这些恰恰是医院战略运营中的关键性指标，也是平衡计分卡在医院战略运营中所重点关注的内容。

第二，医院内部业务流程：按照其内部价值链划分为医疗质量改进、医疗服务流程、医疗服务随访，是与传统业绩考核评价制度最显著的区别之处。医疗行业是特殊的服务行业，患者群体更加特殊，关注患者、确定价值是精益医疗所追求的患者价值。医疗行业要时刻考虑患者的需求、治疗，及时改善医疗和护理流程，才能为患者提供真正的价值，才能缩短治疗及相关作业的时间。缩短治疗时间是精益医疗的行动方针，持续改善和尊重他人是改善医疗服务的重要手段。传统方法注重目标完成情况与科室及个人的收益挂钩，并以此进行激励，使得医务人员为了追求个人及短期经济效益，损害医院整体的长期社会效益和经济效益，忽视科室及人员之间的有效支持和团队建设，使医院从一个整体、一个团队，变成一个一个的个体，单打独斗，一群人在一起不是团队，一群人的心在一起才是团队。目前，我国医疗行业普遍存在着成本过高、患者安全性低、浪费患者时间和管理效率低下的问题，把发源于制造业的理念应用到独特的医护环境中，借鉴其他行业的标准化体系，建立一种管理系统，通过减少医疗过失和等待时间，使医院提高医疗服务的质量。医院通过建立以患者为中心的服务理念，激励每一个医务工作者发扬主人翁的意识和责任心，培养自身的创新能力，为患者的医疗服务多做贡献。它不仅包括医疗质量持续不断地改进和提高，还包括不断创新的服务，深度理解患者，让患者觉得我们的服务好。我们要不断地在服务理念、服务流程上进行持续改善，让服务的不断持续改善成为一种文化和习惯，使我们的服务更具人性化，增加患者的满意度。

得益于医院管理体系和流程的加强和完善，使得不同科室之间能够为患者的利益更好的协作，从而为员工和医生提供更充分的支持，使他们专心为患者提供医疗服务，降低成本和风险。随着医院运作体系的改进，医护人员和员工会因为工作变得简单而付出更少的劳动，达到事半功倍的效果。医院为了改善自身的服务流程，会增加投资进行内部结构的改造，这些改造短期内将增加医院的成本，但是长远来看会给医院带来更多的收入，由于患者增加形成的规模经济同样给医院带来一定的经济效益，这些成本就构成了医院的可增值成本。

第三，患者满意度：体现了外界对医院医疗服务的评价，也是医院期望在患者方面达到某些运营业绩而采取的评价指标。主要包括门诊患者满意度、住院患者满意度、护理患者满意度、患者投诉率、医疗纠纷次数等。医院的战略目标就是把患者的利益放在首位，关注患者，围绕患者设计医疗和护理服务，通过确定对患者的价值，追求服务和流程的尽善尽美，力求消除一切浪费，而不是以医院的利益或员工的方便为出发点。营销学大师科勒特说过：当我的客户被拿走时，我就成了乞丐。患者满意度高，可以为医院扩大影响，从而增加就医患者，提高市场占有率，增加医院的收入，就医患者的增加同时会因为规模效益而降低医院的单位成本，实现医院运营发展中的成本竞争优势。门诊就诊患者的增加，在门诊收入不纳入总额付费的前提下，可以提高医院现金流的充足性。这是医院同其他行业的不同之一——即使亏损也能保持旺盛的生命力。

第四，创新与成长的实施和成效是前面三个方面的驱动因素和基础。医院以提高医院的核心竞争力，创建属于自身的无可替代的竞争优势，加强医院的战略管理，并以此为指导思想推动学科建设和人才梯队建设，提高医务人员的医疗技术水平。高新技术的应用和推广，可以减少患者住院天数，提高床位周转率，降低住院费用；同时，可以增加就诊患者规模和满意度，降低单位医疗成本，并且减少药品等非核心价值创造的成本费用。

医院通过强化科室建设，优化绩效考核来调动医务人员的工作积极性。无论是医生还是护士都可以通过反复的工作，学习到如何更好的完成任务，医疗劳动率会随着工作经验的增加而提高，从而导致医疗成本的下降。技术越复杂，其中需要学习的东西越多，学习效应越显著。外科手术的学习效应，可以从有经验的医疗人员在实施普通外科手术中患者的死亡率明显较低看到，复杂步骤的学习效应要远远大于简单步骤地学习效应。

总之，利用平衡计分卡进行医院的绩效管理，理念更加先进。从明确医院战略定位入手，以提高医院的综合竞争能力为目的，追求服务效率，兼顾经济效益，使医院管理模式更加科学化，效果更加人性化，使医院的运营管理更加到位。

第五节　医院绩效考核

一、医院绩效考核概述

医院绩效考核是针对提升医院管理水平，配套实施绩效工资制，实现医院发展战略，有效落实执行力，建立医院公平竞争的人才机制。

二、绩效考核的目的

绩效考核就是通过设定各种考核指标，并将其与个人和科室的经济利益挂钩，使得目的、观点、理想不同的个人与科室，奔着一个目标做事，实现医院的发展战略。要用经济手段来拉动，用经济利益去引导大家做某事或者不做，不能一味地用行政命令强迫。绩效考核的最终目标就是满足患者需求，把端正态度、服务患者放在第一位。

案例：海边有一个小岛，自然风光非常美丽，但是很贫穷，岸上有一个大城市，非常富有。岛上的百姓上岸或者城里的人去海岛都要坐小船，非常不方便，如果能够建一座桥，交通方便了，小岛开展旅游业，城里的居民可以到小岛上旅游度假，小岛上的村民可以方便到城里购物、就医、送孩子上学，双方互通有无，小岛上的村民就会很快富裕起来。因此，村长请来一个建筑师准备建一座桥，当设计草图、施工方案和工程预算出来以后征求全岛村民的意见。村民分成了两拨，一拨同意建桥方案，另一拨不同意这个建筑师的方案。这时，村长并没有采取强制的行政命令硬性建桥，而是采取了利用经济杠杆的原理来引导这件事。他设计了这样一种机制，同意建桥方案的人掏钱组成业主合伙人团来建桥，桥建成以后业主过桥永远免费，不认同建桥方案的人不掏钱建桥，桥建成后他们过桥就得交费了。但是，新的问题出现了，同意建桥的人的资金不够建桥，为了把桥建好，他们需要进行融资，把自家的土地和房产抵押给其他不看好这个方案、不愿意掏钱建桥的村民，通过借钱来弥补工程款的缺口。不认同该方案的村民就变成了类似银团的贷款人，他们接受抵押物并收取利息，但前提是桥能建成。桥存在建不成的可能性，使得贷款者的日子非常难受，他们把要承担的风险化作更高的利率和更苛刻的放贷条件，这种苛严境遇使得贷款人一定会反复推敲、筛选建筑师的建桥方案，严加审查。建筑师承受了更多的压力，要在一群说着外行话的业主的吵吵嚷嚷声中施工，节约成本，最后建造了一座坚固可靠的桥。在这个过程中，糟糕的建筑师会被淘汰，不切实际的方案会被修正。最后桥建好了，建筑师一定觉得自己在这个过程中始终如履薄冰。相应的，如果村里有一群没有尽到监管责任、过分热情而疏于审查的反对者，人云亦云且随波逐流的支持建桥的村民们，他们的共同努力一定会成就一个蹩脚的建筑师的糟糕作品。最后的可能结果是，桥也建不成，谁也过不了桥，一拨人资不抵债、留下一堆债务，另一拨人空有一堆债权却无处讨债。

三、为什么要进行绩效考核

管理学上有句话：制度才是真正的老板。老板打天下，制度定天下。所以，靠人不如靠制度，制度很重要，有了健全的制度，风险才是可控的。但是，制度建立了，你怎么抓落实，怎样告别拖延、内耗，这需要和每个人的核心利益挂钩。我们现在医院有那么多的制度，为什么就难以执行呢？就是因为没有和员工的核心利益挂钩。目前这个阶段的核心利益就是经济，以后可能会是精神层面的、荣誉方面的。如何使制度与核心利益挂钩呢？这就需要通过绩效考核这个工具来做。

四、绩效考核与内部控制

各单位现在都在做内部控制，但是大多情况下把内部控制和绩效考核分割开来，这是不对的，因为内部控制和绩效考核是不可分割的，不能够为了做绩效而做绩效。内部控制不是孤立存在的，它存在于医院管理的方方面面，依托于医院管理的所有制度，存在于医院运行的所有流程中，而不是游离于管理制度之外。内部控制只是我们追求的一个目标，如何落实和落实的如何，最终体现在绩效考核结果中。内部控制不能只看医院形式如何，更重要的是要看产生的效果如何。绩效考核是内部控制实施效果的验证，是对内部控制执行结果的考核。内部控制实行全程封闭，通过绩效管理实现医院风险的全面监控。医院不能就绩效考核进行绩效考核，绩效考核要把风险考核进去，纳入绩效考核体系中，不考虑内控的绩效是不可取的。要实现医院风险管理与战略和绩效的融合，第一是风险偏好缺失；第二是关键指标与风险指标失衡，风险管理做得最好的是银行。

五、内部控制的本质

内部控制从本质上讲就是对预算执行过程的控制，以内控为抓手推动医院的管理，内控不是独立的制度，融入医院管理中，尤其是融入预算中，预算的执行最重要的是嵌入到内部控制中，预算的落实就是落实到具体项目中。内部审批、采购、物流必须和内部控制及预算相结合，内部控制就是预算的落实、就是绩效考核的基础，没有内部控制就没有绩效，内部控制的缺失是效率的问题，他解决了绩效考核数据的真实性，关系到数据的准确性，数据不准确会影响到绩效考核的效果，内部控制是让权力在规则的轨道上运行。

六、国外医院绩效考核概况

美国的医务人员薪酬由三个维度和一个调整系数来确定。三个维度：一是岗位的工作量、工作强度、难易度；二是岗位风险；三是所在机构的运营情况；一个调节系数，就是 CPI。新加坡医院绩效考核：手术医生将分配到手术收入的 10%，内科医生将接待患者的数量转换为一个系数，分配给医生作为收入。手术及治病分配收入要参考其难度、前端性、复杂性，并将其转化为一定的系数。我国医务人员的薪酬怎么定，还有待破题，可以确定的是，一定要突破原有的事业单位框架。

七、我国公立医院绩效考核的现状

目前，我国公立医院绩效考核模式，多是以经济利益为导向，和公益使命背道而驰。第一，我国现行的医院绩效考核水平较差，还停留在事后考核阶段，没有上升到战略导向层面。第二，以收支结余为依据的科室绩效考核。第三，很多医院在内部绩效管理上，在奖金的发放上仍然没有与收入完全脱钩，有的甚至存在开单提成现象。使得医务人员为多拿奖金，想办法开发患者，多收费，造成了医疗费用的不合理增长。案例 1 某中医院在 2014 年 1 月份的绩效工资考核分配中，将医疗卫生人员的个人收入与药品和医学检查收入挂钩，在药品处方、医学检查等医疗服务中开单提成，违规超额发放绩效工资，被责令限期整改，院长受到行政记过处分。这种跑偏的绩效考核方式已经深刻地影响到医疗机构、科室直至医生的行为，必须彻底改变这种简单地以经济效益为核心的绩效管理模式，建立一套体现社会效益和经济效益并重的考核指标体系，在兼顾医院发展壮大、医生报酬增加的同时，让患者以尽可能低的成本获得满意的服务。

第十章　我国公立医院绩效考核的背景

第一节　公立医院绩效考核的政策要求

一、文件要求

第一，《中共中央关于全面深化改革若干重大问题的决定》第46条里提到，医疗行业应“建立符合行业特点的薪酬制度”。公立医院的定性是公益性二类事业单位。二类公益性薪酬制度是和国家事业单位系统一致，由基本工资、岗位工资、津贴补贴、奖励性工资即绩效工资四大部分组成。在此框架下，医务人员的工资组成是畸形的，基础工资很少，奖励型工资占多数。医生的价值到底值多少钱？第二，国务院印发了《“十三五”深化医药卫生体制改革规划》。一是地方可以按国家有关规定，结合实际合理制定公立医院薪酬水平，逐步提高人员经费支出占业务支出的比例，并建立动态调整机制。说明从国务院层面上认为现在医务人员的待遇偏低，人员经费支出占业务支出的比例有待提高。二是在绩效工资分配上，重点向临床一线、业务骨干、关键岗位以及支援基层和有突出贡献的人员倾斜，做到多劳多得、优绩优酬。三是公立医院主管部门对院长年度工作情况进行考核评价，确定院长薪酬水平，院长薪酬与医院工作人员绩效工资水平保持合理比例关系。四是严禁给医务人员设定创收指标，医务人员薪酬不得与药品、耗材、检查、化验等业务收入挂钩。第三，国务院办公厅《关于全面推开县级公立医院综合改革的实施意见》医院通过科学的绩效考核自主进行收入分配，做到多劳多得、优绩优酬，重点向临床一线、业务骨干、关键岗位和有突出贡献的人员倾斜，合理拉开收入差距。第四，国务院办公厅《关于城市公立医院综合改革试点的指导意见》医院通过科学的绩效考核自主进行收入分配，做到多劳多得、优绩优酬，重点向临床一线、业务骨干、关键岗位和有突出贡献的人员倾斜，合理拉开收入差距。第五，国家卫生计生委、人力资源社会保障部、财政部、国家中医药管理局、中华人民共和国国家卫生和计划生育委员会《关于加强公立医疗卫生机构绩效评价的指导意见》将考核结果与政府投入、医保支付、人员职业发展等挂钩。第六，国家卫生计生委、国家中医药管理局制定了《加强医疗卫生行风建设“九不准”》规定：不准将医疗卫生人员个人收入与药品和医学检查收入挂钩、不准开单提成、建立科学的医疗绩效评价机制和内部分配激励机制。第七，《医院财务制度》要求由财政部和卫生部制定的新的《医院财务制度》于 2012 年 1 月 1 日在全国范围内开始实施，该制度规定：一是医院要实行成本核算，强化成本控制，实施绩效考评。二是医院应该严格控制人员经费。具体比例由各省市自治区自己制定，内蒙古自治区《医院财务制度实施细则》规定：人员支出占业务支出的比重不超过 40%，但是，这个比例是否科学有待探讨。第八，人力资源社会保障部等四部门《关于开展公立医院薪酬制度改革试点工作的指导意见》。①严禁向科室和医务人员下达创收指标，医务人员个人薪酬不得与药品、医用耗材、检查、化验等业务收入挂钩。②公立医院薪酬制度改革试点的指导思想和基本原则是与医疗、医保、医药联动改革相衔接。③经费来源。公立医院薪酬制度改革试点工作所需经费，通过原渠道解决。完善公立医院收入中可用于工作人员收入分配的资金管理政策。

二、实行药品零差率

多年来公立医院通过多卖药、卖贵药、多做检查、多用耗材等办法获得额外收入，弥补财政拨款不足，形成了具有中国特色的公立医院补偿渠道——即以药补医机制。本次医药体制改革取消药品加成，将医院的收入由原来财政补助、医疗收入、药品收入三个渠道改变为财政补助、医疗收入两个渠道，实施药品零加成和药品集中采购。虽然引起业内的抱怨，但其对于医疗控费确有效果。药品加成取消后的补偿问题，各个地方不相同，但是价格调整能否弥补药品加成取消后的亏损难以计算。按照《2012 版收费标准》，医疗服务项目收费标准有提高的、有降低的、有提高和降低的比例不同的、有新增加项目的、有取消项目的、有的项目一个分解成几个的，有的项目几个合并成一个的，有的项目计费单位不同的，很难准确预测。比如：①本次综合类中的重症监护、特级护理、一级护理、二级护理、床位费、输血费（配血等）、输氧费没有进行价格调整。②本次调整幅度大的综合类多为专项护理和专科使用，临床使用量不大。③本次临床诊断类中46%及临床非手术治疗60%的项目没有进行调整。④实验室项目中，常用项目的下调幅度较大。⑤本次新增收费项目共508项，无法计算收入，也无法预测未来能够增加的收入。同时，本次手术类涨价了但是包含了材料，比如以前一个治疗100元，材料另外收100元，总费用200元，现在治疗收费（包括材料）涨到了200元，但材料的进价涨到120元，医院的实际收入减少了20元，医院不得不控制材料费用。然而，医院对于材料的使用数量，可以通过规范医疗行为来控制，可对材料的采购价格就难以控制，这个问题我们在后面的成本控制中会和大家一起探讨。因此，内蒙古自治区某医院2015年12月份开始执行，2016年减少约1.3亿元，却没有一个最合适的方法能够计算出价格调整能够弥补多少药品零加成收入减少的亏损。

案例：这是一个按照文件要求各大类项目调整幅度的测算方法，见表10–1。

表10–1　本次价格调整弥补药品零差率的测算方法

医疗服务价格调整增加的收入			
类别	2015年现行收费项目的年收入	调整标准（%）	增加的医疗收入（元）
综合类		70	
手术类		60	
临床诊断类及非手术治疗		20	
康复理疗类		30	
中医类		50	
病理学诊断类		10	
合计			
医疗服务价格调整减少的收入			
类别	2015年现行收费项目的年收入	调整标准（%）	减少的医疗收入（元）
影像类		–15	
实验室类		–10	
合计			

通过以上测算结果分析：

医疗服务价格调整后实际增加的收入：

增加的收入X元–减少的收入Y元=Z元

取消药品加成后减少的收入：R 元

由医疗服务价格调整弥补 60% 药品加成后的差：

$$R\text{ 元} \times 60\% - Z\text{ 元} = A\text{ 元}$$

由此得出：医疗服务价格调整能够弥补药品零差率后医院减少收入的 60%。

对于医疗服务价格改革，要建立以成本和收入结构变化为基础的价格动态调整机制，要使医疗服务价格真正体现医务人员的劳务价值，首先应测算出该项服务的真实成本，同时确定医务人员应享有的合理收入。但是医务人员的劳动成本难以测算，这和医疗行业的特点有关，每一名医生的劳动成本和价值都不一样，难有统一的标准，不同的病患之间情况各异，对医疗质量也很难做出标准化评价。因此，国际上医务人员薪酬体系一般是按高于社会平均工资的 3～5 倍来设计的，而我国医务人员薪酬仅高出 18%。

从国际经验来看，一所医院的收入应该 70% 来自于医疗服务收费，30% 来自于检查、药品等收费项目。而中国情况正好相反，药品收入间接弥补了服务收入的不足，收入结构不合理导致医务人员积极性不足。呼和浩特地区从 2016 年 4 月底开始调整价格，执行《2012 版收费标准》，对辖区内二级以上 24 家公立医院进行医疗服务价格调整监测工作，其中包括自治区直属医院 9 家，呼和浩特市直属医院 5 家，旗县区级医院 10 家，检测结果表明医院的收入结构仍未得到明显优化。2016 年 6～7 月全市药品占比 31.36%，耗材占比 12.24%，大型检查收入占比 11.48%，化验收入占比 11.38%，技术服务类收入占比 22.90%，同国际医疗服务收费 70% 占比相比有着很大的差距，医疗服务收费占比仍然偏低，但药品耗材总占比为 43.6%，距离三明市药品耗材 35% 的总占比仍有较大差距。《广东省城市公立医院综合改革的实施意见》明确，到 2017 年，试点城市公立医院药占比（不含中药饮片）总体降到 30% 以下；医用耗材收入占比二级医院控制在 5% 左右，三级医院控制在 10% 左右；百元医疗收入（不含药品收入）中消耗的医用耗材降到 20 元以下。技术服务类收入占比不高表明两个问题：第一个是价格调整不到位，我们的价格调整只要提到医务人员的技术价值、风险价值等无形的价值就不去考虑，不对人才投资，只要增加工资就不同意，只考虑设备、耗材等实物价值，只对设备投资。很多基层医院，检查设备一流，有的甚至没有拆封，但是没人会用，造成极大浪费，但是，如果提出给医务人员提高工资和待遇来吸引人才就会遇到极大阻力，这是一个理念的问题；第二个是药品医用耗材等的采购价格由于博弈能力大小的原因，单个医院没有能力打破供应厂家的垄断地位，尤其低级别医院与供应商的谈判能力非常弱，只要医院一提出降价，厂家就拿出断货相威胁，而从成本控制的角度出发，采购价格每下降5%，医院的利润就会大幅度增加。下面的数据更加能够显示该论点：2016年6~7月全市药占比31.36%，相比上年同期的35.35%，下降了4.00%。其中：市直属医院控制最好，由上年同期的35.28%下降到29.28%，下降幅度6.00%，并且符合公立医院改革低于30%的要求；旗县级医院下降幅度最小，仅仅下降1.95%，仍然保持在47.02%；自治区直属医院30.63%，相比上年同期的34.55%，下降了3.93%。耗材占比12.24%，相比上年同期的14.14%，仅仅下降1.89%，在新的收费标准大量包含材料的情况下，单独的材料收入比例仍然没有得到明显的控制。大型检查收入占比11.48%，相比上年同期的11.83%，仅仅下降0.35%；化验收入占比11.38%，相比上年同期的10.22%，上升了1.16%；该两类收入占医疗收入的比重在调价前后没有发生明显变化，在各个级别医院中没有明显的差别。技术服务类收入占比22.90%，相比上年同期的17.73%，上升5.17%。其中：自治区级直属医院22.25%，相比上年同期的16.66%，上升5.6%；市级直属医院29.36%，相比上年同期的28.76%，上升0.6%；旗县级医院20.53%，相比上年同期的14.98%，上升5.55%。在收费标准包含了材料成本的前提下，该类收入所占比重上升幅度略有增加，虽然表明医院收入结构优化的趋势初步形成，但也说明本次技术服务类价格调整不到位，没有体现出提高医务人员劳务价值的初衷，没有实现优化医院收入结构的改革要求，在控制药品和耗材消耗、降低大型检查检验收入的前提下，没有形成用价格调整来弥补医院药品加成取消后亏损的机制。旗县区属二级医院药品占比仍然居高不下，尽管全市医院的药占比从2015年6~7月的35.35%下降到2016年同期的31.36%，但是，旗县区属医院药品占比从48.97%下降到47.02%，仅仅下降1.95%，除去药品加成的因素，只增不降，医院收入的含金量更加不容乐观。

三、医疗服务项目价格最高限价的含义

最高限价的意思是不能超过这个价格，可以少，不能多。长期以来医院的院长们存在着一个误区，认为成本加上利润就应该是价格，即医院收多少钱，医保和患者就应该给多少钱，其实那是错误的。实际上，商品和服务的价格是由购买者决定，而不是由商品的出售者和服务的提供者决定的，购买者只关心自己的成本不关心别人的成本。价格制定的两种理论：①成本决定论：成本决定价格，成本＋合理利润＝价格；②需求决定论：价格－成本＝利润；实际上在市场中“合理的利润”不存在。当医疗服务中面临着医疗价格压力和医疗成本上升的挑战时，世界上任何一个国家为了应对不断上升的医疗成本，支付者（包括政府和个体支付者）常常采取的办法就是削减给

医院的报销额（也就是支付额），在这个医疗费用控制的过程中，支付者只改变对医院的支付额，而把降低医院成本的任务交给医院院长，因为削减价格而不去降低成本就会直接影响医院的利润，影响医院的生存和发展。另外，世界上任何一个国家都不可能让医疗费用无限增长，医保是代表政府和患者向医院购买服务，是团购，团购的价格就要比散客的低，这家医院如果不提供服务，其他医院提供，你们这家医院就无法生存。这种经济现象叫粉丝经济，谁拥有的粉丝多，谁就拥有对价格的话语权，如果是马云而不是医保来找医院谈价格，我拥有你95%的患者，如果你不接受我的价格，我就把患者送到其他医院治疗，再配合提供给医师多点执业的优惠政策，把医院的高水平医师吸引到其他医院。

在美国，医生和医疗机构的主要收入来源是医保支付，支付标准和支付方式由双方定期协商。其中：美国联邦医疗保险采用行政定价的方式，医生和医疗机构只能选择接受或不接受，若不接受，就不能接诊联邦医疗保险参保的患者，商业保险机构以联邦医疗保险支付标准为基准，与医生和医疗机构协商议价，也就是我们常说的建立谈判机制。

四、医疗机构自主定价

“十三五”医改规划提出放开特需医疗服务和其他市场竞争比较充分、个性化需求比较强的医疗服务价格，由医疗机构自主制定。医院如何定价，一定要按照成本定价吗？实际上，成本只是确定价格的一个条件，需求和患者体验才是确定价格的主要因素，成本再高有人买就是低成本，成本再低没人买就是高成本。这就需要我们开展积极的绩效考核，激发起医务人员的热情，为患者带来满意的就医体验，从而吸引更多的患者去医院就医。

发改委取消药品和医疗服务项目价格管制的假设：药品价格管制放开后，医药医院可以根据成本和市场自主定价，这对我们医院来说是一个巨大的挑战，几十年习惯了政府定价的医院如何与药品供应商进行谈判，如何把医院药品的进价降低，从而降低医院的药品成本。同时，偏远地区的小型医院因为用量少，路途远，运输成本高，导致药商要么不送货、要么高价卖的现象，反而增加了医院的药品成本。我们怎么应对。医疗服务项目价格管制取消后，如某地除检验和床位费、护理费外，其他的项目自主定价，医院对于开展的医疗服务项目如何收费，收高了，患者跑了，医保也不给付款；收低了，医院亏损，这也需要我们加强成本管理。

长期以来，我们一直在抱怨物价管理部门的定价低，但放手不管了，医院又不知道如何收费。实际上，物价部门一直是我们医院管理的遮羞布，没有了这块遮羞布，我们的问题就都暴露出来了，甚至连病种成本核算都离不开医疗服务项目，例如住院手术前一天不做检查项目，在成本核算时就没有成本。

五、社会资本进入医疗行业

2014年1月国家卫生计生委、国家中医药管理局出台了《关于加快发展社会力量办医的若干意见》，在政府兜底的前提下，会有大量的二级医院被民营资本收购。民营医院进入医疗行业对我们现有医院的威胁有两个。第一，抢占市场。新的民营医院和我们以往看到的不同，因为它的投资者不仅不依靠医院挣钱的，还要向医院投钱，这是由现代医院运营模式的改变造成的：三个业务两个赔钱，但一个赚钱就行。例如，一家上市公司准备购买一家医院三年需投资10个亿，拥有这家医院后可以实现设备垄断、药品垄断、耗材垄断、物业后勤垄断，可以到股市圈钱，他们暂时并不关注医疗如何挣钱，而是看到了供应链中的巨大利润。目前医疗市场的现状是公立医院因为患者源充足，医院收入很多，但是高成本；民营医院因为患者源不足，收入少，但是成本低。第二，抢夺人才。新的民营医院以高薪从公立医院挖人，怎样留住人才是一个关键，这些人才的待遇低了留不住，待遇高了这些公立医院的收入是否能够承担，这就需要我们进行成本核算。同时，政策是否允许，对我们来说都是一个难题。国务院办公厅《关于支持社会力量提供多层次多样化医疗服务的意见》（以下简称《意见》）提出，随着我国经济社会发展和人民生活水平提高，多样化、差异化、个性化健康需求持续增长，在切实落实政府责任、保障人民群众基本医疗卫生需求的基础上，要进一步激发医疗领域社会投资活力，调动社会办医积极性，支持社会力量提供多层次多样化医疗服务。力争到2020年，社会力量办医能力明显增强，医疗技术、服务品质、品牌美誉度显著提高，打造一大批有较强服务竞争力的社会办医疗机构，服务供给基本满足国内需求。《意见》明确了今后一个时期发展社会办医的主要任务和政策措施。一是支持社会办医拓展多层次多样化服务，鼓励发展全科医疗服务，加快发展专业化服务，全面发展中医药服务，有序发展前沿医疗服务，积极发展个性化就医服务，推动发展多业态融合服务，探索发展特色健康服务产业集聚区。二是进一步扩大市场开放，放宽市场准入，简化优化审批服务，促进投资与合作，提升对外开放水平。三是强化对社会办医的政策支持，加强人力资源保障，落实完善保险支持政策，推进医药新技术新产品应用，加强财税和投融资支持，合理加强用地保障。四是严格行业监管和行业自律，完善管理制度和标准，加强全行业监管，提高诚信经营水平。《意见》要求，各地区各有关部门要充分认识支持社会力量提供多层次多样化医疗服务的重要意义，加强组织领导、督查调研和探索创新，明确任务分工和时限要求，切实打通政策落实“最后一公里”，不断丰富完善促进社会办医发展的政策措施。

当我们用“SWOT”分析出现有医院的竞争优势和发展机遇时；当我们用“五力模型”分析出医院的进入壁垒高并且转换成本巨大，潜在进入者形成的对医疗行业内现有医院构成威胁很小时；当我们还沉浸在没有来自医疗行业外的巨大竞争威胁时；“狼”真的来了。那些跨界的，从来不是专业的创新者迅猛的从一个领域进入另一个领域，这些跨界的竞争者正以前所未有的态势，以新的运营模式进入医疗行业，这些跨界竞争是最彻底的竞争，在我们赖以生存的主营业务中免费治疗或者远远低于成本收费，因为他根本不靠这个挣钱和生存，或者只是利用医院这个平台销售药品、耗材或医疗设备等，或者依托医院开展多种运营，或者只是为医院充足的现金流，或者只是在炒作一个概念，为医院的包装上市做准备。世上一切皆有可能，所以，我们要居安思危。管理学大师彼得·德鲁克说过：不能够及时变革的企业将不可避免的衰退老化，在当今这个纷繁复杂、竞争激烈、富有冒险精神的年代，这种衰退必将加速。这句话对于医院和我们个人同样有效，所以，医院要与时俱进的开展绩效考核。

六、医师多点执业

国家卫计委颁布的《关于印发推进和规范医师多点执业的若干意见的通知》无需第一职业点“书面同意”，同时，在第一执业点工作时间和工作量未达到全职医师要求的，不能领取全职薪酬。2014 年 8 月 1 日，北京实施新的《北京市医生多点执业管理办法》，最大突破是申请多点执业的医生从过去要取得书面同意，改为向第一执业地点所在医疗机构报告即可，本市医师多点执业地点将不再限制于 2～3 个医疗机构，医疗机构法人和主要负责人多点执业也不再被禁。这对于医院院长和财务人员是一个非常大的难题：如何确定全职医师的工作时间、工作量、全职薪酬，未达到全职医师要求的人员绩效如何考核，他们的工作效率如何考核，同事之间是否容忍以及他们之间的绩效如何分配和平衡等。第一，目前过渡性多点执业：这边医院花钱养着医师，承担着培训成本和风险成本，那边医生出去执业了，责权利不对等。第二，以后真正的多点执业：兼职制度，也就是部分时间工作制度。比如，一位医生在公立医院签约为每周工作两天，另外三天去办诊所，或到民营医院执业，这是完全可以的。但是要在合同中约定相应的责权利，既然你在我这里工作两天，我只能给你这两天的薪酬待遇和承担相应的责任，其他的几天跟我无关，这又需要通过成本核算来确定。但是，对于医生来说，平台非常重要，例如，美国一位医师在公立医院每周执业两天不挣钱，去私立医院执业三天挣的钱比私立医院的全职医师挣得钱要多。

七、医保支付支付方式的改革

第一，国家财政补贴。过去这些年医院快速扩张得益于财政对医院的补助力度非常大，国家财政加大了对医疗保障方面的补贴，分为明补和暗补，明补是对医院的直接补助，暗补一是通过增加对医保基金的补助，由医保部门代表患者购买医疗服务，通过医保基金支付给医院，从而增加医院收入，并且在医保费用支付过程中对医院的医疗行为进行约束，倒逼医院加强成本控制，降低医疗费用。医保有这个管理职能，这是国家赋予的。近些年财政增加的补贴大部分是对医保基金的补贴，所以，我们医院看到的不明显。二是免税。国家税收政策规定非营利性医院免交营业税和所得税等，但是同时规定超过医疗服务项目收费标准的不免税。依据目前的经济形势，医院争取更大明补的可能性正在逐渐减少。再结合医保资金支出增速大于收入资金，今后的相当长的一段时间内，医院的开源能力将大幅度降低，医院规模高速扩张的时代已经结束，只能从节流方面做文章，节流就是成本控制。如何进行成本控制，就要充分运用科学的绩效考核作为管理手段。第二，这些年医院的发展得益于医保政策，没有医疗保险的全覆盖，就没有这些年医院的快速发展。2000 年医保支出只占到医疗机构收入的 3%～4%。近年来随着各项基本医疗保障制度的推进，这一比例明显提高，2005 年达到 24.3%，2009 年提高到 36.7%。随着我国基本医疗保障制度的日益完善，医保付费占医疗机构收入的比例逐步提高。2013 年全国医保总支出将占到医疗机构总收入的 50% 以上，2013 年城市医院、县医院医疗保险结算资金占医疗收入比重分别是 39.4%、50%。截至 2016 年年底我国医保覆盖率已经达到 95% 以上，医保绑架医院的年代已经到来。第三，医保基金面临的压力。社保基金：人社部《人力资源和社会保障事业发展统计公报》，城镇基本医疗保险基金 2013 年总收入 8248 亿元，支出 6801 亿元，分别比上年增长 18.9% 和 22.7%，2014 全年总收入 9687 亿元，支出 8134 亿元，分别比上年增长 17.4% 和 19.6%。支出的增长幅度大于收入增长率，2015 年全年城镇基本医疗保险基金总收入 11193 亿元，支出 9312 亿元，分别比上年增长 15.5% 和 14.5%。自 2013 年开始的医保基金支出增幅大于收入增幅，在 2015 年这种趋势得到扭转。专家认为，医改的推进和基金管理的进步是主要原因，但长期来看，医保基金支出仍然存在快速上涨的压力，医改难题不是某个国家的特产，中国作为发展中经济体，已经实行了全民医保，但快速增长的医疗费用侵蚀了全民医保本应有的保障水平，很多统筹地区医保基金濒临穿底边缘，同时给财政和城乡居民带来沉重的负担。医疗保险对医院费用的控制将越来越严格，医院的严冬还未到来；即使是美国从 20 世纪 90 年代后管理式医疗兴起，保险日趋介入医疗服务过程，控制成本、考核绩效，以迫使医疗机构在保证质量的前提下控制费用。所以，医疗费用的控制一定要纳入到绩效考核方案中。第四，医保支付方式改革。改革医保支付方式，把按项目付费改成按人头、按病种付费，甚至按照国际上更精细的按病组付费，能够引导医院控制成本，调整支出结构。在收支总额不变或相对合理增长情况下，调整医院支出结构，体现医务人员劳务价值，激励医务人员提高技术水平和服务质量，控制医疗费用增长，也不会增加社会负担。

八、医保是下阶段医改的核心与指挥棒

2009 年以来新一轮中国医疗体制改革取得了巨大的成绩，这个成绩主要是迅速建立了一个全民医保体系，覆盖了全国 95% 以上的人口，提高了全民的医疗福利，特别是城镇和农村居民的医疗福利。这个举世瞩目的成就得到了充分的肯定。近两年来，中国的医改围绕着医院进行，没有充分发挥医保定价和支付的指挥棒作用，遇到了很大的阻力和困难。经验证明，医保是下阶段中国医改的核心，倒逼医院和医药体制的改革。目前，中国的医改进入深水区，遇到了种种争论和重重障碍，主要是围绕公立医院的改革，包括公立医院的趋利性、优质医疗资源的过度集中和地区分布不均、公立医院的规模、公立医院的人才和市场垄断、药品和耗材的定价、药品和耗材流通中的腐败、过度医疗、三级诊疗的难以推动等问题。这些难题的根源还是在一个“利”字，也就是说这些痼疾背后有着深厚的利益背景和长期形成的利益链条。如果不分析、不改变、不打破旧的不合理利益格局、利益链条和利益驱动，只发布行政指令、进行医德党纪教育、建立各种条条框框、设置各种行政手续，甚至是采取纪检法律手段，是不可能解决这些痼疾，也很难有实质性改善的。

传统的医保理念，医疗是医院的职责，医保仅仅是一个事后的被动的补偿（报销）机制，对医疗的医院、医疗的模式、医疗的质量、医疗的恰当性、医疗的效果、医疗成本的合理性，医保是不管的。医保管理机构只考虑一点，就是医保不能超支，最好还有结余。至于医保基金使用对医疗行为和就医行为本身的导向作用，他们是不管的。这种理念没有认识到医保支付体系实际上是整个医疗体制的核心机制，是所有医疗行为和就医行为的指挥棒。这根指挥棒的作用没有被充分认识，没有合理使用，才导致了目前的种种医疗问题。要想建立医疗体制内部新的更合理的利益格局、利益

链条、利益驱动，就要在医保支付上动脑筋，充分挖掘医保这根指挥棒的作用，通过不断地改革和完善医保支付体制来更有效地管理医疗，使医疗更安全，更恰当、更有效、成本更低，同时还要促进国民的健康水平。

要建立综合、立体地考核体系，促进三医联动，促进医保和卫生系统加强协作，促进医改走出深水区，达到合理发展和国家、社会、国民共同得益的目标。商业医疗保险要在政府医保职能转换的过程中充分起到辅助作用，促进中国商业医疗保险的发展。政府对各地医保管理机构的考核应该加上对该地长期人口健康状况的改善、医疗质量的提高、医疗资源分布的合理性等指标，而不应该仅仅从收支控费上进行考核。

医保的支付体系改革可以倒逼医院的改革，实现控制过度医疗、浪费医疗、高价医疗的突破，同时也达到了更有效地控费的目的。这就要求医保管理机构不能仅仅是被动的报销补偿机构，而是积极地主动地深入到医院日常的管理、医疗成本的核算、医疗风险的精算、医疗质量的评估中去，极大地提高医保管理的医学专业性和精算专业性。门诊治疗和住院治疗都可以按风险调整的单病种或疾病组打包支付的方式，让医院承担包括药品和耗材在内的所有成本。要做到这点，医保管理机构必须有医疗支付定价权，而不仅仅是改变支付方式，这个定价必须是在大数据的精算分析和临床医学专业知识基础上，根据市场的合理成本核算制定出来的，是医保管理机构最核心的职能。有了定价权，①医保可以在支付中奖励医疗质量高的医院，对低死亡率、低并发症率、低感染率的医院给予比其他医院高的定价支付；②可以适当提高社区医疗机构的支付定价，这样社区机构和医生都可以有更高的收入，吸引更多优秀的医生更多的到基层工作，促进分级诊疗的形成；③可以通过更高级别的统筹，在支付定价上向医疗资源缺乏的地区倾斜，鼓励优质医疗资源向那些地区流动或者延伸；④可以向门诊治疗倾斜，减低医院压床率，缓解看病难的问题。现代医疗的发展趋势是微创化和治疗门诊化，减少不必要的住院。目前的住院治疗支付比例高于门诊支付比例的现象是有违医学发展规律的，造成了医疗资源的浪费；⑤可以根据当地人口的健康状况，为长期健康维护、疾病预防和慢病管理拨出一定比例的支出，对当地健康维护和慢性病管理做得好的机构，进行大幅度的奖励。健康维护、疾病预防和慢性病管理是长期提高国民健康水平的重要工作，也是医保长期控费的有效手段。

九、公立医院面临的运营困难

第一，医疗纠纷法律风险与费用控制的矛盾。一方面，医改政策要求次均门急诊费用、人均住院费用的增长率均要低于改革前，并纳入对医院的绩效考核中，力争到

2017年年底，全国医疗费用增长幅度降到10%以下；另一方面，最高人民法院《关于民事诉讼证据的若干规定》（以下简称《若干规定》）第四条第八项规定："因医疗行为引起的侵权诉讼，由医疗机构就医疗行为与损害结果之间不存在因果关系及不存在过错承担举证责任。"明确规定了医疗侵权纠纷中举证责任倒置的范围，就是医疗机构对在医疗活动中不存在过错以及医疗机构的医疗行为与损害后果之间不存在因果关系承担举证责任。这就导致了医生出于对责任的畏惧，为了防止异常情况的出现，不敢轻易确诊，为了自保，只能进行各种检查以保留证据从而增加患者的费用，因为打官司时没有人承认医生的职业判断。

第二，医院收入增速下降与成本快速上升的矛盾，见表10-2。

表10-2　医院收入成本分析

医疗成本/医疗收入		
2013年	2014年	2015年
100.78%	101.10%	104.69%

通过以上对内蒙古自治区40家成本监测点医院的数据分析，连续3年百元医疗收入成本都大于100元，支出大于收入，并且显示出明显的上升趋势。由于医疗服务的新规定、新要求，养老制度并轨等原因，公立医院的人力成本大大增加；同时，由于要改善患者的就医条件，也加大了医院的物资成本；甚至于税制改革——营改增也间接增加医院税务成本。

第三，医院收入结构分析与药品耗材采购问题，见表10-3。

表10-3　医院收入结构分析

年度	药品耗材占比（%）	医疗收入占比（%）	合计（%）
2014	51.46	48.54	100
2015	52.03	47.97	100

通过以上对内蒙古自治区40家成本监测点医院的数据分析，药品耗材占比都超过了50%，医院收入的含金量不高，可支配收入很少。同时，高值耗材医保材料库与阳光平台不统一，有的材料阳光平台允许使用，但是医保不允许收费；或者阳光平台已经进行了更新，但是医保数据库没有进行同步更新，造成患者已经使用，但是医保不允许收费，由医院承担。

第四，医保的粗犷式管理与医保资金的不足。一般来讲，基本医疗报销比例70%比较合适，高于70%会刺激过度医疗，我们的医保对患者的承诺太高，给医院要求太苛刻。我国的医疗保险政策规定报销时不同的医保、不同的身份报销比例不同，新加坡是一个实行精细化制度管理的国家，处处体现着作业成本核算法的原理，新加坡的医保政策是谁享受的待遇高，国家给的补贴就少，谁个人负担的成本就高，充分体现了“谁受益、谁承担”的全成本核算的受益原则；

案例1，新加坡医疗保障体系，就是以病房等级为作业单位，以住院津贴为待分摊成本的成本管理过程。该制度规定：

A级病房1~2人，无津贴；

B1级病房3~4人，津贴20%；

B2级病房5~6人，津贴65%；

C级病房8人或以上，津贴80%。

同时，医保的管理部门太多、政策和管理办法不同，以呼和浩特地区为例有内蒙医保、呼和浩特市城镇职工医保、城镇居民医保、新农合、铁路医保，检查繁多，增加了医院的成本，分散了医务人员的精力、医疗专家变成了医保专家，而没时间去研究医学，医疗是医院的核心，没有医疗就没有医保了；医保支付方式的不合理，总额控费，实行双控，医院不同于其他部门，患者来就诊了医院不能推诿患者，造成看病的患者越多医院越赔钱，抢救的危重患者越多越赔钱。

第五，对医疗人才的重视程度不够。我们医疗改革中提到的提高基层医院医务人员的待遇不仅仅是经济待遇，虽然有些边远地区医务人员的经济待遇高于较发达地区，但是，对优秀人才的吸引力却不如后者，证明人才所追求的除了经济因素外，还有子女教育、个人发展、职业上升和精神生活等其他方面的需求，这是一个系统性的工程，值得改革的顶层设计者考虑，不是卫生主管部门、医院院长、财务人员做一个绩效考核方案能够解决的。

“十三五”医改规划的基本原则：坚持保基本、强基层、建机制。建立分级诊疗制度，推动医疗卫生工作重心下移、医疗卫生资源下沉，提升基层医疗卫生的职业吸引力和服务能力，基层医院留不住人才，公立医院改革中提到的分级诊疗就无法实现。因为我们不能强迫患者到基层医院看病，只能提高基层医院的医疗水平，吸引患者。

第二节 绩效考核的经费来源

一、原渠道解决

公立医院改革提出要提高医务人员待遇，这是令人振奋的。但是，钱从哪里来，没有人说，因为财政部和人力资源管理部并没有承诺出钱也没有出台相关的政策。人力资源社会保障部等四部门《关于开展公立医院薪酬制度改革试点工作的指导意见》明确规定：公立医院薪酬制度改革试点工作所需经费，通过原渠道解决；要完善公立医院收入中可用于工作人员收入分配的资金管理政策。归根到底，以前钱是由医院自己解决的，现在和将来还是要医院自己解决。但是，《"十三五"深化医药卫生体制改革规划》国务院办公厅《关于全面推开县级公立医院综合改革的实施意见》国务院办公厅《关于城市公立医院综合改革试点的指导意见》《加强医疗卫生行风建设"九不准"》都明确规定：不准将医疗卫生人员个人收入与药品和医学检查收入挂钩、不准开单提成。要严格控制医疗费用的快速增长，将总费用的增长幅度控制在10%之内，门诊次均费用和住院人均费用控制在合理范围内，这就要求我们医院只能用省出来的钱提高医务人员的待遇。

二、如何省钱

控制成本，主要是控制可变成本。什么是可变成本呢，约束理论（即TOC）认为原材料是唯一的可变成本，放在我们医院，药品和材料就是原材料，就是可变成本。公立医院改革提出：力争到2017年试点城市公立医院百元医疗收入（不含药品收入）中消耗的医用耗材降到20元以下，药占比（不含中药饮片）总体下降到30%左右。《关于全面推开公立医院综合改革工作的通知》取消了"力争"二字，要求2017年内必须实现。文件规定降低药品占比和材料占比，就是控制可变成本，就是控制原材料。2016年内蒙古自治区40家成本监测点医院药品耗材占比基本保持为52%，如果下降到35%，就下降17个百分点，假如我们医院每年二十个亿的收入，就增加3.4亿元的利润，如果拿出2亿元给大家发绩效奖励，4000人的医院人均年收入增加近5万元，这就是公立医院改革提出的调结构、腾空间、腾笼换鸟。

国家发展改革委11月10日公布《关于全面深化价格机制改革的意见》，对未来三年价格改革进行了系统谋划和全面部署。意见中提出要"巩固取消药品加成成果，进一步取消医用耗材加成，优化调整医疗服务价格"。加快新增医疗服务价格项目受理审核，促进医疗新技术研发应用；扩大按病种、按服务单元收费范围和数量。医用耗材包括心脏支架、人工膝关节、手术用纱布、手术缝线、牙材料等。目前各地医用耗材加成基本在5%～10%。我国已全面取消公立医院“药品加成”。专家指出，进一步取消医用耗材加成，有利于提高医疗服务质量，满足人民要求。站在政府和相关部门的角度看取消药品和耗材加成，可以深化推进医改，满足人民要求。但反过来，站在医院的角度来看，在药品加成先行取消的基础之上，耗材加成取消，会使公立医院的亏损可能和亏损程度进一步加大，这对医院来说不啻于雪上加霜。

三、绩效考核的原则

成本效益原则，绩效考核最重要的是成本核算，一方面是以成本核算为中心和基础，另一方面是绩效考核本身也要考虑成本，不能把大量的人力、物力、时间成本放在绩效考核中而忽略医院管理，绩效考核不能太复杂了。在此背景下，需要构建一套由成本核算模式支撑的医院绩效考核体系，既能为绩效考核提供数据支持，又能以绩效考核为助推器，推动医院的精细化管理。

四、质量管理体系与绩效考核体系

《论语》有句话：“德主刑辅”，中国古代哲学中儒家思想重激励，法家思想重惩罚，中国几千年的国家治理都是儒家思想为主、法家思想为辅，王道霸道并存，王道为主。现在各家医院都在做质量管理，大家误以为这就是绩效考核，实际上质量管理与绩效考核的既有联系又有不同。质量管理体系是约束型机制，绩效考核体系是激励型与约束型机制，绩效考核是激励，是引导大家做某事，而不是靠罚款来约束大家不做某件事，罚款多了，就会影响大家的工作积极性，容易使大家产生抵触情绪。我们做绩效要坚持常常在激励、偶尔去惩罚，是变减法为加法，变惩罚为激励，同一件事你做到了就加分，而不是你做不到就减分，效果明显不一样，是机会成本的选择。例如，药占比这个考核指标的权重定为10分，目标值定为30%，假如实际值是31%就减1分得9分，实际值是29%就加1分得11分，你选择了31%的药占比，你就失去了29%药占比得11分的机会成本。但是减少惩罚不代表不惩罚，从心理学的角度讲，人对痛苦的记忆时间长于幸福。我们经常会听到医务人员说，我的药占比、病案合格率不达标就罚款，达标了就没人管了，这是由于质量考核的约束性决定的，就像你迟到了、早退了就罚款，早到了、加班了就没人管理一样的。

第三节　公立医院绩效考核的内涵

一、绩效考核的主要目标

建立健全的公立医疗卫生机构绩效评价机制，指导公立医疗卫生机构完善对工作人员的绩效评价，规范各级各类公立医疗卫生机构绩效评价工作，推动医疗卫生机构改进服务质量，落实分级诊疗，规范服务行为，加强标准化、专业化和精细化管理，维护公益性、调动积极性、保障可持续，向群众提供安全、有效、方便、价廉的医疗卫生服务。

二、建立绩效评价机制的基本原则

第一，坚持公益导向、维护健康。坚持共享发展，着眼公众健康，通过加强和完善绩效评价，推动落实公立医疗卫生机构的公益性质，提高医疗卫生服务能力和质量，促进人人享有基本医疗卫生服务。第二，坚持转变职能、简政放权。创新政府治理方式，注重放管结合，鼓励社会多方参与，充分发挥第三方评价作用。评价结果信息公开透明，确保评价的公信力。第三，坚持综合系统、分类分级。建立综合的绩效评价体系，明确评价标准，规范评价程序，强化信息技术支撑。按照管理层级和机构类型分级分类实施医疗卫生机构绩效评价，对负责人、职工分别实施人员绩效评价。第四，坚持激励约束、注重实效。医疗卫生机构和人员的绩效评价结果与政府投入、管理调控及人员职业发展等相挂钩，采取综合措施，奖优罚劣，拉开差距，有效促进绩效持续改进，为建立现代医院管理制度和符合医疗行业特点的人事薪酬制度创造条件。

三、绩效评价主体

各级卫生计生行政部门、中医药管理部门医院或会同有关部门医院对所属公立医疗卫生机构开展绩效评价；按照干部人事管理权限，各级卫生计生行政部门、中医药管理部门或有关部门医院实施公立医疗卫生机构负责人绩效评价；开展县级公立医院综合改革和城市公立医院综合改革试点地区可由公立医院管理委员会等政府办医机构与院长签订绩效管理合同，根据合同约定实施绩效评价；公立医疗卫生机构负责医院对职工的绩效评价。鼓励各地采取切实措施，充分发挥专业机构、行业协会等第三方机构在绩效评价中的作用，特别是首选委托第三方进行满意度评价，在绩效评价过程中注重吸纳社会公众、患者代表等参与。

四、政府对医院的绩效考核

①由政府相关部门进行考核，分为对医院和对院长的考核。②国家卫生计生委、人力资源社会保障部、财政部、国家中医药管理局联合印发《关于加强公立医疗卫生机构绩效评价的指导意见》(以下简称《意见》)，要求规范各级各类公立医疗卫生机构绩效评价工作，推动落实公立医疗卫生机构的公益性质，提高医疗卫生服务能力和质量。将医院的公益性、基本医疗、医院管理、公共服务、运行效率、社会满意度等作为重要指标，制定绩效考核办法和建立考核指标体系。③《意见》强调，建立严格的医院绩效考核制度，将医疗卫生机构和人员的绩效评价结果与财政补助力度、医院总体工资水平和院长任免、医保支付、管理调控及人员职业发展等相挂钩，奖优罚劣、医疗卫生机构等级评审等挂钩，拉开差距。④将绩效评价结果向同级政府报告，将绩效评价结果、程序等以适当方式向社会公开。⑤绩效评价指标应当体现落实公立医疗卫生机构公益性质、维护公众健康的要求，反映服务和管理过程，注重服务结果，突出目标管理和全面质量管理。⑥具体指标选取应当坚持突出重点、客观稳定、易于获取、科学灵敏、定性定量相结合，建立动态调整机制。

五、医院内部的绩效考核

绩效评价应当涵盖社会效益、服务提供、综合管理、可持续发展等内容，负责人绩效评价还应包括职工满意度内容。建立起以成本控制、医疗费用控制、医疗服务质量和效率、医德医风、患者满意度等为主要考核指标的绩效考核方案，实行量化考核。

六、科室内部的绩效考核

各科室考核到个人，将工作目标分解细化到岗、到人的情况。人员绩效评价应当作为人员考核的重要内容，纳入平时考核、年度考核和聘期考核，突出岗位工作量、服务质量、行为规范、技术难度、风险程度和服务对象满意度等内容。

七、公立医院绩效评价指标

第一，社会效益指标。重点评价公众满意、政府指令性任务落实、费用控制、与基本医保范围相适应、病种结构合理等情况。其中，政府指令性任务落实包括承担公共卫生、突发事件卫生应急和医疗救治、支农支边、对口支援、援外、医学人才培养、国防卫生动员、惠民等公益性任务和社会责任的情况。第二，医疗服务提供指标。重点评价医疗服务质量和安全、医疗服务便捷和适宜等情况，以促进医疗机构合理、规范诊疗。第三，综合管理指标。重点评价人力效率、床位效率、成本效率、固定资产使用效率、预算管理、财务风险管控、医疗收入结构、支出结构、节能降耗以及党建工作和行风建设等规范化管理情况。第四，可持续发展指标。重点评价人才队伍建设、临床专科发展、教学、科研等情况。

八、公立医院绩效评价标准

绩效评价工作以标准化管理为方向和基础，绩效评价标准是衡量绩效评价指标、反映业绩优劣的基准和尺度，其标准值可以参考医院评审标准、重点专科评审标准、医疗服务能力标准、医疗质量安全标准、临床诊治指南、基本公共卫生服务规范、重大疾病防治工作规范、重大公共卫生服务项目实施方案、卫生应急管理工作规范等方面的规范性文件和卫生标准。绩效评价标准应当符合绩效评价指标的特点，遵循医疗卫生工作规律，充分考虑地域社会经济发展差异，既要反映医疗卫生机构间的横向比较，又要反映同一机构自身变化的纵向比较。

第四节　公立医院绩效考核的意义

建立公立医疗卫生机构绩效评价体系的重要意义在于，借助绩效评价这只“无形之手”，来引导各级各类机构把社会效益摆在第一位，通过改进服务质量，规范服务行为，实行标准化、专业化和精细化的内部管理，为群众提供安全、有效、方便、价廉的医疗卫生服务。

一、突出公立医院的公益性

国家层面将进一步加强对各地实施绩效评价工作的监督指导，医院专家不断完善绩效评价指标体系。地方要在《意见》明确的指标体系基础上进行“二次创作”，细化、量化指标权重、标准、分值等操作性内容，突出公立医疗卫生机构的公益性质，加大社会效益、满意度、服务提供的方面的指标权重，突出对临床路径实施、单病种质量控制等方面指标的评价。开展绩效评价是一项枢纽工程。只有将宏观政策目标转化为微观考核指标，改革接力棒才会层层向下传递，最终让医改目标、医院发展方向以及医生行为规范相互对接、上下贯通，而不是彼此脱节，这样改革政策才能真正落地。公立医疗机构自发地开展内部绩效评价，由于缺乏系统的评价体系，往往做得不深不透，水平参差不齐，尤其是社会效益、精细化管理及员工个人成长等指标很少纳入考核范围。而《意见》已经明确要从社会效益、服务提供、综合管理和可持续发展等多层面、多角度对医疗卫生机构综合绩效进行分析和评价，今后各类机构都要按照这一框架和标准医院实施绩效评价工作，使得绩效具有可比性，绩效的标杆作用才能发挥出来。医疗卫生机构要适应绩效评价新常态，变被动接受考核为主动开展绩效管理，改变过去那种每家医院都在给员工发放绩效工资，却很少有机构开展真正意义上的绩效管理的局面。要真正扭转公立医院的逐利机制和医务人员不合理的医疗行为，提高医疗卫生机构的服务效率和服务水平，单靠一些碎片化的规章制度是远远不够的，必须研究和实施系统的绩效管理。

二、绩效评价结果的有效应用

《意见》的一大亮点是绩效评价结果应用，该《意见》由四部委联合发文，这意味着各部门对考核标准和结果的互相认同、互相作用，避免了对公立医疗卫生机构的重复评价，并将考核结果和财政补助、医保支付、薪酬总量、等级评审等同时挂钩，让绩效评价真正成了一把“硬标尺”。绩效考核结果的应用是最后一个环节，也是最关键的环节，对照考核评价标准兑现奖惩，该赏的赏、该罚的罚，几个周期坚持下来，不仅会对相关单位的管理水平提升有很大促进，公立医疗卫生机构发展也将逐步走上良性轨道。

让考核评价结果与奖惩挂钩，其前提必须是确保结果真实可信、含金量高，文件提出创新政府治理方式，强调要充分发挥第三方评价作用，鼓励社会多方参与，提升评价的客观公正性。引入第三方评价机制不仅能够确保评价结果的公信力，还有助于从全行业的视角、用专业化的服务完成评价方案设计，最大限度避免当局者迷的问题，兼顾各方诉求，尤其可以充分考虑“缺席代表——患者的利益”。《意见》提出的“鼓励将绩效评价结果向社会公开”，从而让评价工作对医疗卫生机构起到更大的激励约束作用，改变了过去停留在自己知道结果、不让家丑外扬、也不树立标杆的做法，尽可能的减少使考核评价激励作用打折扣的现象。

三、提高机构和医务人员对绩效评价意义的认识

此次出台的《意见》不仅从宏观方面给出了绩效评价的原则、指标和程序，还进一步明确了公立医院的重点评价指标，提出试行绩效评价指标体系的一级指标、二级指标和三级参考指标，并对指标进行了详细阐述，更具操作性，让医疗卫生机构实施

内部绩效管理更加有的放矢。要想提高医疗卫生机构和医务人员对绩效评价意义的认识，增强医疗卫生机构参与绩效评价工作的内部动力至关重要，因此，要引导各类机构健全内部绩效评价机制，动员所有人参与，将绩效管理责任落实到具体岗位，营造寻找差距、持续改进、追求高绩效目标的文化氛围。

第五节　公立医院绩效考核特点

一、考核的持续性

绩效考核只有进行时，没有完成时；考核方案一经制定，只有开始，没有结束，绩效考核永远在路上。绩效考核方案的制定及实施需要慢慢磨合，在磨合中不同的利益相关者之间作出妥协，院方与科室、行政与医疗、临床与医技、医生与护士等相互做出妥协，张维迎先生说：“妥协就是创新”。所以创新不仅仅是技术创新，还包括制度创新和流程创新，最重要的是理念创新。

二、考核的时间性

不同时期的绩效考核应当有不同的考核指标和计算方法，世界上的事没有永恒的，要想永远保持绩效考核方案的不变，是不可能的。

三、考核的层次性

设计绩效考核方案时，要考虑到医院、科室、个人三个层次的考核结果和经济收入，要平衡各个方面的利益。

四、考核的总量性

绩效奖励的发放要与医院的总收入挂钩，实行总量控制，医院没有挣到可支配的收入就没办法发绩效。

五、考核的差异性

由于具体情况、内外部条件、战略规划、学科建设、发展重点等不同，任何一种先进的绩效考核模式都不可能适应所有的医院、医院发展的所有阶段和所有的医护人员群体。

六、指标的明确性

绩效考核指标一定要明确、独立，不怕考核没有指标，怕的是考核指标不明确，指标之间没有逻辑关系，简捷化的目的不是为了考核不到，而是为了要让每一个被考核人员知道考核的目的，要让每一个被考核人员知道他完成这个指标能得到多少好处，能获得多大利益，否则不能有效地起到引导医护人员努力工作的作用，不能让老实人吃亏。

七、指标的可控性

绩效考核指标按照医务人员是否可控分为可控指标和不可控指标，只有医护人员能够控制这些指标，能够通过自身的努力完成这些指标，才能真正起到绩效考核的作用，所以，要剔除那些不可控制指标。

八、指标的针对性

绩效考核指标既有量化指标，又有定性指标，既包括医疗服务的数量，又包括医疗服务的质量，都必须针对医院管理的某一个目的制定，要让被考核者知道这个考核指标的目的是要解决什么问题。

九、指标的财务性

绩效考核中既有财务指标，又有非财务指标；既有质量管理指标，又有成本核算的指标，把医院内部控制的实施体现在绩效考核中。

第六节　公立医院绩效考核影响因素

一、绩效考核八要素

绩效考核指标的设定要从以下八个方面考虑：成本控制、医疗费用控制、岗位工作量、工作难易度、服务质量、医德医风、患者满意度、临床科研产出与教学质量。按照公立医院改革的要求，基层医院不用考核最后一个方面的指标。

二、适应医院发展要求

绩效考核方案的设计和每一个考核指标的选择、考核指标的目标值、权重，以及计算方法都必须要配合医院的发展目标和要求。

三、保持医院和谐稳定

绩效考核实施后要保持医院的稳定和谐，使绝大多数员工享受到绩效考核的红利，基本上保持只升不降的状态，尽量不做减法，只做加法，这样得罪的人少了，反对的人少了，遇到的阻力就会减少，绩效考核才能比较顺利的执行。

四、考核操作简单、实用

简洁是哲学的最高境界，《道德经》里讲“万物有理、大道至简”，在《易经》里简易也是最高的原则，宇宙间无论如何奥妙的事物，当我们的智慧够了，了解它以后，就变成为平凡而且简单，契诃夫也说过简洁是天才的妹妹。一方面绩效考核的方法不宜复杂，要简单，使员工容易理解；另一方面考核指标不宜过多，使考核人员便于考核，一般情况下 25～30 个指标即可。绩效考核方案中一个指标就是一个考核重点，有多少指标就有多少个重点，指标越多重点越多，重点太多就等于没有重点。因为，我们如果能够好好地解决其中的一个指标就已经不错了。

古人云：欲多则心散，心散则智衰，智衰则思不达。就是说：目标多了就无法集中精力，集中不起精力就不能全力以赴的做事，不能全力以赴就完成不了目标。古语云：大行不顾细谨，大礼不辞小让。有些事情大体知情就行了，小的细节随机酌定即可。因为精细化不是复杂化，是把复杂的事情简单化，不是把简单的事情复杂化，我们需要透过事物复杂的外表，抓住其本质并予以简化。正如高德拉特博士认为的那样：“复杂的解决办法是行不通的，问题愈复杂，解决办法愈是要简单。”TOC 提供一套基于系统方式的整体流程与规则，去挖掘复杂系统固有的简单性，它最大的特点和威力是简单、直接、容易明白和接受，甚至简单到被业界专家誉为一种“常识管理”的方法。

五、局部整体利益兼顾

TOC 理论要求建立的是局部利益和整体利益兼顾、需要简化的绩效体系，该理论认为固有的简单性是事物的内在属性，对于绩效评价来讲，过于复杂的评价体系其实对于实现医院目标起不到多大的作用，因为指标过多看似全面，其实是给更多的人以追求局部利益的机会。

六、绩效考核对医院管理的作用

医院管理层可以充分利用绩效考核对医院管理的指挥棒作用，调整医院的架构，调动每一位员工的工作积极性，实现奖勤罚懒的效果。例如，某县级医院某科室有两位年长医师，但是工作不积极，不努力，不值夜班，不出门诊，不收治患者，不做手术。由于该县只有一家综合医院有该科室，所以社会影响不太好，同时，这两名医生又不服从绩效考核，影响到病房的护理工作。医院为了扭转这种局面，招聘并培养了两名年轻的研究生，送到一家非常著名的三甲医院学习，眼看学习结束就要回到医院，又怕受到两位年长医师的影响，不知怎样处理。经过研究，医院把该科室分为三个互不隶属的核算单元：两名年长医师为 1 科，两名年轻医师为 2 科，护士是病房。患者的门诊费用、医生的诊断治疗以及各项检查费用分别归 1 科和 2 科，患者住院期间的床位费、护理费、打针输液费、输氧输血费等归病房，按照成本核算的“配比原则”，其成本也由三者分别承担，即使年长医生的绩效保持现有水平，又给年轻医生设计了鼓励成长的绩效考核方案，经过一段时间的执行，年轻医生的科室得到了快速发展，另一个科室由于长时间没有提高而被边缘化了。见表 10–4 和表 10–5。

表 10–4　　××病房绩效考核方案

××科	目标值	实际值	权重	考核部门
每百元医疗收入成本				
平均住院日				
床位使用率				
床位周转次数				
出院患者数				
平均护理量				
耗材占比				
临床路径入组率				
临床路径完成率				
病案合格率				
门诊病历（门诊手册）合格率				
患者投诉率				
患者满意度				

表 10-5 医生绩效考核方案

考核指标	目标值	实际值	权重	考核部门
每百元医疗收入成本				
门诊量				
会诊人次				
出院患者数				
药占比				
临床路径入组率				
临床路径完成率				
病案合格率				
门诊病历（门诊手册）合格率				
患者投诉率				
患者满意度				

第七节 公立医院绩效考核的误区

一、考核方案追求完美

哲学中认为我们这个世界有缺陷才是正常的，《易经》也说这个世界总是有缺陷不圆满的，我们建立绩效考核体系无法追求完美。

二、指标完成急于求成

想要一下子把所有问题都解决了，结果适得其反。治大国若烹小鲜，不能着急，要分步走，慢慢来，通过温水煮青蛙的方式实现目标，让大家慢慢的习惯。《三国志》里有句话：物速成则疾亡，晚就则善终。讲的就是打好基础，根基才牢。

三、考核指标各科室一致

实际上不同科室的情况和现状不同，医疗服务内容不同，发展的起点不同。同一指标，不同科室可以使用也可以不使用；不同科室的指标可以相同也可以不相同；同一指标在不同科室的目标值可以相同也可以不相同，同一指标在不同科室的分值及权重可以相同也可以不相同。

四、考核方案全院讨论

每个人的地位、专业背景、看问题的角度和高度，立场和观点不同，公开讨论绩效考核方案会影响医院的安定团结。我国著名法学家周旺生教授说过：会计从内容上是经济，从本质上讲就是法律。绩效考核就是制定一个规则和标准，要求大家执行。执行的好就奖励，执行得不好就惩罚。各科室在执行过程中可以提出自己的意见，由医院进行选择性吸收，定期修改。考核方案一定要站在医院领导班子的立场和角度，按照院长的工作思路设计和制定。因为院长是从医院的整体战略和可持续发展，以及整体利益来考虑的，而具体到个人则更多的考虑自己的利益和短期利益。古人云：圣人谋于阴，是谓神；成于阳，是谓明。放在这里就是策划设计绩效考核方案时要小范围内进行，等到完成了再公之于众。曾国藩说过：众谋则泄，独利则败，也是同样的道理。

五、和竞争对手进行比较

每个医院规模、级别、所处地区、发展现状、优势和劣势、工作重点和战略目标不同，他们的绩效考核方案也是不同的，都要适合他们的实际情况。

第八节　绩效考核的局限性

一、绩效考核无法替代医院管理

绩效考核只是医院精细化管理的一个工具，是医院管理的重要组成部分，但绩效考核并不能取代医院管理，也不是医护人员唯一的激励因素，需要有医院其他的管理制度相配合。由于实行量化管理，可能会出现医务人员多开检查单的现象，这样就需要质量管理部门进行质量考核，国家对公立医院药占比、耗占比、检查检验占比、技术服务类占比都有明确的规定。所以，医院要对各科室根据他们的实际情况进行测算并确定目标值，对大型检查阳性率也要进行考核。管理机制上，实现粗放管理向精细化管理转变；发展理念上，弱化总服务量，强化服务效率和水平。不能把医技部门变成体检中心，我们考察的是你诊断的阳性率，CT 的阳性率必须每年都保持在一定比例上，不能追求 CT 量的增加。只要保证诊断阳性率上去，量降下来完全可以。随后保证后续的治疗跟上，相应的绩效分配也会增加。例如，三明市明确规定大型检查的阳性率：三级医院≥ 75%，二级医院≥ 70%。

二、新旧绩效考核的衔接

由于惯性思维的存在，医院新旧绩效考核模式交替是一个比较复杂和困难的事情，这主要是由于人的惰性，培根说过：一件事坚持二十一天就成了习惯。越是先进和准确的绩效考核方式，越能准确评价人员工作过程和绩效，越是为大家长期形成的习惯所抵触，所以寻求不同绩效考核体系平稳过渡的模式，是绩效管理的重要部分。在试行期间，新旧两种绩效考核模式平行运行，绩效工资仍然用旧的考核模式计算发放，而新的仅仅是计算考核结果并进行比较，从而尽快的予以调整。当数据比较平稳时，绩效工资用新的绩效考核方案发放，旧的跟踪一段时间，当大家对新的绩效考核形成习惯了，再彻底脱离旧的绩效考核方案。

如图 10–1 所示，这是根据超声医学科新的绩效考核方案倒推过去一年每月的旧绩效，发现新旧绩效的折线图基本相符。

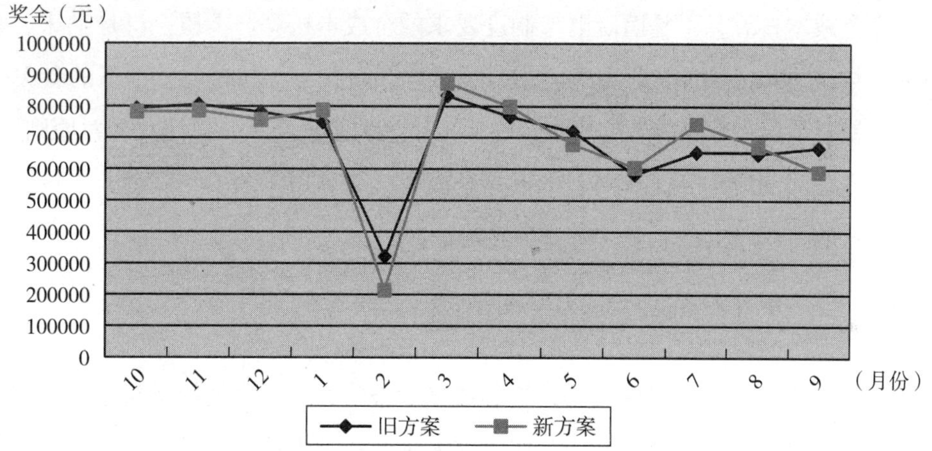

图 10–1　超声医学科新旧绩效方案对比

如图 10–2 所示，这是根据临床输血科新的绩效考核方案倒推过去一年每月的旧绩效，发现新旧绩效方案的折线图完全不相符，旧绩效上下波动非常大。原因是该科室过去拿全院平均奖，所以波动很大；新绩效实施后，该科室的考核指标每月份基本没有大的变化，所以，新绩效的折线图基本没有波动。

三、绩效考核方案无法保持永恒

绩效考核是一直不变的吗？不是的。绩效考核方案和考核指标是动态变化的，医院内部和外部环境变化以后，医院的医院结构、战略目标、运营方式都要做出相应的调整，与之相适应的绩效考核也要相应随之变化，一般情况下一年一调整。

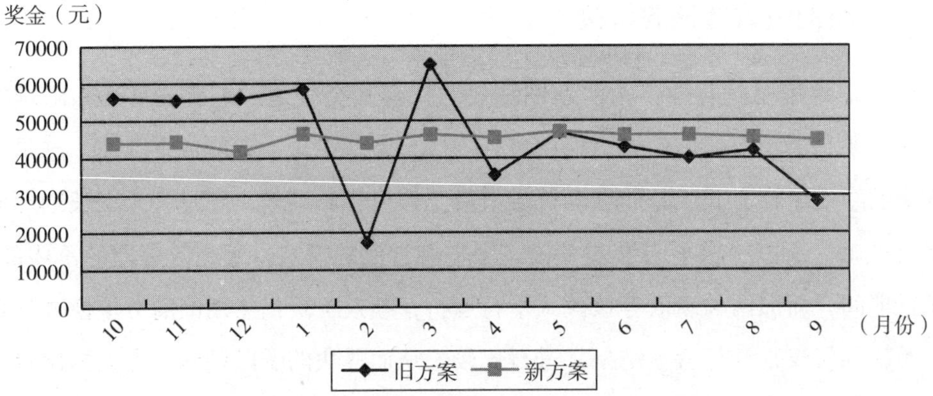

图 10-2　临床输血科新旧绩效考核方案对比

四、绩效考核无法实现全成本核算

实际上，绩效考核非常简单，其中最重要的是成本核算。但是，这里面的成本核算是不完全成本核算，不是医院财务制度要求的全成本核算。本质上讲是临床、医技科室的直接成本以及科室之间相互合作发生的支持成本。例如：在 CT 下的骨关节手术，骨科就要承担一部分前者的成本；在手术室里的腔镜手术，按照“受益原则”，几个受益科室之间的成本分摊。两者中不完全成本核算是用于绩效，完全成本核算是用于医院运营的。

五、永不满足是绩效考核的最大困惑

绩效主义按照工作成果的大小，增加或减少报酬，成果大就给予高报酬，成果不提升就降低报酬，有时甚至会遭到解雇。这种制度缺乏人情味，是一种赤裸裸的刺激员工物质欲望的办法。这种情况下，管理者必须对人的心理有着敏锐的洞察力，贯彻绩效主义，因为业绩提升了就能获得高报酬，能够刺激员工的积极性。所以，从短期来看是一种有效的运营方法。但是，工作业绩不可能一直上升，一定会有下落的时候。人的思想是不可思议的，一旦业绩提升，拿到高报酬以后，就会无意识的习以为常。当业绩恶化，报酬减少以后，能够做到：“过去业绩好所以报酬高，现在业绩不好报酬减少没有关系”这么理性思考的人几乎是不存在的。所以，当报酬大幅度下降时，士气也随着下滑，对医院的不满情绪日益强烈，在这种氛围中，医院不可能顺畅运营。同时，当医院打着“按劳分配、优绩优酬”的旗号，依照各个部门的业绩来增减各个部门科室的报酬时，业绩好的部门科室士气高涨，业绩差的部门科室士气低落，这会引发部门科室间嫉妒和怨恨。采用绩效主义在业绩差、报酬减少的时候，就会催生员工的不满、怨恨和嫉妒的情绪，从长远来看，反而会促使医院内部员工人心涣散。受“向旁看”的中庸意识影响和横向对比情绪影响，员工对报酬待遇方面过大的差距，心理上十分抵触。刚开始时“只要努力就能多拿奖金”，过不了几年，嫉妒和怨恨就会使医院员工人心涣散。

当然，让所有的员工待遇一样也是不可能的。有的人勤奋工作，有的人却不是这样的；有的医生医术精、医德高，救治的患者人数多、病情重，有的医生医术低、医德差，救治的患者人数少、病情轻，给他们完全相同的待遇，就变成了绝对平均主义。按照阿米巴运营理论，不应因短期成果把个人的收入差距拉得太大，而是如何在短期成果和长期效果之间、效率和公平之间进行平衡。但是，那些为了医院拼命工作的人、在长时间段业绩突出的人、业绩显著的人，应当对他们的实力做出恰当的评价，并且在加薪、奖金、升职等待遇中体现出来。

第九节　医院绩效考核的难点

一、绩效奖励的侧重点

绩效考核中侧重哪一类科室或者哪个科室，各个医院是不一样的，因为每家医院都有其独特性。某肿瘤医院通过数据分析，发现到医院就医的肿瘤内科和放射治疗科的患者绝大部分是本院肿瘤外科转来或术后的。他们在绩效考核时就侧重于外科，通过提高肿瘤外科的绩效和学科建设，从而带动肿瘤内科、放射治疗科以及其他相关科室的学科建设，提高他们的绩效。另外一家肿瘤医院经过调研发现当地上消化道癌症患者多，就侧重于这方面的科室。

二、人员成本的确定

某偏远旗县级医院麻醉科共有 2 名麻醉师，主要工作及人事关系都在该科室。同时，他们是内科医生出身，由于手术患者不多，在没有手术时就到内科门诊出诊，他们的收入与成本如何核算、绩效如何划分？最后的做法是：这两名医生的各种成本都在麻醉科，按照“配比原则”，就把他们的收入（包括出内科门诊的治疗）都算在麻醉科，虽然违背了医技科室只能是执行科室，不能开单的规定，但是对基层医院来说，这却是客观存在不能回避的现实。同时，有些检查治疗收入出现在麻醉科虽然不太合理，但我们只能这样做。

三、医院领导及职能科室负责人的成本如何划分

医院领导及职能科室负责人作为行政领导发生的支出不能为医院带来直接效益，所以是费用应列支为管理费用，不计入所在科室绩效考核中；他们作为临床医生发生的支出能够为医院带来直接效益，所以是成本应列支为医疗业务成本，计入所在科室的绩效考核中。

四、同一个病房有几个科室如何核算

由于科室规模大小不同，经常会存在一个科室使用不了一个病房，同一个病房几个科室共同使用，这种情况在基层医院更加普遍。如何进行成本核算、如何开展绩效考核呢？我们通常的做法是将临床科室和病房分开核算，临床科室只核算医生方面发生的考核指标，病房只核算病房及护士的考核指标。

例如某医院风湿免疫科病房床位多，住院患者少，床位使用率偏低，于是我们将皮肤科的住院患者放在风湿免疫科病房管理，对两个科室分别进行绩效考核，护理单元仍然归风湿免疫科管理。皮肤科患者的门诊费用、医生的诊断医疗以及各项检查费用和成本归皮肤科所有，患者住院期间的床位费、护理费、打针输液费、输氧输血费等归风湿免疫科，按照成本核算的“配比原则”，其成本也由后者承担。经过测算，每月皮肤科患者能够为风湿免疫科带来 3 万多元收入，而额外增加的成本只有 6 百多元，百元医疗收入成本只有 2 元，大大降低了全科的该项考核指标。同时，床位使用率、床位周转次数、出院患者数、平均护理量等指标会得到提高，每百元医疗收入成本、平均住院日、药占比、耗材占比等指标会下降，这些指标都得到加分。风湿免疫科的整体绩效得到大幅度提高，而皮肤科由于减少了患者的住院成本，科室绩效也得到了很大的提升。不仅解决了两个科室利益分配的矛盾，更重要的是实现了两个科室的双赢。具体情况可见表 10–5 和表 10–6。

表 10–6　　风湿免疫科绩效考核方案

普外科	目标值	实际值	权重	考核部门
每百元医疗收入成本				
平均住院日				
床位使用率				
床位周转次数				

续表

普外科	目标值	实际值	权重	考核部门
出院患者数				
门诊量				
平均护理量				
会诊人次				
药占比				
耗材占比				
临床路径入组率				
临床路径完成率				
病案合格率				
门诊病历（门诊手册）合格率				
患者投诉率				
患者满意度				

表 10-7　　皮肤科绩效考核方案

考核指标	目标值	实际值	权重	考核部门
每百元医疗收入成本				
门诊量				
会诊人次				
药占比				
耗材占比				
门诊病历（门诊手册）合格率				
患者投诉率				
患者满意度				

五、集中患者看病科室的核算

在很多的旗县级医院很多科室，尤其是五官科，平时没有手术患者，所以没有床位，但集中几个患者后外请专家在某个月来做手术怎样核算？这样的情况下，该科室平时不占病房，没有住院成本，只考核门诊指标，有住院患者时借用病房。这种情况下，第一种方法是住院患者的成本及床位费、护理费等全部归于借用床位科室，纳入该科室考核。手术费等属于医疗方面的费用纳入耳鼻喉科的绩效考核指标，如上一个问题；第二种方法是科室之间进行成本和费用划分，划分比例由两个科室协商解决，该方法在绩效考核时非常有效。

六、爱婴医院的绩效考核

爱婴医院按照要求必须设立一个专门病房，但是在一些人口稀少的偏远地区，基层医院大多数情况下没有产妇，而这个病房又不能撤，这个科室怎么核算怎么发放奖金？不做绩效考核不行，如果发放平均奖又会起不到激励作用。于是我们特事特办，参照五的方法进行绩效考核。

七、医技科室检查单的问题

B 超、CT、放射、核磁、心电图等科室，从原理上属于执行科室而不是开单科室，但是在基层医院有其独特性，患者直接到这些科室要求做检查，如果要求他们到临床医生那里挂号开单，患者可能就会流失（不做了），这样既造成医院的经济损失，又有可能发生医疗隐患。这时，这些科室只要有医务科按照医疗规范授权给可以出诊的医生，就可以成为开单科室，将其检查治疗收入作为该医技科室的直接收入，进行归集。总之，制度是为工作服务的，而不是为工作设置障碍，不要太死板。

八、身兼数职人员的绩效考核

基层医院由于人少工作多，常常一人兼任多职。例如某基层医院一人同时在中医科、药学科和制剂室工作，而人事关系在中医科，那么他绩效如何考核呢？我们的做法是将他中医科的收入及工资等成本归集到中医科，在药学科的和制剂室的收入和除工资外的成本分别归集到这两个科室，分别在不同科室进行绩效考核。

第十节　绩效考核的关注点

绩效考核考核指标一定要量化，要以成本控制为基础，绩效考核一定要关注成本，以质量控制为中心，医疗服务质量和成本的关系非常密切，质量提高了，成本自然就会降下来的。高质量的服务成本更低，提高医疗服务的质量可以降低成本。一般情况下大家都认为更好的服务质量必定造成成本的增加，实际上在美国把提高质量看作是削减成本的一种方法，他们的观点是：只要去关心患者的医疗质量和安全，你就不会犯错，只要你做的所有事情都是针对质量量身定做的，你就不用为成本费心，质量提高了，医院的成本自然会降下来。

一、高质量的服务成本更低

提高医疗服务质量是降低医院成本的一种重要方法。过去我们总认为只有减员才能增效的观点是错误的，生产率的提高和成本的降低可以通过裁员之外的方式来实现。总成本的控制并不是一定要减少人力成本，相反，裁员和降薪在某种程度上会影响员工的士气，降低医疗服务的质量，从而降低生产率和增加成本。目前我国医疗行业普遍存在着成本过高、患者安全性低、浪费患者时间和管理效率低下的问题，把发源于制造业的理念应用到独特的医护环境中，借鉴其他行业的标准化体系，建立一种管理系统，通过减少过失和等待时间使医院提高为患者提供医疗服务的质量。由于医院管理体系和流程的加强和完善，使得不同科室之间能够为患者的利益更好的协作，从而为员工和医生提供支持，使他们专心提供医疗服务，降低成本和风险。随着医院运作体系的改进，医护人员和员工会因为工作变得简单而付出更少的劳动，但是成果却更为显著。

我国的医疗服务项目实行政府定价，但即使政府放开管制，由市场决定价格，也没有一家医院具有根据自我意愿定价的实力。同时，由于医疗保险实行总额付费、病种付费、疾病诊断相关分组 DRGS 付费，医院提高利润的唯一方法就是控制成本，通过流程改进、质量提高来降低成本。精益管理就是把提高质量而非削减成本看作一种新的成本控制方式。只要去关心患者的医疗质量和医疗安全，只要你所做的事情是针对医疗质量的，就不必去刻意关注成本，质量提高了，成本自然就会降下去。提高质量、降低成本的方式有三种：第一，改善流程。将提高医疗服务质量从原来孤立的单点突破转变为现代化综合配套管理，通过实行科学管理和借助专业技术保障，实现标准化医疗流程和持续流程改进。随着医院管理水平的提高、医疗技术的进步和医护人员知识技能的提高，医疗成本和费用就会等到控制。第二，普及新技术和开展新业务。新技术的普及、新业务的开展可以缩短平均住院日、提高日均收入、保证患者费用无明显增加、增加患者满意度、增加就医患者人数、利用规模经济降低医院的单位成本。第三，减少浪费。浪费会让员工工作得更加辛苦，因为他们得处理掉干扰增值活动的那些问题。浪费是由体系不健全和流程设计不合理或者缺失造成的，而不是员工不优秀或者工作不认真。浪费包括缺陷浪费、产品过剩浪费、运输浪费、等待浪费、库存浪费、行动浪费、护士走动浪费、流程过剩浪费、人才浪费，但同时要注意有些非增值活动和浪费存在的必要性。通过对员工进行培训、制定浪费清单能够提高我们对浪费的警觉性，并且采取相应措施，努力改进体系，消除浪费，降低成本。与精益医疗相结合，熟悉会计准则，维护自身权益。如果我们把杜绝浪费这个丰田公司的生产方式中最突出的特点运用的医院管理上，就是一消除不能创造价值的浪费，以降低成本；二开展技术革新，以提高医疗效率，劳动效率提高了，劳动成本就减少了，医院的盈利能力也就提高了。

通过绩效考核会对医院发展产生积极的影响，约束临床医技科室购买医疗设备的冲动，为医院控制设备购置预算作出了理念提升。在培养员工的成本意识上，取得显著成绩。促进了科室专业化发展，例如骨外科专心于医疗水平的提高，专注于其本专业的手术技术钻研，而不是购买理疗设备使得骨科变成一个理疗科，从而加强了医院的学科建设。激发了医务人员积极性，例如康复理疗科因为骨科专注于手术业务的发展，使得大量的骨科手术后病人转入康复理疗科进行康复理疗，工作量的增加为该科室医务人员带来了较好的绩效激励。

二、坚持“以患者为中心”的服务宗旨

管理没有最终的答案，只有永恒的追问。医院的目标就是把患者的利益放在首位，关注患者，围绕患者设计医疗和护理服务，而不是以医院的利益或员工的方便为出发点。通过确定对患者的价值，追求服务和流程的尽善尽美，消除一切浪费。医疗行业是特殊的服务行业，患者群体更加特殊，关注患者、确定价值是精益医疗所追求的患者价值。只有时刻考虑患者的需求和治疗，才能为患者提供真正的价值，才能缩短治疗及相关作业的时间，缩短治疗时间是精益医疗的行动方针，持续改善和尊重他人是改善医疗服务的重要手段。正如《精益医院》一书中倡导的以患者为中心的视觉，激励着每一个医务工作者发扬主人翁的意识和责任心，培养自身的创新能力，为患者的医疗服务多做贡献。它不仅仅是医疗质量持续不断地改进和提高，还包括不断创新的服务。我们要深度理解患者，让患者觉得我们的服务好。我们要不断地在服务理念、服务流程上进行改善，让不断改善的服务成为一种文化和习惯，使我们的服务更具人性化，增加患者的忠诚度。

三、加强医院全体员工的团队建设

一个人可以走得很快，一群人可以走得很远，《精益医院》告诉我们：一线员工的创新能力、主人翁意识和责任心对医院未来发展是至关重要的。书中提出用最佳方

式护理患者的最优途径就是大力强调文化的医护精益方法。医院与工厂不同，它有着帮助患者的动机。在医护领域，许多杰出的人才为患者全力以赴，他们兢兢业业、救死扶伤。精益是一种工具，是一套管理体系，是一种实现持久发展、永葆员工工作热情的方法，是一条对于院长和医院都意义非凡的解决之策。它以人员和人员的发展为核心，形成一种叫作精益文化的医院文化。在这个文化中，无论在哪一个层次，领导的作用都是至关重要的，发展各层次领导的能力是医院面临的一个基本挑战。拥有一个长期的目标是医院永恒的主题。每一家医院都要有自己的愿景、使命和价值观，要想成功和盈利，就必须关心患者，必须高质量的工作，必须尊重员工、供应商和社会上的其他利益相关者。院长和领导人尊重员工实际上是出于对患者的尊重，是为了保证良好的医疗效果和质量，但不是取悦员工。精益医院通过制定完善的管理体系和标准化的工作流程，使员工在不会出现工作过量的情况下，把医护质量的效果做得更好；通过在管理层和员工之间构筑相互信任感，营造轻松的工作氛围，提高工作效率。尊重员工就应该激励、信任员工，让他们参与到解决问题和消除浪费的行动中，在院长和员工之间营造一种伙伴关系和人人和睦友善的环境。增加全体员工的向心力和凝聚力，加强医院员工的团队精神。正如田尼尔·品客在《未来在等待人才》一书中描述的那样，未来的人才不只是专业，更重要的还有整合。精益是一种医院文化，在这种文化氛围下，消除浪费和尊重员工同等重要，它成功实施的关键是发展员工及其职业、开发员工的智力，使全体员工都能够充满热情地参与到解决问题和消除浪费的行动中，而不是疲于应付。

优秀的运营模式、制度操作及流程运作，对于革新医院的核心理念起着巨大的推动作用。一个优秀团队的建设，一个医疗机构的价值观，以及出色的领导力和坚定的执行力，对于大幅度提高医疗服务质量起着积极的作用，同时可以降低医院的运营成本。

第十一节　绩效考核的方法

绩效考核的方法非常多，用哪一种对医院更好呢？实际上，哪种方法不重要，重要的是好用，能够对医院的管理起到积极作用，能够对医务人员起到激励作用。所以，绩效考核需要追求平衡，心理平衡是人类最大的平衡。对于医院来说常用的考核方法主要有以下五种。

一、360 度法

优点是打破了由上级考核下属的传统考核制度，可以避免传统考核中考核者极容易发生的“光环效应”、“居中趋势”、“偏紧或偏松”、“个人偏见”和“考核盲点”等现象；一个员工想要影响多个人是困难的，管理层获得的信息更准确；可以反映出不同考核者对于同一被考核者不同的看法；防止被考核者急功近利的行为（如仅仅致力于与薪金密切相关的业绩指标）；较为全面的反馈信息有助于被考核者多方面能力的提升；360 度绩效反馈法实际上是员工参与管理的方式，在一定程度上增加他们的自主性和对工作的控制，员工的积极性会更高，对医院会更忠诚，提高了员工的工作满意度。360 度绩效反馈法的不足在于：考核成本高。当一个人要对多个同伴进行考核时，时间耗费多，由多人来共同考核所导致的成本上升可能会超过考核所带来的价值，不符合成本效益原则；成为某些员工发泄私愤的途径。某些员工不正视上司及同事的批评与建议，将工作上的问题上升为个人情绪，利用考核机会“公报私仇”；考核培训工作难度大。医院要对所有的员工进行考核制度的培训，因为所有的员工既是考核者又是被考核者。

二、关键指标法

医院关键绩效指标（key performance indicator，KPI）是通过对医院内部流程的输入端、输出端的关键参数进行设置、取样、计算、分析，衡量流程绩效的一种目标式量化管理指标，是把医院的战略目标分解为可操作的工作目标的工具，是医院绩效管理的基础。KPI 可以使部门主管明确部门的主要责任，并以此为基础，明确部门人员的业绩衡量指标。建立明确的切实可行的 KPI 体系，是做好绩效管理的关键。关键绩效指标是用于衡量工作人员工作绩效表现的量化指标，是绩效计划的重要组成部分。KPI 法符合一个重要的管理原理——“二八原理”。在一个医院的价值创造过程中，存在着“80/20”的规律，即 20% 的骨干人员创造医院 80% 的价值；而且在每一位员工身上“二八原理”同样适用，即 80% 的工作任务是由 20% 的关键行为完成的。因此，必须抓住 20% 的关键行为，对之进行分析和衡量，这样就能抓住业绩评价的重心。优点是目标明确、把握关键、结果客观、更具可比性、可操作性强；缺点是指标确定比较难、指标确定后缺乏弹性。

三、平衡计分卡

平衡计分卡是从财务、患者、内部运营、学习与成长四个角度，将医院的战略落实为可操作的衡量指标和目标值的一种新型绩效管理体系。设计平衡计分卡的目的就是要建立“实现战略制导”的绩效管理系统，从而保证医院战略得到有效的执行。因此，人们通常称平衡计分卡是加强医院战略执行力的最有效的战略管理工具。借着这四项指标的衡量，医院得以通过明确和严谨的手法来诠释其策略，它一方面保留传统上衡量过去绩效的财务指标，并且兼顾了促成财务目标的绩效因素之衡量；在支持医院追求业绩之余，也监督医院的行为并兼顾学习与成长并且透过一连串的互动因果关系，医院得以把产出（Outcome）和绩效驱动因素（Performance Driver）串联起来，以衡量指标与其量度做为语言，把医院的使命和策略转变为一套前后连贯的系统绩效评核量度，把复杂而笼统的概念转化为精确的目标，借以寻求财务与非财务的衡量之间、短期与长期的目标之间、落后的与领先的指标之间，以及外部与内部绩效之间的平衡。优点是考核全面、指标平衡、利于培养医院价值观念、可操作性强、适应性强、结果客观；缺点是对信息化程度要求较高，工作量大。医院运营情况变化是巨大的，绩效平衡计分卡的每个指标纬度是多少不重要，根据实际情况下进行设计就可以了。

四、RBRVS 法

RBRVS，全称为 Resource-Based Relative Value Scale，中文名称是“以资源为基础的相对价值”，是以资源消耗为基础，以相对价值为尺度来支付医生劳务费用的方法，主要是根据医生在提供医疗服务过程中所消耗的资源成本来客观测定其费用。在 RBRVS 体系中，医生提供医疗服务所需资源投入主要有三种：医生的工作量（包含的工作时间、服务所需要的技巧和强度）、医疗项目所需要的成本（包括办公室房租、设备折旧、水、电、人员工资等）、责任成本（可能的医疗纠纷所造成的机会成本）。我们在使用 RBRVS 时并不需要用它来制定价格体系，而是用它设计一系列绩效费率，具体做法是通过比较医生服务中投入的各类资源要素成本的高低来计算每次服务的相对值，并结合相应的服务量和服务费用总预算，测算出每项诊疗（收费）服务项目的医师绩效费，从而取代了单一的分配比例分配给不同的收费项目。缺点是：①用于绩效评价，关注的是工作强度和技术难度，没有关注到质量问题。②单独使用 RBRVS 会面临和传统的收支节余法类似的质量管理失控或没有体现质量管理的问题。③国内非手术科室医生可收费的执行项目过少，RBRVS 用于评价非手术科室医生的工作量存在一定的问题，在实践中应通过使用协作项目、门诊人次和出院人次考核等办法。

五、综合目标管理法

综合目标管理法是实施绩效管理很重要的一个方法。其基本思路就是根据医院战略制定总体目标，然后逐步将目标分解到每一部门和职位，通过每个职位目标和部门目标来实现总体目标。实施目标管理法包括以下五个步骤：①建立目标体系。②制定目标。③将目标量化。④医院实施目标。⑤绩效考核及绩效改进。优点是有助于改进医院结构和职责分工；能启发自觉性、激发员工积极性；促进意见交流，改善人际关系。缺点是：目标难以制定，目标之间的权重难以确定。

第十二节　绩效考核的部门职责

因为绩效考核涉及医院管理的各个方面，不是财务部门一个部门的事，每个指标的考核分别属于不同的职能部门。具体如下：

一、经济核算科

负责医院绩效考核方案的制定与实施，绩效工资的计算和发放，相关制度的解释与培训。

二、财务科

收集整理各科室报送的成本数据，计算每百元医疗收入成本指标，保证其数据的准确、真实、有效。

三、人事科

负责各科室人员及工资变动情况的统计并报送财务科。

四、总务科

负责各科室水（含冷、热水及污水）、电、煤、气、科室面积、内部服务工作量的统计以及各部门材料、低值易耗品（不含医用）等消耗的统计，计算分管的各科室固定资产折旧并报送财务科。

五、设备（器械）与医用耗材管理科

负责各科室医用耗材、医用低值易耗品及配件、专用设备的使用分布与变动资料、设备维修保养费用及内部服务工作量的统计，计算分管的各科室固定资产折旧并报送财务科。

六、药学科

负责各部门药品领用的统计并报送财务科，负责药品考核指标的统计。

七、供应室、血库、氧气站、洗衣房等医辅科室

负责各科室实际领用或发生费用及内部服务工作量的统计并报送财务科。

八、统计科

负责绩效考核有关的数据统计并报送质控办。

九、信息科

负责成本核算系统与相关信息系统的衔接。

十、其他科室

负责其他与成本核算及绩效考核有关的数据统计，并报送财务科或核算办。

第十三节　绩效考核的前提

一、确定医院机构

绩效考核是一个全院、全员、全过程的医院管理工具，任何一个部门都无法独立完成，各个职能部门都要参与，分别考核。

二、机构设置

确定医院内部的核算单元，分为临床科室、医技科室、医辅科室、行政后勤科室四级。其中前两类科室能够产生收入，是医院的利润中心，后两者无法产生利润，是

医院的成本中心，他们的绩效考核是不同的。有时成本中心可以转化为利润中心，管理好的话，如车队、供应室、洗衣房等也可以成为利润中心。财务部门现在是成本中心，但是通过作业成本的管理，以后会转变为利润中心，财务部门通过研读病案，确定病源结构，进行病源分析，能够为医院带来收益。

三、定岗定编

确定好核算单元之后，就要定岗定编，明确部门职责和人员职责，明确每个科室的人员。

四、清产核资

绩效是顶层设计，先摸清家底是必要的，确定各项固定资产属于哪个科室，建立固定资产三级管理，签订固定资产责任状，明确固定资产责任人。不仅清查科室资产还要清查在库资产，到底买回来的固定资产是否都由各个科室领走，是否计入各科室的固定资产账。采购的流程：验收、入库、领用、入账（有发票和无发票）、付款。上线 HRP 系统对不上账的原因之一就是有的科室固定资产原来没有入账扣折旧，上了系统按照购置时间入账，系统自动扣折旧，和原来的账目对不上，这是信息化建设要注意的问题。

五、资产负债率的会计信息失真

资产负债率：银行要求大于 50%、国内外学术界一般看法是 60%、等级医院评审 70%，但是，每个行业有每个行业的具体情况，所以，在分析时要考虑不同的行业特点。讲到资产负债率，我们就要根据医院的公立医院的行业特征来进行分析，由于会计信息失真带来了很多的问题。

关于资产：第一，医院的有效资产到底有多少，有多少资产还能使用，有多少资产是不能使用的，能使用的资产效率有多高，难以确定。第二，资产报废难，手续复杂。有很多固定资产早就没有了，但是，最近几年资产报废必须有专人到现场查验后，才能批准，而且报废时间太长，使得很多应该报废的资产还在账上无法处置。报废时 20 万元以下主管部门批准、财政部门备案；20 万 ~300 万元主管部门审核、财政部门批准；300 万元以上的财政部门审核、政府批准。第三，郑丁旺教授说：资产的定义是权力，因为无形资产创造的价值越来越大了，无形资产的作用也越来越明显了，医院最大的价值是无形资产，是软件而不是硬件。虽然新《医院会计制度》相对于原制度有了长足的进步。但是，不足之处仍然存在，资产负债表上体现的只有实物资产，我们医院最大的资产——医生和患者没有体现，没有列入财务报表中，成为账外资产，甚至附表中也没有进行披露。所以，会计报表不可信。在信息化时代，流量越大，患者越多；患者就是资产，来一个患者就给我们带来一份财富，患者越多越能挣钱。同时，相对于过去的实物资产，患者是能够为医院带来收入和保持现金流的资产，同样没有在资产负债表上显示，并且对患者预交金中隐藏的利润视而不见。预交金使我们增加了现金流量，用于医院的运营，减少贷款，节省贷款利息。省下的就是挣下的，节省的利息就是利润。所以，增加住院患者可以为我们带来大量的隐性收入，出院患者数一定要作为考核指标纳入到绩效考核方案中。医院和大学、科研机构一样，医师、教授和高级科研人员是最非常宝贵的人力资产。同样，医院使用的部分手术器械，单位价值较高，符合固定资产的确认条件，但是，由于手术器械体积较小且消毒后不得打开消毒包，难以进行交接盘点，同时，使用频繁且消毒要求较高造成提前报废的情况较多，对资产日常管理和清查造成很大困难，大多数医院对此类手术器械视同低值易耗品管理。随着医疗技术发展和医学研究深入，医院出现一些形态和价值形成过程均符合资产认定标准的事物，如外购的生物样本库、基因库、病理标本、实验动物以及价值较高的景观工程等，如何认定为资产并进行账务处理也是一个难点。

关于负债：负债分为表外负债和表内负债。第一，表外负债是那些已经购买的设备、药品、基本建设、维修改造等由于票据没有拿到财务部门，既没有付款，也没有列入往来账的应付款项。负债当中没有这一部分，账面负债小于实际负债。第二，表内负债包括：预收账款—患者押金，应付账款—应付药款、耗材款、设备款等。这两项负债是医院扩大再生产和维持医院运行需要的设备、费用、人员支出等的资金保证，利用别人的钱而不用贷款，节省了利息，降低了贷款费用，增加了医院的利润，这块利润是由负债带来的，而不是资产带来的，负债创造价值。

我们花费了很多资金购买的资产，如医疗设备能为我们创造多少利润，这需要我们计算：设备收入 – 设备款（包括利息）– 维修费 – 人员支出 – 水电暖 – 培训费 – 其他费用 = ？亏损 OR 盈利 OR 大于利息。医疗设备在其使用年限内每年的维护费大约是它造价的 10%～15%。所以，有时候我们很难准确说出利润是由资产创造的还是负债创造的。这时，我们计算一下现金流：

现金流入量大于或等于现金流出量时，运行良好；

现金流入量小于现金流出量时，运行就有问题了。

六、资产负债表的八大缺陷

我们进行财务分析时的依据是资产负债表，但是该表却忽略了以下八个内容的价值创造：品牌资源、人力资源、研究开发、医院文化、医患关系、劳资关系。资产负债表只是为报表使用者提供了过去的、静态化的财务数据，而这八个项目为医院带来的经济效益是即时发生的、动态的财务数据，并且往往是非常巨大的，需要我们从表外进行分析。

第十一章　绩效主义的业绩影响

第一节　绩效考核的负面效应

一、从医院和员工两个方面分析

世界上任何事物都有积极的一面，也有消极的一面。绩效考核整体上是好的，但如果做不好也存在着一定的负面影响。从医院层面看，我们建立医院的目的是建设理想的医疗环境，在这个环境里，应该有自由、豁达、愉快的气氛，让每个认真工作的医务人员最大限度地发挥技能，更好的为患者服务。如果我们把绩效考核方案设计的太复杂，制定非常详细的评价标准，并根据对每个人的评价确定报酬，花费大量的财力、物力、精力和时间仅仅是为了统计业绩，而在真正的管理工作上却敷衍了事，出现了本末倒置的倾向。员工层面，如果总是说“你努力干我就给你加工资”，那么以工作为乐趣这种内在的意识就会受到抑制。如果外在的动机增强，那么自发的动机就会受到抑制，就是为了拿到更多报酬而工作，职工会逐渐失去工作热情。要谨防绩效主义毁了医院。切记不要把医疗专家变成了财务专家，而不是去研究医学。医疗是医院的核心，没有医疗就没有绩效。我们经常说精细化管理，什么是精细化管理呢？就是让最专业的人干他最擅长的事。美国就是一个非常精细化管理的国家，因为他的会计人数最多、水平较高、会计理念的运用范围最广。所以，我们做绩效考核一定要解放医务人员，让他们干他们擅长的事，我们财务人员干我们最擅长的事。

二、绩效精神重构的重要性

什么是绩效考核？绩效或激励，这是一个非常严肃的问题。绩效主义是指业务成果和金钱报酬直接挂钩，职工为拿到更多报酬而努力工作。有学者说绩效考核的执行就是企业死亡的开始。如何反思绩效主义，避免绩效致死，重构绩效精神是一个非常重要的问题。索尼前高管土井利忠和董事天外伺郎，在总结索尼公司的衰败时都认为：实行绩效主义是索尼由强变弱的导火索。索尼的衰败让“绩效致死”成为热议的话题，使得老板既想通过绩效管理提升企业的效率，又害怕走上索尼的老路。绩效精神关注的是如何激发个体的内在动力，而不是通过外部激励去威逼和利诱大家做自己不愿意做但又不得不做的事情。在互联网时代，绩效管理思想的演化趋势已经明确。智能制造将人力资本管理的重点转向上游那些从事高度复杂工作的人群。马斯洛的需求层次理论以及实践告诉我们，低层次的需求被满足之后，再激励这种需求将不会产生任何动力。目前，绩效管理工具越来越多，形式也越来越复杂，从 BSC 到阿米巴。绩效管理的重心由高管向普通员工渗透。在绩效高压下，各级员工陷入了焦虑，“认认真真走形式”成了大多数人无可奈何的选择。何为绩效精神？按照德鲁克先生的理解是：企业输出的成果大于输入的所有努力的总和，创造出新的能量。在体力工人的管理时代，泰勒倡导的计件工资制形成了绩效主义的思想，正是在这个基础上将业绩衡量式管理发扬光大。但是知识工作者时代，我们所提倡的不该是绩效主义，而是绩效精神。

知识管理专家玛汉·坦姆仆在经过大量的调查研究后认为：激励知识型员工的前四个因素分别是：个体成长、工作自主、业务成就和金钱财富。自 20 世纪以来，所有医院所面临的共同挑战，就是知识员工全面取代体力员工，成为社会的支配阶层。在知识工作者成为医院的主力军之后，我们发现，由于知识工作者的特征不再是体力和技能，从前科学管理的理论和方法受到了 21 世纪管理实践的挑战。

三、KPI 带来的负面效应

彼得·德鲁克有句话是“无法衡量就无法管理”，如将衡量解读为使用 KPI 来看，不是院长将 KPI 作为“控制”员工行为的工具，而是对管理工作具有指导性的作用，是持续追踪与记录 KPI，来收集实际发生的数据和深入分析 KPI 的波动因素，进而找出能产生 20/80 改善效果的关键点。但是，在许多工作环境中，即使是著名的国际公司，积极使用 KPI 却带来负面效果。

微软公司（microsoft）的案例，是公司的管理系统称为“叠架式等级”，是一种绩效考核制度，要求每个部门或单位按不同人数分配的百分比，将员工分成四级，含表现优秀的员工，表现良好的员工，表现一般的员工，以及表现差的员工。像是一个单位有十名员工，不管他们是否全都表现得很好，在该制度下有两个人得到优秀级，七个人落在中间的良好与一般级，还有一个人落在差级。这样的做法，对员工在思考与行为上造成了影响，有些员工会利用手段来增加管理层对他的认识与好感，那些提出创新点子的人，却被认为违背公司的风格主线，因而想要取得好绩效，不要主动提新构想，要懂得迎合上级的作风。以至于产生了一个现象是，员工把精力关注到与其他员工间的竞争，而不是与其他企业的竞争。经过一段长时间后，终究会影响到微软公司的创造能力，例如工程师为求绩效表现而放弃从事更具挑战性的开发工作，深恐失败就落到表现差的待遇。据报道，不少受访的前微软员工认为，这套等级制度是微软内部最具破坏性的管理流程，不知有多少有潜力的员工因此去职。

还有一个例子，就是绩效主义毁了索尼，索尼公司（Sony）实行了绩效主义，使得职工逐渐失去工作热情。花费极大的时间与力气在统计业绩，得到的却是职工流失了挑战及团队的精神。而创业者井深先生带领出来的激情集团，及连续开发出具有独创性产品的文化，在索尼荡然无存。索尼的绩效主义就是业务成果和金钱报酬直接挂钩，职工是为了拿到更多报酬而工作，这与之前工作的报酬是工作的文化主张不同。后者是一种内在意识，与个人自发性追求开创的工作态度，而前者是为了业绩考核，几乎都只提出容易实现的低目标，是种满足公司要求的工作态度。索尼花了很多资源在计算及统计业绩，却在真正需要投入的工作上敷衍了事，出现本末倒置的现象。而业绩考核往往落入短期利益重于未来发展的倾向，例如产品品质的检验，含（老化处理）中保证电池品质的工作未受到足够的重视，一些扎实的细节工作被忽视了，终于发生锂电池着火事故。除了对每个人进行考核，索尼还对每个业务部门进行经济考核，据此决定可得到的报酬，结果业务部门互相拆台，打击对方以使自己部门的利益加大。

总之，绩效指标加上衡量方式（或总称为绩效考核）的积极使用，在短期内可能会呈现一种上扬的作用，像是明白告诉员工目前的成绩表现，要求他们振作起来超越现状，而绝大多数员工在认为对公司有利的情况下，都是愿意为绩效指标尽力而为。后来，绩效考核演变成一种依靠数目来判定成败或论赏罚的手段。当某个被“选择或设定”的数字成了工作态度的最高指导原则的话，那么由上面的两个实例可见，流失的不仅是业务收益，更严重的是未来的发展，即是能够为公司开创局面的潜在优秀人才。KPI 是种衡量系统或是标准，用于追踪实现医院目标的进度，一般与执行目的连在一起，并推展到医院的目标与策略。有效的 KPI 通常是操作道理简单明了，容易统计与报告，且对医院中所有人员而言都具有意义及愿意支持。

四、诺基亚的绩效管理

在绩效考核中，适度的恐惧对于激励是有益的，但是如果不加区别地应用“威慑力”会像过度服用某种药一样适得其反，诺基亚就是受害于深藏企业中的绩效主义。由于诺基亚的高任务和以业绩为中心的管理体制，高层经理非常担心外部环境的变化以及不能实现他们的季度目标，从而影响了他们如何对待中层经理，在管理层的绩效高压之下，各个部门为求自保纷纷采取局部业绩最优的应对策略，而忽视了企业的长远发展。最终把注意力和资源不成比例地进行了分配，大力投资于在短期市场，开发手机设备，而对从长远看来可以与苹果一搏的操作系统开发却重视不够。诺基亚的倒下再次证明过去商业社会中通行的绩效主义到了非改不可的时候了，诺基亚没有因成本管理优秀而生存，却因为绩效管理的失误而倒下。

第二节　知识型企业的绩效考核模式

一、谷歌的内部考核制度——OKR

谷歌有着十分精密严谨、完全数值化、令人“压力山大”的内部考核制度——OKR，即目标和关键成果。OKR 主要的目的是为了更有效率地完成目标任务，并且依据项目进展来考核的一种方法。它的主要流程是一个循环。首先，明确项目目标。其次，对关键性结果进行可量化的定义，并且明确达成目标的或者未完成目标的措施。再次，共同努力达成目标。最后，根据项目进展进行评估。在实际操作中，谷歌的目标考核按照季度和年度进行，首先在每一个 OKR 中，所有员工必须设立目标，这个目标，由几个重要的、可测量的指标体现，不能是空洞目标。比如在网站建设上，不能说“计划让网站更漂亮”，必须说让网站的“速度提高 30%”，或是“用户交互程度提升 15%”。谷歌的很多创新项目就是由于奉行这种创新的激励机制催生出来的。

二、沈阳机床集团的绩效考核企业架构

沈阳机床集团 2005 年“飞阳”团队开始对数控机床核心技术进行破解。第一，把新团队与老体制隔开，单招了一批人，不计入原有绩效系统。第二，基于优势分配人才。为了寻找到核心的项目负责人，找到了同济大学教师的朱志浩，以其为核心，组建了研发团队。第三，团队成员以“85 后”和“90 后”为主。“飞阳团队”的多数人没有摸过运动控制技术，脑袋里没有条条框框的限制，一上手就基于计算机和网络，一上手就基于客户需求。这个企业的结构是平的，类似于互联网的协作式体系，完全是市场导向，生产效率得到极大提高。

三、麦肯锡咨询公司的绩效管理

麦肯锡咨询公司的绩效管理被誉为知识型员工管理的典范。麦肯锡绩效考核的体系简单描述就是“不进则退”，员工进入公司通常是从一般分析员做起，经过 2 年左右考核合格升为高级咨询员，再经过 2 年左右考核升至资深项目经理，这是晋升董事的前提。此后，通过业绩审核可升为董事。一个勤奋、有业绩的人通过 6～7 年时间的努力就可以做到麦肯锡董事，但是在他每一个晋升的阶段，如果业绩考核并未达到要求，就要被 OUT。每年，麦肯锡从 600 多名合伙人中轮流选出十几位合伙人组成评审小组，对各位合伙人的业绩进行考查，如果未达到要求，同样要被请出局。这样，作为每一个员工即便是到了合伙人，也会继续考虑自己如何去进步，去创新，因为在这个绩效体系里面，就是到了合伙人，也不代表事业就到了顶峰。

第三节　绩效考核与 TOC 理论

一、绩效考核是否与医院的整体业务策略一致

一般都会同意以整体表现为首要目标，也都可看到医院总体的大绩效指标，通常是一些财务数字。然后将这些财务数字按照医院架构图，往下分解到各大部门、小单位直到个人。这样一来就容易衡量了，甚至可用电脑系统来加快计算，接下来的奖励或处罚就清楚了，可有三个选择项：“未达标、达标、超标”。此外，利用数字来刺激某些人希望比其他同事更好、更努力的心态，提高内部的竞争力，从而加快医院业务的发展速度。以上的描述是一种正向的想法，也是一种可行的方式。但是，往往在短期成效后，演变成另一种文化，反而破坏了人员工作的积极性。

二、局部绩效的总和是否等于整体的绩效

按照 TOC 理论思考，局部绩效的总和不总是等于整体的绩效，医院的实际运行不会根据数字操作，而是受制于运作系统中最弱的环节。也就是说，整体医院的绩效表现并非取决于其中的每一个人、每一个单位或部门，而是某一个最弱的个人、单位或部门。虽然有最高层的财务绩效指标，但是绩效指标分解下去的方式，却可能将整个思维导向一个脱离现实的状态，或是与医院原本受到尊崇的文化背道而驰，而是一味地追求数字给予的短期利益。所以，制定绩效考核时，管理聚焦点应该放到“系统的

限制”之处，而不是处处都投入宝贵的资源及 100% 的管理注意力，而且需要由外而内，层层分析直到找出妨碍整体绩效的最弱环节。就是说，这个系统的限制环节的提升就是整体系统能力的提升，是医院的整体绩效得以顺理成章增长的主要原因。例如，从患者端开始，这是外部，患者最在意的绩效指标是什么？就拿 TOC 理论的关键绩效为例，提供医疗服务的准时率（简称准交率），如果患者期待的准交率是 95%，那么医院首要的、整体的绩效指标是大于或等于 95%，设定为医院维持或提高患者满意度的目标。回到前面的两个案例：微软与索尼。他们公司的发展核心是创造与开发能力，就是其营运系统的限制资源是研发人力，但是他们采用的绩效考核，却是无法充分利用该限制资源的作法，从而逐渐地流失了竞争力。

三、儿科医生的困境

20 世纪 90 年代起，很多高校儿科专业取消或并入其他专业，十余年儿科医生数量增加不到万人。我国共有执业医生 261.6 万，仅 3.9% 是儿科医生。比照欧美医患比例，我国的儿科医生缺口至少有 20 万。医生持续流失，儿科就不断萎缩，很多综合性医院选择关闭儿科急诊，要不是国家规定三甲医院必须设儿科，很多大型医院也会撤销儿科。如果是因为儿科辛苦，工作量大，那实在说不过去，内外科也很辛苦，一个手术往往十几小时，医生趋之若鹜。小孩咿咿呀呀，难以表达病情，诊疗效率低，这是儿科医生抱怨的重点。儿科少有疑难杂症，往往十几分钟就能诊断病情。很多医院停止儿科急诊，对问诊的患者都提醒先服美林（一种常用儿童退烧药），可见大部分儿科病患都好处理。儿科患者很多，通常占门诊总数 15% 左右，春冬感冒高发季往往占 30%。谁家开门做生意嫌客多？如果是医闹问题，最高发生应该是耳鼻喉科。为什么儿科这么不受待见呢？说到底，无非是医生工作量大，收入低，难以抚平情绪。多数儿科患者以呼吸道疾病为主，病情简单，用药有限，在以药养医的体制下非常不利。即使取消药品加成，调整医疗服务项目的收费标准，儿科也没有检查治疗的收费项目，是医院最不产生效益的部门。医生无法通过卖药或者开检查治疗项目获得收入，为何不提高挂号和诊疗费？政策不允许。收费长期以来都受到管制，绝大多数公立医院的挂号费从几元到十几元不等，医生难以提高收入。

近几年政策陆续放开民营医院的价格管制。例如，北京的一家民营儿童医院，刚开业时门诊费向公立医院看齐，从 5～14 元不等。实行不到一年，医生怨言颇多，后来门诊费用上调到 50 元、100 元，医生状态才稳定下来。目前公立医院价格还没放开，医生收入与工作量倒挂的现象，还很普遍。长此下去，将有大量儿科医生进入民营医院。当然，民营医院不只吸收公立医院的医生，本身也创造供给。它使很多有志于儿科的医生留在行业。公立医院放开价格管制的阻力巨大，不只民众反对，政府也希望其承担公益属性。假如公立医院像民营医院那样将价格提高10倍，将承受多大的压力。公立医院长期低质服务，提高收费水平首先缓解的是医生收入困境。缺乏竞争压力，服务水平就很难提高，放开民营医院管制，包括准入和价格管制，私立医院儿科医生会好过得多。所以，公立医院在做绩效考核时要向儿科倾斜，要多考虑工作量和社会效益，而不能单纯考虑经济效益。

第四节　医疗机构的有效产出

医疗机构的有效产出中医生是瓶颈、患者是客户。任何营利性业务必须同时满足两个必要条件：一是医疗机构必须向患者提供高质量服务；二是医生护士等医疗机构的员工满意度必须得到保障。对于医疗机构而言，有效产出T意味着通过向患者交付高质量、可靠的医疗服务而产生现金的速度。有效产出是某位患者为服务的付费减去为这个患者而做的检查工作、供应商等的变动成本。总的有效产出与给定时间内接受治疗的患者数量和每个患者的付费金额直接相关。医疗流程的质量和可靠性直接影响医生花费在治疗患者上的时间上，从而影响接受治疗并付费的患者数量。

一、医疗机构总变动成本TVC

医疗机构向患者提供服务，必须建设基础设施、购买设备、工具、IT系统、HRP系统等。这些为向患者提供医疗服务所必需的系统投入的资产称为I，其中包括从外部购进尚未消耗的药品和耗材。随着时间的推移和为患者提供医疗服务流程的进行，这些投入形成的资产会慢慢贬值，这部分被称为运营费用OE，换言之，任何非变动成本都是OE。总变动成本TVC视为特定患者诊疗（包括门诊、检查、住院、手术等）过程中消耗的从外部购进的药品、耗材、工具等的购进成本。如果患者要求更多的检查测试或对药品、耗材等有特别的需求，总变动成本就会变化。比如：患者要求指定进口器材、药材为自己治疗，如果进口品价格高于国内品价格，该患者的总变动成本就会上升。在有效产出会计中，力求增加T，同时降低I和OE。在医疗机构内部，如果能够在最短的可能时间内提高理解患者期望的速度、精确的诊断病情、开发治疗计划、执行最佳治疗选项就可以增加T。在此过程中，做理疗的质量和可靠性是非常重要的，因为如果不得不一遍又一遍重新接受老患者入院或检查，将会浪费最宝贵的医生时间。在医疗保健领域，管理的当务之急是：增加的有效产出 T 大于投资 I 的增加 + 营运费用（OE）的增加。如果从开始到结束，治疗患者花费了太长时间，或者第三方很久才付费，那么就会增加 OE，增加 I，降低 T，因此，营利性医疗机构做决策和选择患者时，要理解 T/DU 的概念。雇佣员工必须带来 T 的增长大于因雇佣员工而带来的 OE 的增长。

二、评价工具 TDD

有效产出（TDD）元 / 天和库存（IDD）元 / 天对医疗机构来说也是非常有价值的评价工具。TDD 衡量应该完成却未完成的事情，IDD 衡量不应该做却做了的事。这些控制指标的理想值是零，控制指标的数值越大，更是需要采取修正行动。如果采购部门的采购计划制定不合理，导致大量的医疗用品周转率下降，占用过多导致的收入减少额。例如，某医院邀请了一位外部专家来手术，如果这位外部专家到位可以开始手术，但院内其他部门未能完成自身工作，导致专家等待所造成的有效产出减少，这个金额越大，对该部门的惩罚就应该越大。

三、迁就瓶颈

缓冲管理（bm）：在对患者与医生进行安排时，时间表应该按照用尽医生时间的方式来排定。只要医生时间表当中的某一段时间被确定下来，就按照医生的时间来安排患者的预约、挂号、缴费、检查、等待医生的到来。一般来讲，医生到达之前，患者在检查室会有一小段等待准备时间，这个短暂的等待是用来预防墨菲现象的突然出现，确保医生不会因为患者的迟到而等待，预约时间表和出院时间表都源自医生的时间表。通过实行缓冲和缓冲管理报告，TOC 提供了管理墨菲现象的技术和工具。缓冲被战略性地放置用来保护瓶颈资源——医生时间。用一位有经验的人员担任缓冲管理员，以便确保医生时间的高效利用，以及患者在诊疗过程中所花费的时间不会超出计划。例如：主任医师资源非常昂贵，是瓶颈资源。如果所有的患者不分病情一律挂主任医师的号，会造成资源浪费。因为很多患者的病情简单经过咨询和设备检查就可以确诊及治愈，因此要加强挂号前的咨询，引导患者科学确定医生。一方面可以降低自己的医疗费用，另一方面也可以节约医生的时间。有研究者亲身经历的特需门诊专家就利用助手的工作，减少自己的工作时间，从而能够诊治更多的患者。

四、医疗关键链项目管理

关键链项目管理是由高德拉特博士创始，注重项目执行中所需资源的计划与管理方法，关键链项目管理（ccpm）系统倾向于保持资源更均衡的分布，但要求各项资源的启动时间保持灵活，并在任务和任务链之间能灵活转换，以保证整个项目按期进行。医生全天时间排程时，由于其不可能同时面对四位患者，因此必须让医生对每位患者的诊治时间之间的等待时间为零。医疗项目中通常方案是多任务，即医生和其他资源在不同患者之间多次来回，一个患者同时需要多个工作人员、多个程序进行工作，运用 CCPM 就是要让患者快速通过系统。对于一般患者来讲，确诊所需要的步骤基本上是挂号、问诊、开单检查、拿结果回来给医生确诊。这个过程中，如果把主任医生的时间浪费在开单上，大量浪费了瓶颈资源。但是如果让病重的患者接受普通医师的诊疗，也浪费了患者的时间，对于医患双方都不是最优的，如果能够把医生诊疗之前的时间纳入缓冲，让患者在缓冲时间内完成开单检查等步骤，合理利用医生资源势必会提高医院的效率。

五、打破系统瓶颈

需要提升系统产能或进行重要投资来释放瓶颈时间的时候，就要打破瓶颈。打破瓶颈对于净利润 NP 和投资回报率 ROI 的影响如何？

有效产出 T= 售价 – 总变动成本

净利润 NP= 有效产出 T– 运营费用 OE

ROI= 净利润 NP/ 投资 I

打破瓶颈将可以带来 T 的增长高于 OE 的增长，以及 ROI 高于成本的投入。

第十二章　公立医院绩效考核方案设计

第一节　绩效考核的“指挥棒”作用

儿科医院的困局让我们看到，不合理的绩效评价指标体系会引导被考核者追求个体绩效而忽视医院绩效。那么在公立医院取消以药养医的情况下，公立医院的收入受到政府定价政策的限制的条件下，如何保证医院能够收支平衡并保持良性发展局面呢？原来医院的收入总共包括三项：医疗收入、药品耗材收入、财政补助收入。当药品差价收入逐步取消之后，医疗收入不足带来的缺口将全部由财政补助解决，而财政补助收入随地方财力的强弱呈现差异，医院的日子就变得苦乐不均了。

一、医疗收入结构

在卫计委的绩效考核指导意见里，对公立医院的考核有一项指标叫做医疗收入结构。规定了药品、耗材、检验化验收入不能超过同地区同类医院的平均水平。不知道这个指标医院如何来控制。药品加价取消了，耗材加价是否取消了？医疗服务收入没有定价自主权，药品耗材加价取消，财政补助杯水车薪的情境下，如何激发医院的积极性？如何保护医务人员的积极性？既要能够保证不增加患者负担，还须为医疗服务中的市场化部分留出空间，促进就医秩序的合理化。医改绝对不是简单的事情，公立医院管理也绝不是简单的事情，唯有涉及医改的各方都满意了，政策才能称得上行之有效，因此，在使医改各项措施立足“惠民”的同时，也应该充分调动医务工作者的积极性。

二、绩效考核就是指挥棒

传统的绩效考核方法在医疗体制改革方向不明确的前提下走了一些弯路，但是不能每次改革都以牺牲改革目标为目的，全国各大城市已经有了一些探索。以深圳为例，从2017年开始将对公立医院每年的运营情况进行绩效考核，考核指标包括功能定位、公共服务、创新发展、成本效益、经济管理和社会满意度六个方面，并对每个指标的完成情况进行量化打分。根据打分情况确定医院的补助额度，领导奖惩和薪酬。从这个政策动向可以看出，财政补贴是看人头。这个制度存在诸多副作用。第一，财政补助针对的应该是医院收入不能弥补成本的部分。假如医院成本发生相对合理的前提下，国家应对医疗收入不足部分进行补助。但是实际执行中按照什么标准补助呢？按人头就是方法之一。但是按人头忽略了个体差异，每个患者消耗的医院资源不同，但是收费标准相同，特别是按照病种收费之后，同样一个病种，有人体质好1天就治好，有人要治三天，按照人头补助显然是不对的。第二，导致财政资金捉襟见肘。那么按照绩效考核体系评价结果如何补助呢？打分结果和补助数额之间是何种关系尚未可知。但是，按照什么标准补助医院实际上成为医院绩效评价的重要动因。

三、公立医院绩效评价指标

①社会效益指标。重点评价公众满意、政府指令性任务落实、费用控制、与基本医保范围相适应、病种结构合理等情况。其中，政府指令性任务落实包括承担公共卫生、突发事件卫生应急和医疗救治、支农支边、对口支援、援外、医学人才培养、国防卫生动员、惠民等公益性任务和社会责任的情况。②医疗服务提供指标。重点评价医疗服务质量和安全、医疗服务便捷和适宜等情况，以促进医疗机构合理、规范诊疗。③综合管理指标。重点评价人力效率、床位效率、成本效率、固定资产使用效率、预算管理、财务风险管控、医疗收入结构、支出结构、节能降耗以及党建工作和行风建设等规范化管理情况。④可持续发展指标。重点评价人才队伍建设、临床专科发展、教学、科研等情况。总共4个一级指标，21个二级指标，52个三级指标。

第二节　绩效考核是软实力

我们经常谈到要建立医院的核心竞争力，核心竞争力就是你所拥有的别人长期无法替代的竞争优势。什么是竞争优势，是制度而不是人、不是物，建立好的制度可以吸引更多的人才，可以更好的、更有效的利用资源，绩效考核就是这样一个制度。事实上，所有的有形的东西都是可以复制的、都是可以替代的、都是不重要的，都不是一家医院的核心竞争力，只有制度是无法复制的。所以，柯林斯在《基业长青》中提到：管理者要做制度的构建者而不是报钟人。绩效考核要兼顾效率和公平的关系，公平太大，效率太差。任何一个绩效考核方案都不可能是单一指标的，单一指标无法体现和反映一个医院的全部绩效，所以我们要建立一个绩效考核的指标体系。绩效考核杜绝随意性，其方案和指标一经确定，一年之内不能轻易变动。

一、考核指标的设置

不同医院根据自身的级别和实际需求，可以确定不同的考核指标，绩效考核不限于这些指标，可以增加、可以减少。例如，旗县级医院不设置新技术、新业务、课题、专著、论文等考核指标，因为公立医院改革要求基层医院医务人员评职称不用论文、科研。没有制剂中心的医院可以不设置自制药剂比指标。企业之间的竞争是抢夺用户，医院之间的竞争争夺患者。所以，设定绩效考核指标时一定要把门诊量、出院病人次、手术量等量化指标纳入考核，同时，也体现了医院的社会公益性。

二、确定绩效考核指标的目标值、权重以及分值系数

权重的设置，可以实行百分制，也可以实行千分制。例如，财务纬度是50%，就证明该医院目前的考核重点是成本控制。绩效考核重视科室的成长性，成长性科室比非成长性科室更重要。因为我们的医疗服务项目和收费价格是政府确定，有的科室收费项目少，有的科室服务项目收费标准非常低，即使再努力也是亏损的；有的科室收费项目多，并且收费标准高，稍微一努力就可以实现，所以，有的科室即使百元医疗收入成本超过百元我们也是认可的。因为我们的医疗服务价格确定时较多的考虑了固定资产的消耗，对于人力成本考虑较少，造成设备类收费标准较高，体现医务人员劳务价值的技术服务类项目收费标准较低。前者如儿科和急诊，后者如CT和B超，就形成一个鲜明的对比。最后，实际考核结果与目标值比较，再和权重加减，得出实际总分值，实际总分值乘以每分值系数，就得出整个科室的绩效奖励总额。

三、目标值的设置

确定目标值时要根据医院的实际情况：一方面是工作需要，目标值不能太高，太高达不到要求，容易使被考核者丧失信心，放弃努力；另一方面是能力考核，目标值

不能太低，太低容易实现，容易使被考核者失去努力的动力。黑格尔说过：存在即是道理。凡是存在的事物就天然具有合理性……凡是合理的都是存在的，凡是存在的都是合理的。所以，我们的目标值一定要根据每个科室各个指标的实际情况来确定。我们根据历史数据进行测算、确定一个目标值，这个测算期间不要太长，有一年就可以了，因为期间太长了，医院的体量、架构、业务范围、相关数据、内外部环境等会发生很大的变化，没有可比性。

第三节　外科系统绩效考核方案

外科系统绩效考核方案见表 12-1。

表 12-1　　某外科绩效考核方案

考核指标	目标值	实际值	权重	考核部门
百元医疗收入成本			40	
住院人均费用			2	
门诊量			5	
出院患者数			5	
平均住院日			2	
床位周转次数			2	
床位使用率			2	
平均护理量			5	
手术例数			6	
三四级手术例数			6	
药占比			4	
基本药物使用率			2	
抗菌药品使用强度			2	
抗菌药品使用率			2	
耗占比			5	
临床路径入组率			2	
临床路径完成率			2	
病案合格率			2	
患者投诉量			2	
患者满意度			2	
分值			100	

第四节　内科系统绩效考核方案

内科系统绩效考核方案见表 12–2。

表 12–2　某内科绩效考核方案

考核指标	目标值	实际值	权重	考核部门
百元医疗收入成本			45	
住院人均费用			2	
门诊量			6	
出院患者数			6	
平均住院日			2	
床位周转次数			2	
床位使用率			2	
平均护理量			6	
药占比			8	
基本药物使用率			2	
抗菌药品使用强度			2	
抗菌药品使用率			2	
耗占比			5	
临床路径入组率			2	
临床路径完成率			2	
病案合格率			2	
患者投诉量			2	
患者满意度			2	
分值			100	

第五节　手术麻醉科系统绩效考核方案

手术麻醉科系统绩效考核方案见表 12–3。

表 12–3　手术麻醉科绩效考核方案

考核指标	目标值	实际值	权重	考核部门
百元医疗收入成本			50	
手术例数			20	

续表

考核指标	目标值	实际值	权重	考核部门
药占比			5	
耗占比			10	
医护投诉量			5	
患者投诉量			5	
患者满意度			5	
分值			100	

第六节　医技系统绩效考核方案

医技系统绩效考核方案见表 12–4。

表 12–4　医技科室绩效考核方案

考核指标	目标值	实际值	权重	考核部门
百元医疗收入成本			50	
工作量			20	
耗占比			10	
医护投诉量			10	
患者投诉量			5	
患者满意度			5	
分值			100	

第七节　财务考核指标解读

管理学大师彼得·德鲁克认为：企业的目的不是为了盈利，而是为了提供服务，对于利润的见解是根本没有利润，只有成本。所以，我们的这套绩效考核方案只关注成本，没有一个指标是考核收入和利润的。

一、百元医疗收入成本

在前面我们提到过德鲁克的管理思想：只关注成本，不追求利润，该指标就是这种思想的集中体现，不考核收入，只考核成本。考核投入的有效产出和资本的利用率，实际上就是成本收益率。这是政府对公立医院进行绩效考核的关键指标之一。我们进行医院经济运营分析时有几十个指标，有好的，有坏的，如何评价整体的运营业绩呢，按照杜邦分析，在金字塔的顶端是净资产收益率，它等于总资产收益率乘以权益倍数，医院不是股份医院，所以不考虑后者，这样总资产收益率好了，整个医院的运营就好了，医院是非营利，所以分子分母倒过来。本指标不包含药品和高值耗材的收入，按照成本核算的配比原则，同样不包括他们的成本，成本是开展科室全成本核算包括房屋及设备折旧、人员成本及所有消耗。高值耗材包括植入性耗材和单价 2000 元以上的非植入性耗材（在有的二级医院我们设定为 1500 元）。所有设备都要纳入绩效考核是为了提高设备的使用效率，防止设备闲置。

我们过去发奖金直接使用收入减去支出，得到一个绝对的衡量指标 = 利润，假如说是 1000 万元，好像是一大笔钱，仿佛你真的挣了那么多钱，但是你却没有考虑投了多少成本，也就是说你挣了 1000 万元需要花多少钱，假如你只花了 100 万元，你挣的钱是你投入成本的 10 倍，这是一个非常好的业绩；但是，假如你最初投入了 10 个亿，只不过赚了 1000 万元，那就是一个非常差的业绩了，你需要拿你赚的钱和你投下的资金进行比较。即使医院的净利润很不错，也有破产的可能，因为现金流不够是很多医院垮台的幕后杀手，假如现金流不够，其他的一切都不重要，现金流是医院生存的指标，保持一定的现金，你就没事了，低于那条界线，你就无法运转。所以，医保给你的才是你的，不能超出医保费用的。

二、住院人均医疗费用

公立医院改革要求严格控制医疗费用，并将医疗费用增长率纳入政府对医院的绩效考核中，规定不得超过 10%；同时，医疗保险对医院的医疗费用控制也非常严格，对不同级别医院的人均费用都有一个明确的要求，超过的由医院自己承担，实际上就是医院亏损了。各家医院为了控制医疗费用，在质量考核中对超费用的科室实行控费管理，超过费用定额指标要罚款，这种做法对外科系统的影响很大。因为，外科的手术费是手术室收的，是手术科室自身无法控制的，手术室的费用占了手术科室费用的很大比例。但是，受罚的是手术科室，后果就是外科不愿意做手术，因为做的手术越多罚款越多，再加上病案质量考核等一系列罚款，造成有的外科医生做了很多手术，反倒不如做手术少的医生。所以，我们采取的办法是从源头上控制手术室的费用，一种是从手术科室的费用指标中扣除麻醉费用，另一种是我们测算了现在全院费用当中手术室费用占外科手术患者总费用的比重，以此作为一个考核指标，超过就罚款，降低就奖励，从而提高麻醉师的麻醉水平，降低麻醉费用，控制手术室收费。

第八节　药学质量考核指标解读

一、药占比

到 2017 年年底试点城市公立医院药占比（不含中药饮片）总体下降到 30% 左右。

二、基药占比

国家卫计委要求，二级公立医院基本药物使用金额占比达 40%～50%，三级医院占比达 25%～30%。基本药物使用比例，一般有两种指标评价，一种是看基本药物占医院总药品的比例，另一种是金额占比。由于基本药物一般价格较低，因此金额占比要低于品种所占的比例。该指标升高更有利于控制整体的药品费用。

三、抗菌药品使用强度

抗菌药物使用强度 = 抗菌药物消耗量（累计 DDD 数）× 100 /（同期收治患者人天数）

注：同期收治患者人天数 = 同期出院患者人数 × 同期患者平均住院天数。

全院总抗菌药物使用强度为每种抗菌药物使用强度的总和。

四、抗菌药品使用率

等于使用的抗菌药品总金额 / 使用的药品总金额。因为相同强度的抗菌药品有价格高的，有价格低的，使用该指标更有利于控制抗菌药品的使用，降低药品费用。

五、自制药剂比

等于自制药品总金额 / 使用的药品总金额。

六、中草药占比

等于中草药总金额 / 使用的药品总金额，符合国家鼓励中医药的政策。同时，由于国家鼓励中医药事业的发展，以及草药的加成比例很大，对于医院的利润存在着很大的空间。

七、临床路径是控制药品费用比例过高的手段之一

国家要求三级医院在2017年底开展临床路径占出院患者50%，以北京某医院为例进行分析，该院从2000年开始实行临床路径，10年来，住院患者的药品总费用没有超过4000元（见表12-5）。

表12-5　　北京某医院开展临床路径药品费用分析

年份	患者总药费比例（%）	门诊患者药费比例（%）	住院患者的药费比例（%）
2000	50.65	61.88	35.88
2010	42.35	58.71	25.62

第九节　医用耗材考核指标解读

一、医用耗材消耗占比

百元医疗收入（不含药品收入）的医用耗材消耗，国家规定不得超过20%。

二、百元医疗收入中的医用耗材收入

2015年10月27日国家卫生计生委、国家发展改革委、财政部、人力资源社会保障部、国家中医药管理局。《关于控制公立医院医疗费用不合理增长的若干意见》的考核指标。但是，有的省份医改取消了材料加成，这个指标的考核就没有意义了。

三、百元医疗收入（含药品收入）的医用耗材消耗

这个指标是我们医院自己做医用耗材控制和有效产出分析使用的指标，也就是医疗收入（包含药品收入）中原材料的消耗占比。具体使用哪一个指标，由各医院根据自己的实际情况和工作需要设置。

四、库存的本质

为了衡量实现医院目标的业绩和效果，TOC打破传统的成本会计概念，提出了三

项主要衡量指标，即有效产出、库存和运行费用，丰田生产方式的创始人大野耐一做出的突出贡献就是改变了将库存视为资产的看法，认为库存本质上就是负债。

药占比和耗材占比是绩效考核的关键性指标，通过绩效考核加强医院药品和耗材的库存管理，减少一级库和二级库的库存，因为从成本管理的角度讲，库存是万恶之源。所以，国家在去库存，医院也要去库存。我们的药品和材料一般实行“先进先出法”，材料的电子库存账上不仅仅要明确名称、规格、单价、数量，还要把有效期和灭菌有效期信息准确录入，以免先领用了距离失效期远的，而把已经到失效期的留下。例如没有录入失效期，结果在入库时间一样的情况下，三年期的都领走了，两年期的都留下了，马上就到期了。所以，有效期相同的实行“先进先出法”，有效期不同的实行“近效期先出”。要建立材料领用制度，科室指定专人负责领用，其他任何个人不得领用；要建立材料二级库管理制度，领用材料的人员把领到的材料存入二级库，不能在个人手里私自保存，使用人必须在二级库办理领用出库手续才可以。例如，一家医院做数据分析时发现库存管理存在问题，口腔科 4 月比 3 月减少了 300 个患者，却增加了 9000 元的材料，医院进行调查后没有查明原因，就对该科室进行了处罚。同时，检验科的检验试剂，东北地区冬天比较冷，不便于试剂的运输，于是在上冻前要购买 3～6 个月的存货，又由于器械科没有储存设备，同时办理医院一级库的入库、出库和检验科二级库的入库手续，成本记在检验科。由于医院没有实现零库存，实行的是以领代耗的方式，所以在做绩效考核计算检验试剂的成本消耗时分摊到受益月份中，如 3 个月或 6 个月。

五、库存量大的弊端

一是占用医院资金；二是医疗服务要求改变后原型号、规格不能使用了；三是医疗服务项目收费标准的影响，例如，新的医疗收费标准制定后很多耗材不能单独收费了，比如新价格规定输液一天两组以内每组 10 元，第三组加收 4 元，包含输液器和注射器，如果我们以前高精密输液器的库存太大没有用完，医院就亏损了。停留在供应链渠道中的存货是否能够计算有效产出？现实情况是在供应链中，谁的博弈能力强、谁有话语权，谁就可以库存最少，把库存压到其他人身上，按照有效产出会计的思维，库存和应收账款都是负债，不算有效产出。

第十节　医院运营指标解读

一、平均住院日

平均住院日是绩效考核的核心指标，按照陈仲强、赵亮在《医院绩效管理》一书中的研究成果：

平均住院日 = 出院患者占用总床日数 / 同期出院人数

第一，平均住院日的作用。在确保医院服务质量和医疗安全的前提下，有效缩短平均住院日能够实现医院资源的成本最小化、医院综合效益的最大化、减少患者的直接费用和间接费用。医院总体平均住院日：不适合所有临床科室的“一刀切”；不同医院之间、综合与专科等之间缺乏可比性。

2000~2008 年 6 月北京某医院普外科腹腔镜胆囊切除的病例共 4292 例。2008 年 6 月患者平均住院日降为 3.1 天，比 2005 年缩短了 50.77%；同时随着平均住院日的下降，患者的平均费用下降。北京某三级甲等医院平均住院日减少一天，一年增加一个亿的收入（见表 12-6）。

表 12-6　　2005~2008 年北京某医院患者费用与医院利润分析

年份	平均住院日（天）	患者的平均费用（元）	日均费用（元）	2005 年北京的医疗保险支付制度改革由项目付费转为病种付费，每例收费标准（元）	利润（元）
2005	6.3	10736.79	1656.00	8028	-2708.79
2008	3.1	7426.13	2395.53	8028	601.87
差异	缩短 3.2	减少 3310.66	增加 739.53		3310.66

凸显了核心技术的价值，减少了药品和床位等非核心的费用。同时，该院从 2005~2008 年 6 月的结直肠癌患者的费用无明显增加，因为平均住院日缩短了 4.89 天。

例如：某科室平均住院日：一般是通过制定医院的总体目标，再根据总体目标制定以科室为单元的平均住院日目标

第二，如何缩短平均住院日。

1. 新技术新业务，见表 12-7。

表 12-7　　北京某院普外科 2000 年开展腹腔镜手术

年份	平均住院日（天）	住院人数（人）	手术例数（例）
2000	15.01	2316	2194
2007	7.39	4587	4040
差异	缩短 7.62	增加 2271	增加 1846

新技术的开展拓展了外科手术的适应症范围，但并没有增加并发症的发生，相反减少了术后并发症。可以缩短平均住院日、提高日均费用、保证患者费用无明显增加、增加患者满意度、增加就医患者人数、利用规模经济降低医院的单位成本。由于腹腔镜技术的微创性，患者术后恢复快，减少了护理工作时间，该院腹腔镜组较开腹组的护理工作时间平均减少了 484 分钟，这与患者术后下地时间早、肠胃功能恢复快、拔除胃管时间短、进食时间早、输液时间短和输液量少有关；同时由于腹腔镜手术术后的并发症降低也减少了护理成本和护理风险成本。但是，新技术新业务带来了耗占比高的风险。有时传统技术仍然带来收益，例如蒜皮补耳，在医保总额付费下就可以节省一部分医用耗材费用。

2. 临床路径，见表 12-8。

表 12-8　　北京某医院从 2000 年开始实行临床路径并逐步完善的情况

年份	平均住院日	出院人数	手术量
2000	15.3 天	19553 人	9229 例次
2009	7.9 天	51907 人	31433 例次
差异	减少天数 7.4 天	增加 32354 人	增加 22204 例次
	缩短比例 48.4%	增加 165%	增长了 240%

同时，实施临床路径有助于控制医疗费用，在整个国家经济水平提高，物价上涨的情况下，医疗费用得到了较好的控制，从住院次均费用来看，2001 年 11078 元，2009 年 15553 元，8 年间增加了 40%，和同期的物价指数相比已经很低了。但是，缩短平均住院日也有负面效应，各个科室只收病情较轻的患者，不愿意收病重患者，因为重患者住院时间长、费用多、超标准，不利于医保控费，还需要多写病历，医疗质量考核容易扣分。同时，医疗风险加大，受苦受累，少拿绩效。所以，平均住院日、床位周转率、床位使用率、出院患者数要同时应用，防止出现上述问题。

第三，平均住院日、床位周转率、床位使用率、住院人次、门诊量和满意度的关系。平均住院日缩短床位周转率加快，床位周转率加快床位使用率下降，要想提高床位使用率就要增加出院患者数，要想增加出院患者数就要增加门诊患者数，要想增加门诊患者数就要提高患者满意度，要想提高患者满意度就要提高医疗服务质量、改善医疗服务质量。9家自治区级直属医院2013年、2014年、2015年分别是18.96个门诊人次1个住院患者、18.16个门诊人次1个住院患者、19.20个门诊人次1个住院患者。正常情况下，门诊量与出院患者量的比例体现着医院的竞争能力，该比例越大，医院在和患者的博弈中的优势越明显，反之处于劣势，例如，连续三年县级医院的门诊住院患者比分别是12.95:1、13.40:1、8.29:1，患者来医院就要求住院治疗，否则不来，但是，住院要受到医保作品总额控费的限制，医院收入的含金量偏低。

二、出院患者数

存在出院患者数统计数据不准确的情况，有的按照上报病历（是合格病历）统计，实际上即使病历不合格该科室的医务人员也是付出大量劳动的，也要纳入绩效考核中，只不过是质量存在一定问题，应该在质量考核中予以扣分的；有的按照结账患者统计，不结账就不计算患者数，这对于相关科室是不公正，因为，有时是患者出院后自己不结账、有时是医保计算机网络系统调整不能及时结账，这两种情况科室都是无能为力的；我们规定按照出院区患者数进行统计，信息系统中患者到出院区后不得拉回在院区，如果有未收费需要补费的，总会计师签字后在出院区修改，并纳入质量考核体系。如果被考核者怕考核不去补收费，物价科检查同样纳入质量考核中，从而保证统计数据的准确可靠。同时，出院患者在HIS系统出院区和在院区之间拉进拉出，严重影响医院病案管理，这种现象一定要杜绝。

三、门诊量

按照提交的门诊合格电子病历数进行统计，这是门诊电子病历管理的要求，也是规避医疗风险的重要手段。

四、手术例数

手术例数的多少关系到医院经济利益和医疗水平的高低，也体现医院综合管理水平。沟通会降低医院的成本费用，一家医院手术室准备好了，患者出院了；有的手术室告诉副手了，副手忘了通知主刀，主刀外出开会了，造成手术室台数周转减少。同时，手术患者术前按照规定输抗菌药，正好手术时产生药效，但是，各种原因造成手术推后，结果药效期过了，为防止手术部位感染只能大量输液，从而增加了抗菌药的使用量，增加患者和医院的成本。

五、手术术后感染率

体现医院院内感染与绩效考核的关系，医院感染影响医院的医疗费用和医疗成本，所以，要把院内感染的考核指标纳入到医院绩效考核指标体系。例如，有一家医院产科发生了院内感染，停业整改半年，不仅没有患者、没有收入，只有固定成本，而且花费了大量的整改成本，同时医院的声誉受到了极大影响。陈仲强、赵亮在《医院绩效管理》一书中进行了具体描述：

第一，北京某医院脑出血和脑梗塞患者平均住院日和平均住院费情况，见表 12-9。

表 12-9　　某医院 2005 年 7 月～2006 年 12 月外科手术的研究情况

	平均住院日（天）	平均住院费（元）
医院感染组	23.0	28779
对照组	15.5	10974
差异	7.5	17804

第二，某医院外科手术的研究显示：3331 例肝叶切除术住院费用有医院感染 43966 元，无医院感染 23009 元，有并发症 40872 元，无并发症 22784 元。

第三，Kirkand、Zoutman 等人的研究证实：手术部位感染给患者增加 6.5～12 个住院日和 3089～5038 美元的额外费用。

第四，国内研究显示：手术部位感染患者平均医疗费用增加 3232～5166 元，延长住院时间 8～18 天。

六、医技科室考核指标

第一，不考核麻醉量，因为考核全麻超医保费用，同时会鼓励联合麻醉；第二，按照国家卫计委临床用血管理办法要求减少血液的使用，输血科的绩效考核不得考核输血量；第三，考核医技科室工作量，将检查项目分解到最小单位，比如肝功 7 项，就按照七个工作量考核。

七、政策性指标的考核

基层医院妇产科是一个科室，考核手术率可能会引起提高剖宫产率，要同时考核自然分娩率。

第十一节　病案合格率解读

一、病案管理是医院质量管理的核心

病案管理也是未来医院收入的关键性来源，所以对病案质量的要求非常高。我们现在对病历的质量考核总体上是有问题和毛病就罚款，结果是干活越多的大夫问题越多扣分越多，奖金越少。我们在绩效考核方案中按照等级医院评审的要求设置了一个目标值，比如甲级病历合格率为95%，如果你达到了就得满分，没达到就扣分，超过了就加分，充分体现了绩效考核的激励原则。除了医疗服务质量和安全对病历的要求，医院的运营和绩效考核也对病案质量有着很高的要求，一方面是控制医疗风险；另一方面是医保付费：一是DRGs付费；二是单病种付费和日间手术。

二、DRGs付费

DRGs付费是世界公认的比较先进的支付方式之一，也是医保改革的要求，最初产生于美国，是耶鲁大学卫生研究中心通过对169所医院70万份病历的分析研究，提出了一种新型的住院患者病例组合方案，中文翻译为（疾病）诊断相关分类，它根据患者的年龄、性别、住院天数、临床诊断、病症、手术、疾病严重程度，合并症与并发症及转归等因素把患者分入500～600个诊断相关组，然后决定应该给医院多少补偿，不同的分组付费不同，如果病案中漏掉了一部分描述，就会少得到补偿。

三、单病种付费和日间手术付费

依据《内蒙古自治区基本医疗保险按病种付费改革试行办法》在2017年1月1日起执行，该文件有两大特点：一是建立医院和医保的谈判机制，二是在总额付费之外另行付费。按病种付费病例的一次住院过程的全部医疗费（包括医疗保险基金支付范围外的自费医疗费），医疗机构应与参保人员一次性结算，不得向患者另行收取其他药品、医用材料和诊疗费用；不得将住院手术前按试点病种诊疗规范所要求的必要的检查、用药通过门诊就医方式分解收费；不得通过门诊或其他途径另外收取医疗费用；不得采用让患者外购药品、医用材料等方式分解收费。各定点医疗机构要按照国际疾病分类（ICD-10）编码要求规范传送病案首页，本办法共85个单病种和32个日间手术，凡是病案首页中按照疾病名称（ICD-10编码）、手术名称（ICD-9-CM3）进行编码的，都能够得到额外的补偿。例如：先天性房间隔缺损，病种编码Q21.102，手术

方式：直视修补术，手术编码35.71001/35.51001/35.61002，30000元，呼市某医院从2016年5月1日到12月31日共做了13例，按照文件精神就能够得到39万元的补偿。但是，由于单病种付费价格低于按照项目收费，如何引导、激励医生开展单病种医疗是我们绩效考核方案设计的一个非常重要的内容。例如，联合手术，剖宫产合并阑尾炎收入如何在妇科与普外科之间进行核算等。

这对医院病案编码员有非常高的要求，一要提高编码员对病案的阅读能力，只要出现该病种的关键词就要编入该病种；二要培训医生用规范的语言描述病历，完善其病历书写能力，因为同样一台手术可以有不同的描述。

第十二节　患者满意度解读

一、患者投诉率

包括3个方面的考核，一是医疗服务质量投诉，医务科负责。二是医疗服务态度投诉，党办、纪检、门诊部等负责。三是价格投诉，物价科负责。但是如果发生了医疗事故，即使没有投诉也要扣分的，该指标执行零投诉，只要有投诉就是零分。但必须是有效投诉，无理取闹的不算。

二、患者满意度

亚当·斯密说：人性本身是自私的，通过你的自私为别人提供服务，从而满足自己的需求，这是社会分工产生的原因，也是人类社会进步的原因之一。为别人提供服务的过程，实现患者满足，从而完成自己的价值创造，社会是公平的，你用你的服务换取别人为你的服务，按照患者的要求提供服务，患者因为得到超过自身想象的服务而感动，因为感动而满意，因为满意而带来口碑，因为口碑从而带来快速的患者响应，进而增加来医院看病的患者。患者满意度是医院管理的最高境界，彼得·德鲁克说“企业的成功不是由生产者决定的，而是由顾客决定的”，这句话放在医院就是“医院的成功不是由医疗服务者决定的，而是由患者决定的”，患者才是医院生存和发展的根本所在。患者满意度调查一方面调查的范围大成本太高，另一方面调查的范围小样本量太小没有代表性；同时调查的时间也有学问，住院期间的调查和出院后的调查不一样；调查的内容不同产生的效果也不同；按照营销学上有一个NPS的调查模式，患者满意度调查的内容只有你是否愿意再来我们医院看病，你是否愿意推荐你周边的人来我们医院看病两个内容。

三、美国医院如何专业提升患者满意度

奥巴马医改核心“价值为基础的报销”是有效提高医疗质量和患者的价值。作为“价值为基础的报销”指标中的重要的组成部分，“患者经历和满意度”在决定医院是否受到处罚或者得到奖励分数中一直占据重要的位置，从“价值为基础的报销”于2012年开始实施以来，“患者经历和满意度”的权重一直保持在30%。

在美国主要有两个患者满意度调查机构。一个来自第三方调查机构普莱斯基尼（Press Ganey），另一个便是“价值为基础的报销”的组成部分，“美国老年保险和救助保险中心”（Center for Medicare and Medicaid Services）收集的“患者经历和满意度”。普莱斯基尼患者满意度评估医院由普莱斯博士和基尼博士于1985年共同创立。在此之前，普莱斯博士已经是患者满意度方面的专家，在很多高校和医疗机构进行关于患者风险控制的辅导，以及推广通过理解和满足患者社会、文化、情感方面的需求来提高患者满意度方面的讲座。基尼博士则是统计学，是统计调查方法设计以及研究方面的专家。普莱斯基尼医院通过对患者以及家属在医院期间的感受进行调查，以及对于调查结果的分析，帮助医疗机构听到患者的呼声，理解患者的感受来提高自身诊疗和服务的质量。普莱斯基尼患者满意度评估医院的理念是相信患者满意度与医疗诊疗质量和医疗机构的收益是成正比，也就是说患者满意度高的医疗机构的诊疗质量和收入要比患者满意度低的医疗机构高。所以，普莱斯基尼患者满意度评估医院希望通过帮助医疗机构提高患者满意度来帮助医疗机构提高医疗质量、增加市场份额、提高运营效益、增强绩效，以及提高收入。普莱斯基尼患者满意度评估医院的核心价值之一是和医疗机构一起合作，帮助医疗机构搜集患者以及家属对于医疗机构的意见和反馈，通过对于数据的分析，帮助医疗机构成长。每年，普莱斯基尼患者满意度评估医院对于患者满意度连续三年或者以上名列前茅的医疗机构授予“登峰奖”（Summit Award）。除了美国第三方机构普莱斯基尼对于患者满意度的评价以外，“美国老年保险和救助保险中心”对于患者满意度有独立的评分系统和评分调查方法，其具体的调查系统为“医院消费者医疗提供与系统评价”（Hospital Consumer Assessment of Healthcare Providers and Systems，HCAPHS）。“美国老年和救助医疗保险中心”从2002年开始联合“医疗研究和质量机构”（Agency for Healthcare Research and Quality，AHRQ）开始科学d地商议和制定住院患者满意度调查表格和方法，其中包括公众对于调查问题的意见。2005年5月调查问卷得到了“国家质量论坛”（National Quality Forum）的支持。

2006年10月“美国老年和救助医疗保险中心”正式开始实施调查。调查主要由四种方式组成：邮寄问卷、电话询问、邮寄问卷和电话后续跟踪，以及互动式语音。除了患者的基本情况，调查的内容包括以下几个方面：“护士护理与沟通情况”，“医生沟通情况”，“医院的环境”，“医院住院期间的经历”，“出院信息提供”，以及“医院整体评价”。

四、患者满意度调查表的设计

1. 本次住院期间，护士是否能够以礼貌和尊重对待您？

2. 本次住院期间，护士是否能够细心聆听您说话？

3. 本次住院期间，护士是否能够常用您听得懂的方式来向您解释？

4. 本次住院期间，在您按过求助铃之后，是否常能得到所需要的及时协助？

5. 本次住院期间，医生是否常以礼貌和尊重对待您？

6. 本次住院期间，医生是否常细心聆听您说话？

7. 本次住院期间，医生是否常用您听得懂的方式来向您解释？

8. 本次住院期间，您的病房及卫浴设备是否经常保持干净清洁？

9. 本次住院期间，您的病房周围是否晚上能够一直保持安静？

10. 在您需要使用厕所或床上尿便盆时，您是否常能及时得到协助？

11. 本次住院期间，如果您需要使用止痛药，您的痛楚是否经常得到控制？

12. 本次住院期间，医院员工是否经常尽量做到他们所能的来协助您止痛？

13. 在提供您新药之前，医院员工是否告诉您新药的功能为何？

14. 在给您新药之前，医院员工是否用您能了解的方式来解释有关药物可能产生的副作用？

15. 住院时，您的医生、护士或其他员工有没有与您谈论出院后是否会获得所需要的协助？

16. 本次住院期间，您是否得到书面资料来解释有关您离开医院以后应如何观察病状或健康的问题？

17. 请用下列0到10中任何一个数字评价。0是最差医院，10是最佳医院。您认为哪一个数字最能代表您对此医院的评价？

18. 您是否会向您的朋友和家人推荐这家医院？

19. 本次住院期间，医护人员在决定您离开医院所需的医疗照护时，是否考虑到您本人、家人或看护者的意愿。

20. 当您离开医院时，您是否充分理解对于管理自己健康应该注意的事项。

21. 当您离开医院时，您是否清楚了解服用每种药物的目的。

五、患者的就医经历和满意度

美国艾默里大学的贝克教授通过研究加州 315 家医院 2009～2011 年 3 年的患者满意度发现，对于医院总体评价的两个指标"医院总体评分"和"是否推荐朋友或亲人到这家医院就医"，得分高的医院特征包括：非政府、非营利、附属于医学院或者其他形式的教学医院、大型医疗系统中的医院、在中等或竞争激励的市场中的医院，以及床位小于 100 张或大于 300 张的医院。除此之外，护士数量比床位数量比例高的医院患者满意度分数较高；成本较高的医院患者满意度较高；而且平均住院日低的医院满意度较高。有意思的是，死亡率对于患者满意度的影响是复杂的。例如，对于急性心肌梗塞，和充血性心脏衰竭，30 天内死亡率低的医院患者满意度较高；但是对于肺炎患者，一些 30 天内死亡率低的医院，患者满意度也较低。但是 30 天内重复入院则趋势明显，30 天内重复入院率越低，则患者满意度高。

患者的满意度作为医疗服务中的一部分已经被越来越多的医院所重视，患者满意度 =（品质 + 速度 + 服务）/ 价格。有很多政策制定者、学者和医院院长都想进一步仔细研究患者满意度，力求明白什么因素可以提高患者满意度。尤其在"价值为基础的报销"的压力下，医院都不希望由于患者满意度分数过低而受到罚款，都希望了解满意度低的原因，以及提高患者满意度的方法。营销学大师科勒特说：营销不是以精明的方式去兜售自己的产品或服务，而是一门创造真正价值的艺术。奥巴马医改政策中把患者满意度作为患者价值报销惩罚（或奖励）的一部分，把患者满意度的重要性提升到前所未有的高度。换句话讲，患者的就医经历和满意度已经与患者在医疗过程中得到的最终治疗结果同等重要。为患者提供医疗服务已经是一整套的系统，医疗一部分是得到结果，但另一部分是整个住院期间的经历和感受。

第十三节　药学部门的绩效考核

一、药学部门的尴尬处境

实行药品零差率以后，药学部门处于比较尴尬的境界。存在的问题是药学部门为药占比的降低做出了贡献。但是，按收入发奖金，药占比越低，奖金越少，是负激励，是惩罚，不利于控制；从内控不相容职务分离，既采购，又考核，又销售。职业忠诚度讲，销售越多工作越好。所以，要对药学处实行单独的绩效考核，其中两个关键指标：一是成本控制，二是药占比。这个药占比是全院药占比，因为药学部门负责全院的药事点评，全院药占比降低就奖励他们，升高就惩罚他们，但是，药占比的控制一定要嵌入到预算控制中。国外研究结果表明，因有临床药师参与，每位患者平均节省费用达 600 美元；Bond CA 等调查美国 1000 家医院中的药师提供药学服务挽救了 400 例患者的生命，节约费用约 51 亿美元。莱斯特皇家医院曾经统计，通过临床药师的干预，每周节约的药品费用超过 25 万英镑，而所需药师服务费仅为 2.5 万英镑。2014 年开展的研究表明，包括 1 名临床药师参与的多学科的团队，能提高患者的治疗效果和患者满意度，并降低整体医疗费用。

二、药学部门的绩效考核方案

药学部门的绩效考核方案详细情况见表 12–10：

表 12–10　　药学部门的绩效考核方案

考核指标	目标值	实际值	权重	考核部门
成本				
工作量（门诊处方）				
工作量（住院电子医嘱）				
药占比				
基药占比				
抗菌药品使用强度				
抗菌药品使用率				
医护投诉量				
患者投诉量				
患者满意度				
总分				

三、制剂中心的绩效考核方案

（一）制剂中心成本核算管理办法

1. 机构设置

生产车间：中药制剂车间、西药制剂车间、制水车间；

辅助生产车间：检验车间；

管理部门：公用部门、普区、库房。

2. 人员配置

生产车间：12 人

管理部门：1 人

辅助生产车间：5 人

3. 费用划分

生产车间费用、辅助生产车间费用：列支制造费用；

管理部门费用：列支管理费用。

4. 会计科目

银行存款、库存物资、在加工物资、固定资产、原材料、包装物、产成品、半成品、生产成本、制造费用、管理费用、应付职工薪酬、累计折旧、制剂收入、制剂成本、内部往来等。

5. 会计分录

（1）购进原辅料、试剂、包装物：按照领用的实际金额。

借：原材料——某品种

包装物——某品种

贷：内部往来——应付账款——原材料

（2）购进固定资产。

借：固定资产

贷：内部往来——应付账款——固定资产

（3）生产车间领用原辅料：按照领用的实际金额。

借：生产成本——某车间——某产品

贷：原材料——某品种

（4）一般耗用：按照实际使用金额。

借：制造费用——材料费

贷：原材料——某品种

（5）包装物领用：按照领用的实际金额。

借：生产成本——某车间——某产品

贷：包装物——某品种

（6）检验车间试剂、培养基等领用。

借：生产成本——检验车间

贷：原材料——某品种

（7）计提折旧。

借：制造费用——固定资产折旧费

管理费用

贷：累计折旧

（8）发放工资。

借：制造费用——人员经费

管理费用

贷：应付职工薪酬

借：应付职工薪酬

贷：内部往来——应付账款——人员经费

注：由于无法将生产管理人员与直接生产人员分离，将生产人员工资全部计入制造费用。

（9）其他费用如差旅费等已经在医院报销。

借：制造费用——差旅费

管理费用

贷：内部往来——应付账款——差旅费

注：由于无法将生产管理人员与直接生产人员分离，将生产人员差旅费等费用全部计入制造费用。

（10）水电暖。

借：制造费用——水费 / 电费 / 暖气费

管理费用

贷：内部往来——应付账款——水费 / 电费 / 暖气费

（11）制造费用、管理费用分摊。

借：生产成本——某车间——某产品

贷：制造费用

管理费用

（12）辅助生产成本分摊。

借：生产成本——某车间——某产品

贷：生产成本——检验车间

（13）制水车间蒸馏水完工。

借：半成品——蒸馏水

贷：生产成本——制水车间——蒸馏水

（14）制水车间蒸馏水领用。

借：生产成本——某车间——某产品

贷：半成品——蒸馏水

（15）结转完工产品。

借：库存物资——药库药品——某产品

贷：生产成本——某车间——某产品

（16）产品销售。

借：内部往来——应收账款

贷：制剂收入

借：制剂成本

贷：库存物资——药库药品——某产品

（17）月末账务处理。

借：本年利润

贷：制剂成本

借：制剂收入

贷：本年利润

借：本年利润（或相反）

贷：利润分配（或相反）

借：内部往来——应付账款（或相反）

贷：内部往来——应收账款（或相反）

注：①月末，医院账将制剂中心发生业务统一制表，同时做以下账务处理：

借：在加工物资

贷：医疗业务成本

②月末，医院账根据制剂中心亏损金额做以下账务处理：

借：医疗业务成本

贷：在加工物资

6. 账簿设置

（1）建立原材料明细账，核算内容。

①二次包装产品使用：葡萄糖粉、硫酸镁粉、硼酸粉。

②生产科室领用产品使用：盐酸丁卡因、甘油、碘、碘化钾、95% 乙醇、水合氯醛……（约 40 种）。

③生产销售产品使用：肉桂、佛手、木香、高良姜、荜拨、炒神曲、碳酸氢钠……（约 60 种）。

④检验试剂：大黄素、葛根素、甘草苷、厚朴酚、芦丁、去氢木香内酯……（近百种）。

（2）建立包装物明细账。

包装物核算内容：外包盒、封口签、内包袋、塑料瓶、说明书、标签等。

（3）建立半成品明细账。

半成品核算内容：蒸馏水。

还应在其下设置“半成品成本分配表”。

（4）内部往来明细账。

按照应付账款、应收账款设置明细账，应收账款下按照材料费、人员经费、差旅费、维修费、水费、电费、取暖费、其他。

（5）生产成本明细账。

按照西药车间、中药车间、制水车间、检验车间设置明细账，还应在其下按照产品品种设置“生产成本计算单”。

（6）制造费用明细账。

按照材料费、人员经费、固定资产折旧费、差旅费、维修费、水费、电费、取暖费、其他设置明细账，其下按照产品品种设置“费用分配表”，制造费用按各产品所耗费直接费用比例进行分摊。

（7）管理费用明细账。

主要核算管理人员经费及公共部门、普区、库房发生各类费用，其下按照产品品种设置“费用分配表”，管理费用按各产品产量比例进行分摊。

（8）建立库存物资明细账。

应在其下按照产品品种设置“产品成本计算单”。

7. 会计报表

资产负债表、利润表。

8. 成本核算流程，如图 12-1 所示。

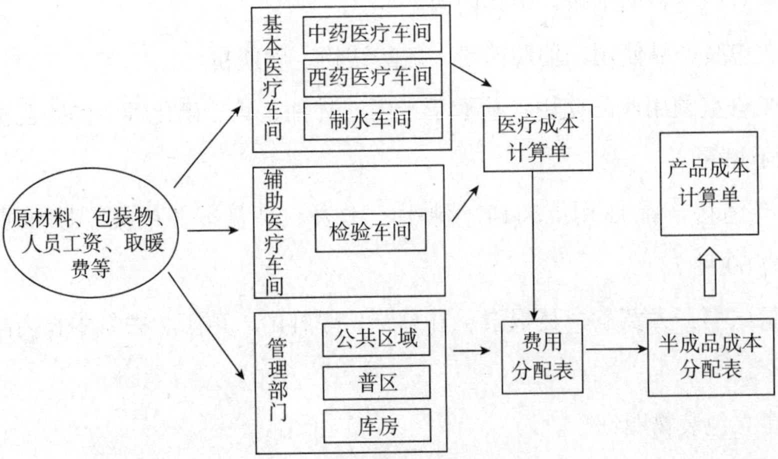

图 12-1　成本核算流程

9. 成本分摊

第一步：核算单个产品的直接成本：根据该产品的实际消耗进行核算。

第二步：分摊生产车间间接成本：以生产车间各类产品直接成本作为权重进行分摊。

第三步：将辅助生产车间成本分摊到生产车间：按照产品产量进行分摊。

第四步：将公共区域、库房成本摊到生产车间：按照产品产量进行分摊。

第五步：将制水车间半成品成本进行分摊：生产车间领用部分根据产品实际产量进行分摊。

第六步：将各种产品的成本除以产量得出单位产品成本。

（二）成本核算表

表 1

医院制剂中心－生产车间 间接成本分配表

制表单位：

单位：元

	药品名称	产量	原辅料	包装材料	固定资产		水电暖	设备维修费	直接成本小计	间接成本分配率	办公费	卫生材料		人员工资	总成本	单位成本
					房屋	家具、设备						固定成本	变动成本			
中药车间	溃疡散（g）	2045640.00	160897.45	23865.80	14298.43	55113.91	85531.59		339707.17	0.17	28.80	1366.40	1084.96	213200.65	555387.99	0.27
	中药生发水（ml）	25500.00	545.29	153.00	178.24	687.02	1066.20		2629.75	0.00	0.22	10.58	8.40	1650.44	4299.39	0.17
	中药导膜粉Ⅰ（ml）	8040.00	726.92	120.60	56.20	216.61	336.17		1456.50	0.00	0.12	5.86	4.65	914.10	2381.24	0.30
	中药导膜粉Ⅱ（ml）	13840.00	2986.15	207.60	96.74	372.88	578.67		4242.04	0.00	0.36	17.06	13.55	2662.31	6935.33	0.50
	中药导膜粉Ⅲ（ml）	10120.00	1082.83	151.80	70.74	272.65	423.13		2001.15	0.00	0.17	8.05	6.39	1255.93	3271.69	0.32
	安宫三黄散	212000.00	62949.21	5400.00	1481.82	5711.73	8864.07		84406.83	0.04	7.16	339.51	269.58	52973.84	137996.92	0.65
	清瘟散	212000.00	39817.70	5400.00	1481.82	5711.73	8864.07		61275.32	0.03	5.20	246.47	195.70	38456.47	100179.15	0.47
	牛黄清肺散	212000.00	47113.46	72.00	1481.82	5711.73	8864.07		63243.09	0.03	5.36	254.38	201.99	39691.44	103396.26	0.49
	清热散	212000.00	36428.17	72.00	1481.82	5711.73	8864.07		52557.79	0.03	4.46	211.40	167.86	32985.34	85926.84	0.41
	泻肺散	212000.00	35570.47	72.00	1481.82	5711.73	8864.07		51700.09	0.03	4.38	207.95	165.12	32447.04	84524.58	0.40
	加味消瘀散	142000.00	125094.64	48.00	992.54	3825.78	5937.25		135898.22	0.07	11.52	546.62	434.03	85289.89	222180.29	1.56
	月石散	142000.00	30347.77	48.00	992.54	3825.78	5937.25		41151.34	0.02	3.49	165.52	131.43	25826.63	67278.42	0.47
	琥珀止泻散	42500.00	8240.30	14.40	297.06	1145.04	1777.00		11473.80	0.01	0.97	46.15	36.65	7200.97	18758.54	0.44
	清解散	142000.00	16516.60	48.00	992.54	3825.78	5937.25		27320.18	0.01	2.32	109.89	87.26	17146.18	44665.82	0.31
	调气逐瘀散	142000.00	18153.79	48.00	992.54	3825.78	5937.25		28957.37	0.01	2.46	116.48	92.48	18173.68	47342.46	0.33
	加味平胃散	142000.00	7785.43	48.00	992.54	3825.78	5937.25		18589.00	0.01	1.58	74.77	59.37	11666.48	30391.20	0.21
	久嗽散	142000.00	10387.23	48.00	992.54	3825.78	5937.25		21190.81	0.01	1.80	85.24	67.68	13299.38	34644.90	0.24

续表

	药品名称	产量	原辅料	包装材料	固定资产		水电暖	设备维修费	直接成本小计	间接成本分配率	办公费	卫生材料		人员工资	总成本	单位成本
					房屋	家具、设备						固定成本	变动成本			
中药车间	清肺散	71000.00	9832.70	24.00	496.27	1912.89	2968.63		15234.49	0.01	1.29	61.28	48.66	9561.18	24906.89	0.35
	消积散	23500.00	3350.29	8.00	164.26	633.14	982.57		5138.27	0.00	0.44	20.67	16.41	3224.78	8400.56	0.36
	蒙药外用	100000.00	7122.22	3000.00	698.97	2694.21	4181.17		17696.57	0.01	1.50	71.18	56.52	11106.39	28932.16	0.29
	助显剂	150000.00	5941.10	900.00	1048.46	4041.32	6271.75		18202.62	0.01	1.54	73.22	58.14	11423.99	29759.51	0.20
西药车间	CC 眼药水（ml）	212992.00	687.33	10915.84	1963.41	103300.30	11744.91		128611.79	0.07	10.90	517.31	410.76	80716.92	210267.70	0.99
	氯柳酊（ml）	288200.00	11147.58	1758.02	2656.70	4040.51	15892.07		35494.88	0.02	3.01	142.77	113.36	22276.63	58030.65	0.20
	镇咳合剂（ml）	1671200.00	47321.03	19288.04	15405.53	23429.93	92154.16		197598.70	0.10	16.75	794.80	631.09	124013.19	323054.54	0.19
	小儿镇咳合剂（ml）	531400.00	9607.13	6265.10	4898.58	7450.13	29302.73		57523.67	0.03	4.88	231.38	183.72	36101.93	94045.57	0.18
	4% 硼酸酒精（ml）	11670.00	488.79	3651.24	107.58	163.61	643.51		5054.73	0.00	0.43	20.33	16.14	3172.36	8263.99	0.71
	鱼肝油乳膏（g）	105426.60	25215.13	5349.21	971.85	1478.06	5813.49		38827.74	0.02	3.29	156.18	124.01	24368.34	63479.55	0.60
	薄荷滴鼻剂（ml）	72110.00	5711.11	4089.11	664.73	1010.97	3976.33		15452.25	0.01	1.31	62.15	49.35	9697.85	25262.91	0.35
	复方利凡诺软膏（g）	17520.00	2985.06	2595.96	161.50	245.63	966.10		6954.25	0.00	0.59	27.97	22.21	4364.49	11369.51	0.65
	VB6 霜（g）	11487.20	1029.94	586.92	105.89	161.05	633.43		2517.24	0.00	0.21	10.13	8.04	1579.82	4115.43	0.36
	耵聍水（ml）	4080.00	165.04	840.04	37.61	57.20	224.98		1324.87	0.00	0.11	5.33	4.23	831.49	2166.03	0.53
	复方硫磺洗剂（ml）	119110.00	28250.52	1223.63	1097.99	1669.90	6568.02		38810.06	0.02	3.29	156.11	123.95	24357.24	63450.65	0.53

续表

	药品名称	产量	原辅料	包装材料	固定资产		水电暖	设备维修费	直接成本小计	间接成本分配率	办公费	卫生材料		人员工资	总成本	单位成本
					房屋	家具、设备						固定成本	变动成本			
西药车间	1% 盐酸地卡因（ml）	21000.00	9271.50		193.58	294.42	1157.99		10917.49	0.01	0.93	43.91	34.87	6851.83	17849.03	0.85
	2.5% 碘酊（ml）	135000.00	5472.90		1244.46	1892.68	7444.24		16054.28	0.01	1.36	64.58	51.27	10075.69	26247.17	0.19
	内腔镜润滑剂（ml）	19200.00	10569.47		176.99	269.18	1058.74		12074.38	0.01	1.02	48.57	38.56	7577.89	19740.42	1.03
	碘甘油（ml）	800.00	83.22		7.37	11.22	44.11		145.92	0.00	0.01	0.59	0.47	91.58	238.57	0.30
	10% 水合氯醛（ml）	20000.00	630.00		184.36	280.40	1102.85		2197.61	0.00	0.19	8.84	7.02	1379.22	3592.88	0.18
	Ⅰ号麻黄素（ml）	20000.00	316.37		184.36	280.40	1102.85		1883.99	0.00	0.16	7.58	6.02	1182.39	3080.13	0.15
	Ⅲ号麻黄素（ml）	15000.00	246.66		138.27	210.30	827.14		1422.37	0.00	0.12	5.72	4.54	892.68	2325.44	0.16
	复方碘溶液（ml）	1000.00	132.80		9.22	14.02	55.14		211.18	0.00	0.02	0.85	0.67	132.54	345.26	0.35
	葡萄糖粉（g）	792000.00	23760.00	2880.00					26640.00	0.01	2.26	107.15	85.08	16719.30	43553.79	0.05
	硫酸镁粉（g）	180000.00	6480.00	2700.00					9180.00	0.00	0.78	36.92	29.32	5761.38	15008.40	0.08
	硼酸粉（g）	120000.00	4320.00	1800.00					6120.00	0.00	0.52	24.62	19.55	3840.92	10005.60	0.08
制水车间	蒸馏水（ml）	23000000.00	1911.00		4876.00	56800.00	29167.68	246000	338754.68	0.17	28.72	1362.57	1081.92	212602.86	553830.76	0.02
合计		31771335.80	826692.29	103692.31	65855.68	321662.95	393941.22	246000	1957844.45	1.00	166.00	7875.03	6253.00	1228745.64	3200884.12	0.10

表 1-1

医院制剂中心 - 中药车间 直接成本明细表

制表单位： 单位：元

项目										总成本		
										合计	固定成本	变动成本
一、房屋										30769.68	30769.68	
序号	类型	名称		面积	单价	总价		年折旧				
1	生产车间	中药生产区		290.28	5300	1538484.00		30769.68		30769.68	30769.68	
二、固定资产										118603.05	118603.05	
序号	制剂类型	制剂名称	设备材料名称	型号、规格	单位	数量	单价	总价	折旧			
1	中药制剂	溃疡散 中药生发水 中药导膜粉 I 中药导膜粉 II 中药导膜粉 III	封口机 [2]	900 型	台	1	1830	1830	366	366.00	366.00	
2	中药制剂		洁具挂架	700	件	1	700	700	140	140.00	140.00	
3	中药制剂		双面鞋柜		台	1	850	850	170	170.00	170.00	
4	中药制剂		不锈钢桌子（带底柜）	600*1300*800	台	1	3600	3600	720	720.00	720.00	
5	中药制剂		不锈钢桌子	800*1000*800	台	1	3700	3700	740	740.00	740.00	
6	中药制剂		不锈钢桌子	600*1200*800	台	1	3800	3800	760	760.00	760.00	
7	中药制剂		不锈钢桌子（带底柜）	600*1500*800	台	1	3800	3800	760	760.00	760.00	
8	中药制剂		不锈钢桌子（带底柜）	600*1600*800	台	1	4000	4000	800	800.00	800.00	
9	中药制剂		不锈钢桌子（带底柜）	600*1600*800	台	1	4000	4000	800	800.00	800.00	
10	中药制剂		不锈钢桌子（带底柜）	600*1600*800	台	1	4000	4000	800	800.00	800.00	
11	中药制剂		不锈钢桌子（双层）	600*1600*800	台	1	4000	4000	800	800.00	800.00	
12	中药制剂		不锈钢桌子（双底柜）	600*2000*800	台	1	4000	4000	800	800.00	800.00	
13	中药制剂		不锈钢货架	600*1300*1600	台	1	4100	4100	820	820.00	820.00	
14	中药制剂		不锈钢桌子（带底柜）	800*1200*800	台	1	4100	4100	820	820.00	820.00	
15	中药制剂		不锈钢桌子（双底柜）	600*2000*800	台	1	4100	4100	820	820.00	820.00	
16	中药制剂		不锈钢更衣柜	600*300*1801	件	2	5300	10600	2120	2120.00	2120.00	
17	中药制剂		不锈钢货架	450*1800*1600	台	1	6700	6700	1340	1340.00	1340.00	

续表

项目										总成本		
二、固定资产										合计	固定成本	变动成本
序号	制剂类型	制剂名称	设备材料名称	型号、规格	单位	数量	单价	总价	折旧			
18	中药制剂	溃疡散 中药生发水 中药导膜粉Ⅰ 中药导膜粉Ⅱ 中药导膜粉Ⅲ	不锈钢模具柜	1200*450*1600	件	1	6700.00	6700.00	1340.000	1340.00	1340.00	
19	中药制剂		消毒柜		台	1	1080.00	1080.00	216.000	216.00	216.00	
20	中药制剂		包衣机	BTY800	台	1	14000.00	14000.00	2800.000	2800.00	2800.00	
21	中药制剂		槽型混合机	HC100 型	台	1	12000.00	12000.00	2400.000	2400.00	2400.00	
22	中药制剂		电烤箱（电热鼓风干燥箱）		台	1	5435.00	5435.00	1087.000	1087.00	1087.00	
23	中药制剂		可倾式加热夹层锅	WKJ–50	台	1	40000.00	40000.00	8000.000	8000.00	8000.00	
24	中药制剂		全自动中药制丸机	ZW–15A	套	1	58000.00	58000.00	11600.000	11600.00	11600.00	
25	中药制剂		三维运动混合机	SBH–5	台	1	49000.00	49000.00	9800.000	9800.00	9800.00	
26	中药制剂		散剂包装机	DXDF–60	套	1	40000.00	40000.00	8000.000	8000.00	8000.00	
27	中药制剂		丸剂包装机	SP50	套	1	50000.00	50000.00	10000.000	10000.00	10000.00	
28	中药制剂		微波灭菌器	BDMD–M–S–10	台	1	130000.00	130000.00	26000.000	26000.00	26000.00	
29	中药制剂		小型沸腾制粒机	FL–5	套	1	114000.00	114000.00	22800.000	22800.00	22800.00	
30	中药制剂		烘干器 *3010198			1	373.00	373.00	74.600	74.60	74.60	
31	中药制剂		加湿器 *3010199	3010109–15876		1	850.00	850.00	170.000	170.00	170.00	
32	中药制剂		加湿器 *3010199	3010109–17577		1	850.00	850.00	170.000	170.00	170.00	
33	中药制剂		台秤 *3010029	3040029–16177		1	160.30	160.30	32.060	32.06	32.06	
34	中药制剂		台秤 *3010029			1	160.30	160.30	32.060	32.06	32.06	
35	中药制剂		电子平台秤	3040198–84931		1	680.00	680.00	136.000	136.00	136.00	
36	中药制剂		干手器（3）	3010045–79612		1	680.00	680.00	136.000	136.00	136.00	
37	中药制剂		自动手消毒器	3010337–79620		1	980.00	980.00	196.000	196.00	196.00	
38	中药制剂		戴帽短袖猴服			6	31.11	186.66	37.332	37.33	37.33	

续表

项目									总成本		
									合计	固定成本	变动成本
三、原辅料									630889.72	0.00	630889.72
序号	制剂类型	制剂名称	生产量		原辅料名称	用量（g）	单价	总价			
1	中药制剂	溃疡散	34094 盒	2045640g	肉桂	78678.46	0.0954	7505.93	7505.93		7505.93
					佛手	78678.46	0.6800	53501.35	53501.35		53501.35
					木香	78678.46	0.0580	4563.35	4563.35		4563.35
					高良姜	78678.46	0.1080	8497.27	8497.27		8497.27
					荜拨	78678.46	0.2500	19669.62	19669.62		19669.62
					炒神曲	78678.26	0.0336	2643.59	2643.59		2643.59
					碳酸氢钠	1573569.23	0.0410	64516.34	64516.34		64516.34
2	中药制剂	中药生发水	255 瓶	25500ml	当归	255.00	0.1200	30.60	30.60		30.60
					川芎	255.00	0.0759	19.35	19.35		19.35
					生姜	382.50	0.0160	6.12	6.12		6.12
					灵芝	255.00	0.0880	22.44	22.44		22.44
					仙灵脾	255.00	0.0380	9.69	9.69		9.69
					补骨脂	382.50	0.0880	33.66	33.66		33.66
					女贞子	255.00	0.0170	4.34	4.34		4.34
					辣椒	255.00	0.0200	5.10	5.10		5.10
					蜂王浆	255.00	0.4600	117.30	117.30		117.30
					白芥子	76.50	0.0450	3.44	3.44		3.44
					75% 酒精	25500.00	0.0115	293.25	293.25		293.25

续表

项目									总成本		
									合计	固定成本	变动成本
三、原辅料											
序号	制剂类型	制剂名称	生产量		原辅料名称	用量（g）	单价	总价			
3	中药制剂	中药导膜粉Ⅰ	402 袋	8040g	白牵牛子	1237.0	0.0170	21.03	21.03		21.03
					浮萍草	618.5	0.0270	16.70	16.70		16.70
					山奈	618.5	0.1050	64.94	64.94		64.94
					白果	618.5	0.0833	51.52	51.52		51.52
					白芷	618.5	0.0480	29.69	29.69		29.69
					菊花	618.5	0.0750	46.39	46.39		46.39
					白附子	1237.0	0.0650	80.41	80.41		80.41
					白僵蚕	1237.0	0.3000	371.10	371.10		371.10
					白蔹	618.5	0.0480	29.69	29.69		29.69
					蓖麻子	618.5	0.0250	15.46	15.46		15.46
4	中药制剂	中药导膜粉Ⅱ	692 袋	13840g	大黄	1297.5	0.0380	49.31	49.31		49.31
					黄芩	865.0	0.0850	73.53	73.53		73.53
					黄柏	865.0	0.0450	38.93	38.93		38.93
					侧柏叶	2595.0	0.0104	26.99	26.99		26.99
					地榆	2595.0	0.0250	64.88	64.88		64.88
					白蔹	1730.0	0.0480	83.04	83.04		83.04
					蚤休	2595.0	0.9980	2589.81	2589.81		2589.81
					穿山龙	1297.5	0.0460	59.69	59.69		59.69

续表

项目									总成本		
									合计	固定成本	变动成本
三、原辅料											
序号	制剂类型	制剂名称	生产量		原辅料名称	用量（g）	单价	总价			
5	中药制剂	中药导膜粉Ⅲ	506袋	10120	凌霄花	723.000	0.12300	88.93	88.93		88.93
					当归	723.000	0.12000	86.76	86.76		86.76
					白芍	1446.000	0.05500	79.53	79.53		79.53
					防风	723.000	0.11000	79.53	79.53		79.53
					白附子	1446.000	0.06500	93.99	93.99		93.99
					浙贝	723.000	0.31650	228.83	228.83		228.83
					白扁豆	579.000	0.03552	20.57	20.57		20.57
					乌梅	723.000	0.05600	40.49	40.49		40.49
					细辛	723.000	0.24500	177.14	177.14		177.14
					菊花	579.000	0.07500	43.43	43.43		43.43
					红花	290.000	0.25600	74.24	74.24		74.24
					白芷	1446.000	0.04800	69.41	69.41		69.41
6	中药制剂	安宫三黄散		212000	黄连	26172.840	0.49375	12922.84	12922.84		12922.84
					黄芩	26172.840	0.10625	2780.86	2780.86		2780.86
					栀子	26172.840	0.07375	1930.25	1930.25		1930.25
					郁金	26172.840	0.08625	2257.41	2257.41		2257.41
					青黛	26172.840	0.21250	5561.73	5561.73		5561.73
					生石膏	52345.680	0.00813	425.57	425.57		425.57
					人工牛黄	13086.420	1.54750	20251.23	20251.23		20251.23
					朱砂	13086.420	1.23125	16112.65	16112.65		16112.65
					冰片	2617.284	0.27000	706.67	706.67		706.67

续表

项　目								总成本		
								合计	固定成本	变动成本
三、原辅料										
序号	制剂类型	制剂名称	生产量	原辅料名称	用量（g）	单价	总价			
7	中药制剂	清瘟散	212000	紫草	40000.00	0.12375	4950.00	4950.00		4950.00
				浙贝	10000.00	0.38750	3875.00	3875.00		3875.00
				金银花	30000.00	0.45000	13500.00	13500.00		13500.00
				桔梗	20000.00	0.22500	4500.00	4500.00		4500.00
				黄连	10000.00	0.49375	4937.50	4937.50		4937.50
				玄参	12000.00	0.06000	720.00	720.00		720.00
				蒲公英	20000.00	0.02688	537.60	537.60		537.60
				地丁	20000.00	0.03500	700.00	700.00		700.00
				炒牛蒡子	12000.00	0.07875	945.00	945.00		945.00
				连翘	16000.00	0.13750	2200.00	2200.00		2200.00
				赤芍	20000.00	0.12063	2412.60	2412.60		2412.60
				冰片	2000.00	0.27000	540.00	540.00		540.00
8	中药制剂	牛黄清肺散	212000	大黄	77584.63	0.04750	3685.27	3685.27		3685.27
				浙贝	38792.31	0.38750	15032.02	15032.02		15032.02
				黄芩	19396.16	0.10625	2060.84	2060.84		2060.84
				生石膏	38792.31	0.00813	315.38	315.38		315.38
				人工牛黄	10667.89	1.54750	16508.56	16508.56		16508.56
				朱砂	7370.54	1.23125	9074.98	9074.98		9074.98
				青礞石	19396.16	0.02250	436.41	436.41		436.41

续表

项目									总成本		
									合计	固定成本	变动成本
三、原辅料											
序号	制剂类型	制剂名称	生产量		原辅料名称	用量（g）	单价	总价			
9	中药制剂	清热散		212000	葛根	25238.100	0.04125	1041.07	1041.07		1041.07
					白茅根	25238.100	0.03000	757.14	757.14		757.14
					山豆根	25238.100	0.35000	8833.34	8833.34		8833.34
					板蓝根	25238.100	0.10550	2662.62	2662.62		2662.62
					藿香	25238.100	0.09888	2495.54	2495.54		2495.54
					柴胡	25238.100	0.37250	9401.19	9401.19		9401.19
					黄芩	25238.100	0.10625	2681.55	2681.55		2681.55
					红花	25238.100	0.32000	8076.19	8076.19		8076.19
					大黄	10095.240	0.04750	479.52	479.52		479.52
10	中药制剂	泻肺散		212000	大黄	36869.570	0.04750	1751.30	1751.30		1751.30
					桔梗	18434.780	0.22500	4147.83	4147.83		4147.83
					郁金	13826.090	0.08625	1192.50	1192.50		1192.50
					浙贝	18434.780	0.38750	7143.48	7143.48		7143.48
					半夏	18434.780	0.22250	4101.74	4101.74		4101.74
					黄连	13826.090	0.49375	6826.63	6826.63		6826.63
					葶苈子	23043.480	0.03762	866.90	866.90		866.90
					杏仁	23043.480	0.22500	5184.78	5184.78		5184.78
					瓜蒌	18434.780	0.11000	2027.83	2027.83		2027.83
					茯苓	18434.780	0.09938	1832.05	1832.05		1832.05
					甘草	9217.391	0.05375	495.43	495.43		495.43

续表

项目									总成本		
									合计	固定成本	变动成本
三、原辅料											
序号	制剂类型	制剂名称	生产量		原辅料名称	用量（g）	单价	总价			
11	中药制剂	加味消瘀散		142000	三棱	9681.818	0.05375	520.40	520.40		520.40
					莪术	9681.818	0.04410	426.97	426.97		426.97
					生牡蛎	12909.090	0.01750	225.91	225.91		225.91
					枳壳	9681.818	0.12000	1161.82	1161.82		1161.82
					甲珠	9681.818	10.08000	97592.73	97592.73		97592.73
					炒鸡内金	9681.818	0.09250	895.57	895.57		895.57
					青皮	9681.818	0.01750	169.43	169.43		169.43
					赤芍	9681.818	0.12063	1167.92	1167.92		1167.92
					柴胡	9681.818	0.37250	3606.48	3606.48		3606.48
					茯苓	9681.818	0.09938	962.18	962.18		962.18
					茵陈	9681.818	0.02363	228.78	228.78		228.78
					炙鳖甲	9681.818	1.25250	12126.48	12126.48		12126.48
					红花	12909.090	0.32000	4130.91	4130.91		4130.91
					党参	6454.545	0.28000	1807.27	1807.27		1807.27
					炒神曲	3227.273	0.02225	71.81 0	71.81		71.81
12	中药制剂	月石散		142000	月石	39444.440	0.04250	1676.39	1676.39		1676.39
					浙贝	39444.440	0.38750	15284.72	15284.72		15284.72
					青黛	15777.780	0.21250	3352.78	3352.78		3352.78
					生石膏	39444.440	0.00813	320.68	320.68		320.68
					朱砂	7888.889	1.23125	9713.19	9713.19		9713.19

续表

项目								总成本		
								合计	固定成本	变动成本
三、原辅料										
序号	制剂类型	制剂名称	生产量	原辅料名称	用量（g）	单价	总价			
13	中药制剂	琥珀止泻散	42500	琥珀	1937.690	0.12294	238.22	238.22		238.22
				党参	5167.173	0.28000	1446.81	1446.81		1446.81
				莲子肉	2583.587	0.11750	303.57	303.57		303.57
				炒扁豆	2583.587	0.04440	114.71	114.71		114.71
				茯苓	2583.587	0.09938	256.76	256.76		256.76
				砂仁	2583.587	0.75000	1937.69	1937.69		1937.69
				陈皮	2583.587	0.02475	63.94	63.94		63.94
				桔梗	2583.587	0.22500	581.31	581.31		581.31
				薏米仁	2583.587	0.06875	177.62	177.62		177.62
				炒白术	2583.587	0.18500	477.96	477.96		477.96
				山药	2583.587	0.08437	217.98	217.98		217.98
				甘草	2583.587	0.05375	138.87	138.87		138.87
				滑石粉	7750.760	0.00750	58.13	58.13		58.13
				朱砂	1808.511	1.23125	2226.73	2226.73		2226.73
14	中药制剂	清解散	142000	紫草	8693.878	0.12375	1075.87	1075.87		1075.87
				金银花	8693.878	0.45000	3912.25	3912.25		3912.25
				连翘	8693.878	0.13750	1195.41	1195.41		1195.41
				桑白皮	8693.878	0.05563	483.64	483.64		483.64
				浮萍草	28979.590	0.03375	978.06	978.06		978.06
				蝉蜕	8693.878	0.50250	4368.67	4368.67		4368.67

续表

项目								总成本		
								合计	固定成本	变动成本
三、原辅料										
序号	制剂类型	制剂名称	生产量	原辅料名称	用量（g）	单价	总价			
14	中药制剂	清解散	142000	炒牛蒡子	8693.878	0.07875	684.64	684.64		684.64
				防风	8693.878	0.13750	1195.41	1195.41		1195.41
				地骨皮	8693.878	0.13750	1195.41	1195.41		1195.41
				薄荷	5795.918	0.01750	101.43	101.43		101.43
				红花	2897.959	0.32000	927.35	927.35		927.35
				甘草	5795.918	0.05375	311.53	311.53		311.53
				粳米	28979.59	0.00300	86.94	86.94		86.94
15	中药制剂	调气逐瘀散	142000	当归	18205.13	0.15000	2730.77	2730.77		2730.77
				川芎	9102.564	0.09250	841.99	841.99		841.99
				生地黄	9102.564	0.05250	477.88	477.88		477.88
				桃仁	9102.564	0.20625	1877.40	1877.40		1877.40
				红花	9102.564	0.32000	2912.82	2912.82		2912.82
				枳壳	9102.564	0.12000	1092.31	1092.31		1092.31
				赤芍	9102.564	0.12063	1098.04	1098.04		1098.04
				柴胡	9102.564	0.37250	3390.71	3390.71		3390.71
				牛膝	9102.564	0.05863	533.68	533.68		533.68
				三棱	9102.564	0.05375	489.26	489.26		489.26
				莪术	9102.564	0.04410	401.42	401.42		401.42
				木香	9102.564	0.03625	329.97	329.97		329.97
				槟榔	9102.564	0.02850	259.42	259.42		259.42
				甘草	9102.564	0.05375	489.26	489.26		489.26
				桔梗	5461.538	0.22500	1228.85	1228.85		1228.85

续表

项目								总成本		
								合计	固定成本	变动成本
三、原辅料										
序号	制剂类型	制剂名称	生产量	原辅料名称	用量（g）	单价	总价			
16	中药制剂	加味平胃散	142000	苍术	19254.240	0.17500	3369.49	3369.49		3369.49
				厚朴	19254.240	0.08125	1564.41	1564.41		1564.41
				焦山楂	19254.240	0.02388	459.79	459.79		459.79
				炒麦芽	19254.240	0.01425	274.37	274.37		274.37
				炒莱菔子	19254.240	0.03250	625.76	625.76		625.76
				陈皮	14440.680	0.02475	357.41	357.41		357.41
				木香	9627.119	0.03625	348.98	348.98		348.98
				甘草	9627.119	0.05375	517.46	517.46		517.46
				炒神曲	12033.900	0.02225	267.75	267.75		267.75
17	中药制剂	久嗽散	142000	橘红	10518.520	0.03763	395.81	395.81		395.81
				陈皮	10518.520	0.02475	260.33	260.33		260.33
				半夏	10518.520	0.22250	2340.37	2340.37		2340.37
				茯苓	10518.520	0.09938	1045.33	1045.33		1045.33
				杏仁	10518.520	0.22500	2366.67	2366.67		2366.67
				枳实	10518.520	0.12000	1262.22	1262.22		1262.22
				苏叶	10518.520	0.03500	368.15	368.15		368.15
				葶苈子	10518.520	0.03762	395.71	395.71		395.71
				白芥子	10518.520	0.05625	591.67	591.67		591.67
				麻黄	10518.520	0.06500	683.70	683.70		683.70
				甘草	5259.259	0.05375	282.69	282.69		282.69
				大黄	3506.173	0.04750	166.54	166.54		166.54
				生石膏	28049.380	0.00813	228.04	228.04		228.04

续表

项目								总成本		
								合计	固定成本	变动成本
三、原辅料										
序号	制剂类型	制剂名称	生产量	原辅料名称	用量（g）	单价	总价			
18	中药制剂	清肺散	71000	桔梗	6574.0740	0.22500	1479.17	1479.17		1479.17
				浙贝	6574.0740	0.387500	2547.45	2547.45		2547.45
				麦冬	6574.0740	0.37500	2465.28	2465.28		2465.28
				知母	6574.0740	0.05625	369.79	369.79		369.79
				天花粉	6574.0740	0.04800	315.56	315.56		315.56
				荆芥	6574.0740	0.01625	106.83	106.83		106.83
				炒牛蒡子	6574.0740	0.07875	517.71	517.71		517.71
				防风	6574.0740	0.13750	903.94	903.94		903.94
				甘草	6574.0740	0.05375	353.36	353.36		353.36
				桑白皮	3944.4440	0.05563	219.43	219.43		219.43
				地骨皮	3944.4440	0.13750	542.36	542.36		542.36
				粳米	3944.4440	0.00300	11.83	11.83		11.83
19	中药制剂	消积散	23500	雷丸	3956.2290	0.47500	1879.21	1879.21		1879.21
				使君子	3956.2290	0.08875	351.12	351.12		351.12
				陈皮	2373.7370	0.02475	58.75	58.75		58.75
				槟榔	1582.4920	0.0285	45.10	45.10		45.10
				白术	1582.4920	0.18500	292.76	292.76		292.76
				木香	1582.4920	0.03625	57.37	57.37		57.37
				乌梅	1582.4920	0.06750	106.82	106.82		106.82
				黄连	791.2458	0.49375	390.68	390.68		390.68

续表

项目								总成本		
								合计	固定成本	变动成本
三、原辅料										
序号	制剂类型	制剂名称	生产量	原辅料名称	用量（g）	单价	总价			
19	中药制剂	消积散	23500	生山楂	1582.4920	0.02875	45.50	45.50		45.50
				焦神曲	1582.4920	0.02225	35.21	35.21		35.21
				炒麦芽	1582.4920	0.01425	22.55	22.55		22.55
				甘草	791.2458	0.05375	42.53	42.53		42.53
				苏打	553.8721	0.04100	22.71	22.71		22.71
20		蒙药外用	100000	水柏枝	22222.2200	0.04500	1000.00	1000.00		1000.00
				麻黄	22222.2200	0.06500	1444.44	1444.44		1444.44
				小白蒿	33333.3300	0.07000	2333.33	2333.33		2333.33
				刺柏叶	11111.1100	0.13600	1511.11	1511.11		1511.11
				照山白	11111.1100	0.07500	833.33	833.33		833.33
21		助显剂	150000	陈皮	10000.0000	0.02475	247.50	247.50		247.50
				山药	30000.0000	0.08437	2531.10	2531.10		2531.10
				大米	50000.0000	0.01000	500.00	500.00		500.00
				糯米	30000.0000	0.02000	600.00	600.00		600.00
				薏米仁	30000.0000	0.06875	2062.50	2062.50		2062.50

续表

项目								总成本		
								合计	固定成本	变动成本
四、包装材料								39749.20	0.00	39749.20
序号	制剂类型	制剂名称	生产量	包装材料名称	数量	单价	总计			
1	中药制剂	溃疡散	34094	外包盒	34094	0.58	19774.52	19774.52		19774.52
				封口签	34094	0.05	1704.70	1704.70		1704.70
				内包袋	34094	0.07	2386.58	2386.58		2386.58
2	中药制剂	中药生发水	255	瓶子	255	0.55	140.25	140.25		140.25
				标签	255	0.05	12.75	12.75		12.75
3	中药制剂	中药导膜粉 I	402	标签	402	0.30	120.60	120.60		120.60
4	中药制剂	中药导膜粉 Ⅱ	692	标签	692	0.30	207.60	207.60		207.60
5	中药制剂	中药导膜粉 Ⅲ	506	标签	506	0.30	151.80	151.80		151.80
6	中药制剂	安宫三黄散		分装袋	30000	0.08	2400.00	2400.00		2400.00
7				标签	30000	0.10	3000.00	3000.00		3000.00
8	中药制剂	清瘟散		分装袋	30000	0.08	2400.00	2400.00		2400.00
9				标签	30000	0.10	3000.00	3000.00		3000.00
10	中药制剂	牛黄清肺散		自封袋	360	0.20	72.00	72.00		72.00
11	中药制剂	清热散		自封袋	360	0.20	72.00	72.00		72.00
12	中药制剂	泻肺散		自封袋	360	0.20	72.00	72.00		72.00
13	中药制剂	加味消瘀散		自封袋	240	0.20	48.00	48.00		48.00
14	中药制剂	月石散		自封袋	240	0.20	48.00	48.00		48.00
15	中药制剂	琥珀止泻散		自封袋	72	0.20	14.40	14.40		14.40

续表

项目								总成本		
								合计	固定成本	变动成本
四、包装材料										
序号	制剂类型	制剂名称	生产量	包装材料名称	数量	单价	总计			
16	中药制剂	清解散		自封袋	240	0.2	48.0000	48.00		48.00
17	中药制剂	调气逐瘀散		自封袋	240	0.2	48.0000	48.00		48.00
18	中药制剂	加味平胃散		自封袋	240	0.2	48.0000	48.00		48.00
19	中药制剂	久嗽散		自封袋	240	0.2	48.0000	48.00		48.00
20	中药制剂	清肺散		自封袋	120	0.2	24.0000	24.00		24.00
21	中药制剂	消积散		自封袋	40	0.2	8.0000	8.00		8.00
22	中药制剂	蒙药外用			10000	0.3	3000.0000	3000.00		3000.00
23	中药制剂	助显剂			3000	0.3	900.0000	900.00		900.00
六、水费、电费、取暖费								184060.74	184060.74	
序号	类型		面积	水费	电费	取暖费	合计			
1	中药生产区		290.28	3483.36	174168	6409.3824	184060.7424	184060.74	184060.74	
合计								1004072.40	333433.47	670638.92

表 1-2

医院制剂中心 - 西药车间 直接成本明细表

制表单位： 单位：元

项目										总成本		
										合计	固定成本	变动成本
一、房屋										30210.00	30210.00	
序号	类型	名称		面积	单价	总价		年折旧				
1	生产车间	西药生产区		285	5300	1510500.00		30210		30210.00	30210.00	
二、固定资产										146259.90	146259.90	
序号	制剂类型	制剂名称	设备材料名称	型号、规格	单位	数量	单价	总价	折旧			
1	西药制剂	CC 眼药水	不锈钢配液罐	PY-50	台	1	39500	39500	7900	7900.00	7900.00	
2	西药制剂		臭氧灭菌柜	OZORB-C800	台	1	43000	43000	8600	8600.00	8600.00	
3	西药制剂		灌装封口机	GSX-60	套	1	335000	335000	67000	67000.00	67000.00	
4	西药制剂		热风循环干燥箱	CT-C 型	台	1	26000	26000	5200	5200.00	5200.00	
5	西药制剂		微孔过滤器	YT100	台	1	23000	23000	4600	4600.00	4600.00	
6	西药制剂		电子天平	WT10002K	台	1	980	980	196	196.00	196.00	
7	西药制剂		消毒柜		台	1	1080	1080	216	216.00	216.00	
8	西药制剂		消毒柜		台	1	1080	1080	216	216.00	216.00	
9	西药制剂		紫外线灯车	双管	辆	1	900	900	180	180.00	180.00	
10	西药制剂		挂架	800	件	1	800	800	160	160.00	160.00	
11	西药制剂		不锈钢池子	650*800*800	台	1	3200	3200	640	640.00	640.00	
12	西药制剂		不锈钢桌子	500*1700*800	台	2	3500	7000	1400	1400.00	1400.00	
13	西药制剂		不锈钢桌子	600*1200*800	台	1	3500	3500	700	700.00	700.00	
14	西药制剂		不锈钢桌子	600*1600*800	台	1	4000	4000	800	800.00	800.00	
15	西药制剂		不锈钢桌子（带底柜）	700*1200*800	台	1	4100	4100	820	820.00	820.00	

续表

项目										总成本		
										合计	固定成本	变动成本
二、固定资产												
序号	制剂类型	制剂名称	设备材料名称	型号、规格	单位	数量	单价	总价	折旧			
16	西药制剂	CC 眼药水	不锈钢包装台	600 × 1500 × 800	台	1	5700.0	5700.0	1140.0	1140.00	1140.00	
17	西药制剂		冷藏柜 *3010003	3010003-19146		1	4380.0	4380.0	876.0	876.00	876.00	
18	西药制剂		自动手消毒器	3010337-79618		1	980.0	980.0	196.0	196.00	196.00	
19	西药制剂		洗手上衣 *5010001			3	35.0	105.0	21.0	21.00	21.00	
20	西药制剂		洗手上衣 *5010001			3	5.5	16.5	3.3	3.30	3.30	
21	西药制剂		洗手下衣 *5010002			3	30.0	90.0	18.0	18.00	18.00	
22	西药制剂		洗手下衣 *5010002			3	30.0	90.0	18.0	18.00	18.00	
23	西药制剂		不锈钢更衣柜	600 × 300 × 1800	件	1	5300.0	5300.0	1060.0	1060.00	1060.00	
24	西药制剂		不锈钢货架	450 × 1300 × 1600	台	1	6700.0	6700.0	1340.0	1340.00	1340.00	
25	西药制剂	CC 眼药水	干手器（3）			1	680.0	680.0	136.0	136.00	136.00	
26	西药制剂		自动手消毒器			1	980.0	980.0	196.0	196.00	196.00	
27	西药制剂		电磁炉 *3010109			1	498.0	498.0	99.6	99.60	99.60	
28	西药制剂		冷藏柜 *3010003			1	4380.0	4380.0	876.0	876.00	876.00	
29	西药制剂		干手器（3）			1	680	680	136	136.00	136.00	
30	西药制剂		自动手消毒器			1	980	980	196	196.00	196.00	
31	西药制剂		电子天平	WT50002CF	台	1	3750	3750	750	750.00	750.00	

续表

项目										总成本		
										合计	固定成本	变动成本
二、固定资产												
序号	制剂类型	制剂名称	设备材料名称	型号、规格	单位	数量	单价	总价	折旧			
32	西药制剂	镇咳合剂 小儿镇咳合剂 鱼肝油乳膏 VB_6乳膏 利凡诺软膏 复方硫洗剂 氯柳酊 硼酸滴耳液 耵聍水 薄荷滴鼻液 1%盐酸地卡因 2.5%碘酊 内腔镜润滑剂 碘甘油 10%水合氯醛 Ⅰ号麻黄素 Ⅲ号麻黄素 复方碘溶液	洁具架	700	件	1	700	700	140	140.00	140.00	
33	西药制剂		双面鞋柜		台	1	850	850	170	170.00	170.00	
34	西药制剂		不锈钢桌子	600×1200×800	台	1	3300	3300	660	660.00	660.00	
35	西药制剂		不锈钢桌子（带底柜）	600×1100×800	台	1	3600	3600	720	720.00	720.00	
36	西药制剂		不锈钢桌子	600×1200×800	台	1	3800	3800	760	760.00	760.00	
37	西药制剂		不锈钢桌子（带底柜）	600×1500×800	台	1	3800	3800	760	760.00	760.00	
38	西药制剂		不锈钢桌子（带底柜）	600×1100×800	台	1	3800	3800	760	760.00	760.00	
39	西药制剂		不锈钢桌子（带底柜）	600×1600×800	台	1	4050	4050	810	810.00	810.00	
40	西药制剂		金属喷塑毒麻药品柜			1	7800	7800	1560	1560.00	1560.00	
41	西药制剂		不锈钢配液罐	PY–50	台	1	23500	23500	4700	4700.00	4700.00	
42	西药制剂		口服液灌装机	KGZ–80	套	1	72000	72000	14400	14400.00	14400.00	
43	西药制剂		不锈钢货架	600×1300×1600	台	1	4100	4100	820	820.00	820.00	
44	西药制剂		不锈钢货架	600×1800×1600	台	1	4800	4800	960	960.00	960.00	
45	西药制剂		不锈钢货架	600×1600×1600	台	1	4800	4800	960	960.00	960.00	
46	西药制剂		不锈钢更衣柜	600×300×1802	件	2	5300	10600	2120	2120.00	2120.00	
47	西药制剂		电子天平	WT150001X	台	1	1800	1800	360	360.00	360.00	
48	西药制剂		洁具架	700	件	1	700	700	140	140.00	140.00	

续表

项目										总成本		
										合计	固定成本	变动成本
二、固定资产												
序号	制剂类型	制剂名称	设备材料名称	型号、规格	单位	数量	单价	总价	折旧			
49	西药制剂	镇咳合剂	双面鞋柜		台	1	850.000	850.00	170	170.00	170.00	
50	西药制剂	小儿镇咳合剂 鱼肝油乳膏	不锈钢桌子（带底柜）	500 × 1400 × 800	台	1	2200.000	2200.00	440	440.00	440.00	
51	西药制剂	VB_6 乳膏	不锈钢桌子	600 × 800 × 800	台	1	3200.000	3200.00	640	640.00	640.00	
52	西药制剂	利凡诺软膏	不锈钢货架	600 × 1100 × 1600	台	1	3800.000	3800.00	760	760.00	760.00	
53	西药制剂	复方硫洗剂	不锈钢桌子	600 × 1200 × 800	台	1	4000.000	4000.00	800	800.00	800.00	
54	西药制剂	氯柳酊 硼酸滴耳液	不锈钢货架	600 × 1500 × 1600	台	1	4100.000	4100.00	820	820.00	820.00	
55	西药制剂	耵聍水	不锈钢货架	600 × 1400 × 1600	台	1	4100.000	4100.00	820	820.00	820.00	
56	西药制剂	薄荷滴鼻液	不锈钢货架	600 × 1600 × 1600	台	1	4100.000	4100.00	820	820.00	820.00	
57	西药制剂	1% 盐酸地卡因	不锈钢桌子（带底柜）	600 × 1300 × 800	台	1	4100.000	4100.00	820	820.00	820.00	
58	西药制剂	2.5% 碘酊 内腔镜润滑剂	不锈钢桌子（带底柜）	600 × 1600 × 800	台	2	4100.000	8200.00	1640	1640.00	1640.00	
59	西药制剂	碘甘油	不锈钢桌子	800 × 2000 × 800	台	1	4400.000	4400.00	880	880.00	880.00	
60	西药制剂	10% 水合氯醛 Ⅰ号麻黄素 Ⅲ号麻黄素 复方碘溶	不锈钢更衣柜	600 × 300 × 1803	件	1	5800.000	5800.00	1160	1160.00	1160.00	
三、原辅料										159331.57	—	159331.57
序号	制剂类型	制剂名称	生产量		原辅料名称	原辅料用量（g）	单价	总价				
1	西药制剂	氯柳酊	2882 瓶	288200ml	氯霉素	2882.0	0.82000	2363.24		2363.24		2363.24
					水杨酸	5764.0	0.14400	830.02		830.02		830.02
					95% 酒精	288200.0	0.02760	7954.32		7954.32		7954.32

续表

项目									总成本		
									合计	固定成本	变动成本
三、原辅料											
序号	制剂类型	制剂名称	生产量		原辅料名称	原辅料用量（g）	单价	总价			
2	西药制剂	镇咳合剂	16712 瓶	1671200ml	氯化铵	50136.0	0.04400	2205.98	2205.98		2205.98
					远志酊	50136.0	0.10800	5414.69	5414.69		5414.69
					甘草流浸膏	150408.0	0.11600	17447.33	17447.33		17447.33
					复方樟脑酊	167120.0	0.11224	18757.55	18757.55		18757.55
					复方龙胆酊	50136.0	0.06972	3495.48	3495.48		3495.48
3	西药制剂	小儿镇咳合剂	5314 瓶	531400ml	氯化铵	3985.5	0.04400	175.36	175.36		175.36
					远志酊	3985.5	0.10800	430.43	430.43		430.43
					甘草流浸膏	11956.5	0.11600	1386.95	1386.95		1386.95
					复方樟脑酊	13285.0	0.11224	1491.11	1491.11		1491.11
					复方龙胆酊	3985.5	0.06972	277.87	277.87		277.87
					单糖浆	132850.0	0.04400	5845.40	5845.40		5845.40
4	西药制剂	4% 硼酸酒精	1167 支	11670ml	硼酸	466.8	0.05200	24.27	24.27		24.27
					甘油	1867.2	0.12800	239.00	239.00		239.00
					75% 酒精	9805.0	0.02300	225.52	225.52		225.52
5	西药制剂	负肝油乳膏	6351 盒	105426.6g	硬脂酸	20031.0540	0.112	2243.48	2243.48		2243.48
					鱼肝油	5060.4768	0.128	647.74	647.74		647.74
					甘油	5060.4768	0.076	384.60	384.60		384.60
					液体石蜡	20031.0540	0.060	1201.86	1201.86		1201.86

续表

项目									总成本		
									合计	固定成本	变动成本
三、原辅料											
序号	制剂类型	制剂名称	生产量		原辅料名称	原辅料用量（g）	单价	总价			
5	西药制剂	鱼肝油乳膏	6351 盒	105426.6g	三乙醇铵	1265.2000	0.220	278.34	278.34		278.34
					蓖麻油	20031.0540	1.020	20431.68	20431.68		20431.68
					尼泊金乙酯	105.5000	0.260	27.43	27.43		27.43
6	西药制剂	薄荷滴鼻剂	7211	72110ml	樟脑	721.1000	0.720	519.19	519.19		519.19
					薄荷脑	721.1000	1.200	865.32	865.32		865.32
					液体石蜡	72110.0000	0.060	4326.60	4326.60		4326.60
7	西药制剂	复方利凡诺软膏	876 支	17520g	氧化锌	1752.0000	0.720	1261.44	1261.44		1261.44
					硼酸	1752.0000	0.052	91.10	91.10		91.10
					利凡诺	175.2000	0.250	43.80	43.80		43.80
					羊毛脂	2628.0000	0.340	893.52	893.52		893.52
					黄凡士林	10862.4000	0.064	695.19	695.19		695.19
8	西药制剂	VB6 霜	692 盒	11487.2g	硬脂酸	1723.0800	0.112	192.98	192.98		192.98
					B_6 粉	114.8720	1.060	121.76	121.76		121.76
					液体石蜡	1378.4640	0.060	82.71	82.71		82.71
					三乙醇铵	172.3080	0.240	41.35	41.35		41.35
					白凡士林	804.1040	0.640	514.63	514.63		514.63
					尼泊金乙酯	11.4872	0.260	2.99	2.99		2.99
					甘油	574.3600	0.128	73.52	73.52		73.52
9	西药制剂	耵聍水	408 支	4080ml	碳酸氢钠	204.0	0.0410	8.36	8.36		8.36
					甘油	1224.0	0.1280	156.67	156.67		156.67

续表

项目									总成本		
									合计	固定成本	变动成本
三、原辅料											
序号	制剂类型	制剂名称	生产量		原辅料名称	原辅料用量（g）	单价	总价			
10	西药制剂	复方硫黄洗剂	1191 瓶	119100ml	升华硫	3573.0	1.3000	4644.90	4644.90		4644.90
					硫酸锌	3573.0	0.1800	643.14	643.14		643.14
					甘油	11910.0	0.1280	1524.48	1524.48		1524.48
					樟脑醑	29775.0	0.7200	21438.00	21438.00		21438.00
11	西药制剂	CC 眼药水	26624 支	212992ml	氯霉素粉	532.480	0.820	436.63	436.63		436.63
					氯化钠	1916.928	0.017	32.59	32.59		32.59
					尼泊金乙酯	42.5984	0.260	11.08	11.08		11.08
					醋酸泼尼松	212.992	0.972	207.03	207.03		207.03
12	西药制剂	1% 盐酸地卡因	42 瓶	21000ml	盐酸地卡因	210.0	44.0000	9240.00	9240.00		9240.00
					纯化水	21000.0	0.0015	31.50	31.50		31.50
13	西药制剂	2.5% 碘酊	270 瓶	135000ml	碘	2025.0	0.0260	52.65	52.65		52.65
					碘化钾	3375.0	1.3000	4387.50	4387.50		4387.50
					95% 乙醇	67500.0	0.0138	931.50	931.50		931.50
					纯化水	67500.0	0.0015	101.25	101.25		101.25
14	西药制剂	内腔镜润滑剂	96 瓶	19200ml	西黄芪胶	562.7	1.9200	1080.38	1080.38		1080.38
					甘油	12307.7	0.0640	787.69	787.69		787.69
					硼酸粉	886.2	0.0260	23.04	23.04		23.04
					盐酸地卡因	197.0	44.0000	8668.00	8668.00		8668.00
					纯化水	6900.0	0.0015	10.35	10.35		10.35
15	西药制剂	碘甘油	2 瓶	800ml	碘	16.0	0.0260	0.42	0.42		0.42
					碘化钾	32.0	1.3000	41.60	41.60		41.60
					甘油	640.0	0.0640	40.96	40.96		40.96
					纯化水	160.0	0.0015	0.24	0.24		0.24

续表

项目									总成本		
									合计	固定成本	变动成本
三、原辅料											
序号	制剂类型	制剂名称	生产量		原辅料名称	原辅料用量（g）	单价	总价			
16	西药制剂	10% 水合氯醛	40 瓶	20000ml	水合氯醛	2000.0	0.3000	600.00	600.00		600.00
					纯化水	20000.0	0.0015	30.00	30.00		30.00
17	西药制剂	Ⅰ号麻黄素	40 瓶	20000ml	盐酸麻黄碱	200.0	1.4240	284.80	284.80		284.80
					氯化钠	124.0	0.0085	1.05	1.05		1.05
					羟苯乙酯	4.0	0.1300	0.52	0.52		0.52
					纯化水	20000.0	0.0015	30.00	30.00		30.00
18	西药制剂	Ⅲ号麻黄素	30 瓶	15000ml	盐酸麻黄碱	150.0	1.4240	213.60	213.60		213.60
					氯化钠	67.5	0.0085	0.57	0.57		0.57
					羟苯乙酯	3.0	0.1300	0.39	0.39		0.39
					纯化水	15000.0	0.0015	22.50	22.50		22.50
					呋喃西林	6.0	1.6000	9.60	9.60		9.60
19	西药制剂	复方碘溶液	2 瓶	1000	碘	50.0	0.0260	1.30	1.30		1.30
					碘化钾	100.0	1.3000	130.00	130.00		130.00
					纯化水	1000.0	0.0015	1.50	1.50		1.50
四、包装材料									56563.11	-	56563.11
序号	制剂类型	制剂名称	生产量	包装材料名称		数量	单价	总计			
1	西药制剂	氯柳酊	2882	塑料瓶		2882.0	0.5500	1585.10	1585.10		1585.10
				说明书		2882.0	0.0600	172.92	172.92		172.92
				标签		2882.0	0.1400	403.48	403.48		403.48

续表

项目								总成本		
								合计	固定成本	变动成本
四、包装材料										
序号	制剂类型	制剂名称	生产量	包装材料名称	数量	单价	总计			
2	西药制剂	镇咳合剂	16712	塑料瓶	16712	0.55	9191.60	9191.60		9191.60
				纸盒	16712	0.58	9692.96	9692.96		9692.96
				说明书	16712	0.06	1002.72	1002.72		1002.72
				标签	16712	0.14	2339.68	2339.68		2339.68
3	西药制剂	小儿镇咳合剂	5314	塑料瓶	5314	0.55	2922.70	2922.70		2922.70
				纸盒	5314	0.58	3082.12	3082.12		3082.12
				标签	5314	0.05	265.70	265.70		265.70
4	西药制剂	4% 硼酸酒精	1167	塑料瓶	1167	0.26	303.42	303.42		303.42
				标签	1167	0.08	93.36	93.36		93.36
				纸盒	1167	0.15	175.05	175.05		175.05
5	西药制剂	鱼肝油乳膏	6351	塑料盒	6351	0.80	5080.80	5080.80		5080.80
				纸盒	6351	0.30	1905.30	1905.30		1905.30
				标签	6351	0.06	381.06	381.06		381.06
6	西药制剂	薄荷滴鼻剂	7211	塑料瓶	7211	0.25	1802.75	1802.75		1802.75
				标签	7211	0.06	432.66	432.66		432.66
				说明书	7211	0.05	360.55	360.55		360.55
				纸盒	7211	0.25	1802.75	1802.75		1802.75
7	西药制剂	复方利凡诺软膏	876	塑料盒	876	0.26	227.76	227.76		227.76
				纸盒	876	0.35	306.60	306.60		306.60
				说明书	876	0.06	52.56	52.56		52.56
				标签	876	0.09	78.84	78.84		78.84

续表

项目								总成本		
								合计	固定成本	变动成本
四、包装材料										
序号	制剂类型	制剂名称	生产量	包装材料名称	数量	单价	总计			
8	西药制剂	VB_6 霜	692	塑料盒	692	0.8000	553.60	553.60		553.60
				纸盒	692	0.3000	207.60	207.60		207.60
				标签	692	0.1600	110.72	110.72		110.72
9	西药制剂	耵聍水	408	塑料瓶	408	0.2500	102.00	102.00		102.00
				标签	408	0.0800	32.64	32.64		32.64
				纸盒	408	0.1500	61.20	61.20		61.20
10	西药制剂	复方硫磺洗剂	1191	塑料瓶	1191	0.5500	655.05	655.05		655.05
				说明书	1191	0.0600	71.46	71.46		71.46
				标签	1191	0.1600	190.56	190.56		190.56
11	西药制剂	CC 眼药水	26624	塑料瓶	26624	0.1700	4526.08	4526.08		4526.08
				标签	26624	0.0600	1597.44	1597.44		1597.44
				纸盒	26624	0.1800	4792.32	4792.32		4792.32
五、水费、电费、取暖费								180712.80	180712.80	
序号	类型		面积	水费	电费	取暖费	合计			
1	西药生产区		285	3420	171000	6292.8	180712.80	180712.80	180712.80	
小计								573077.38	357182.70	215894.68

续表

项目									总成本		
									合计	固定成本	变动成本
■再加工产品											
一、原辅料									34560.00	–	34560.00
序号	制剂类型	制剂名称	生产量		原辅料名称	原辅料用量（g）	单价	总价			
1	西药制剂	葡萄糖粉	9600 袋	792000g	葡萄糖粉	792000	0.030	23760.00	23760.00		23760.00
2	西药制剂	硫酸镁粉	9000 袋	180000g	硫酸镁粉	180000	0.036	6480.00	6480.00		6480.00
3	西药制剂	硼酸粉	6000 袋	120000g	硼酸粉	120000	0.036	4320.00	4320.00		4320.00
二、包装材料									7380.00	–	7380.00
序号	制剂类型	制剂名称	生产量	包装材料名称		数量	单价	总计			
1	西药制剂	葡萄糖粉	9600 袋	包装材料		9600	0.300	2880.00	2880.00		2880.00
2	西药制剂	硫酸镁粉	9000 袋	包装材料		9000	0.300	2700.00	2700.00		2700.00
3	西药制剂	硼酸粉	6000 袋	包装材料		6000	0.300	1800.00	1800.00		1800.00
小计									41940.00	–	41940.00
合计									615017.38	357182.70	257834.68

表 1-3

医院制剂中心 - 制水间 直接成本明细表

制表单位：　　　　　　　　　　　　　　　　　　　　　　　　　　单位：元

项目										总成本		
										合计	固定成本	变动成本
一、房屋										4876.00	4876.00	
序号	类型	名称		面积	单价	总价		年折旧				
1	生产车间	制水间		46	5300	243800.00		4876		4876.00	4876.00	
二、固定资产										56800.00	56800.00	
序号	类型	设备材料名称	型号、规格	材质	单位	数量	单价	总价	折旧			
1		电蒸汽锅炉	立式 0.3–0.4		台	1	48000	48000	9600	9600.00	9600.00	
2		电蒸汽锅炉电控系统	立式 0.3–0.4		套	1	33000	33000	6600	6600.00	6600.00	
3		多效蒸溜水器	LD300\4P			1	160000	160000	32000	32000.00	32000.00	
4		纯蒸汽发生器	300 型			1	43000	43000	8600	8600.00	8600.00	
三、设备维修费										246000.00	246000.00	
序号	类型	设备材料名称	型号、规格	材质	单位	数量	单价	总价				
1	设备改造	两位三通阀	DN20	316L	台	1	7800	7800		7800.00	7800.00	
2	设备改造	气动电磁先导阀	4V210–08A		台	1	300	300		300.00	300.00	
3	设备改造	电导率仪	B360	316L 高温	台	1	6780	6780		6780.00	6780.00	
4	设备改造	不锈钢卫生管	DN20	316L	个	40	150	6000		6000.00	6000.00	
5	设备改造	快卡盘	DN20	304	个	80	40	3200		3200.00	3200.00	
6	设备改造	焊接弯头	DN20	316L	个	50	56	2800		2800.00	2800.00	
7	设备改造	焊接三通	DN20	316L	个	20	60	1200		1200.00	1200.00	
8	设备改造	精铸卡子	50.5		个	40	42	1680		1680.00	1680.00	
9	设备改造	快卡胶垫	DN25		个	100	10	1000		1000.00	1000.00	

续表

项目									总成本		
									合计	固定成本	变动成本
三、设备维修费											
序号	类型	设备材料名称	型号、规格	材质	单位	数量	单价	总价			
10	设备改造	电锅炉供水箱	500×500×1200	304	个	1	3600	3600	3600.00	3600.00	
11	设备改造	取样阀		316L	个	3	490	1470	1470.00	1470.00	
12	设备改造	弯头	dn25	304	个	25	58	1450	1450.00	1450.00	
13	设备改造	三通	dn25	304	个	15	60	900	900.00	900.00	
14	设备改造	精铸卡子	dn38		个	40	52	2080	2080.00	2080.00	
15	设备改造	快接开盘	dn38	316L	个	30	35	1050	1050.00	1050.00	
16	设备改造	U 型三通	dn32	316L	个	2	620	1240	1240.00	1240.00	
17	设备改造	隔膜阀	dn32	316L	个	10	640	6400	6400.00	6400.00	
18	设备改造	隔膜压力表	0.6mpa	316L	个	2	670	1340	1340.00	1340.00	
19	设备改造	穿墙套管			个	15	66	990	990.00	990.00	
20	设备改造	金属管流速仪	dn32	316L	台	2	10250	20500	20500.00	20500.00	
21	设备改造	变频器			台	2	5500	11000	11000.00	11000.00	
22	设备改造	石英砂过滤器	d400×H1800	304 衬胶	个	1	7200	7200	7200.00	7200.00	
23	设备改造	活性炭过滤器	d400×H1800	304 衬胶	个	1	7200	7200	7200.00	7200.00	
24	设备改造	果壳活性炭			kg	100	35	3500	3500.00	3500.00	
25	设备改造	列管换热器	$1m^2$	304	台	1	15000	15000	15000.00	15000.00	
26	设备改造	气动两位三通阀	dn20	304	台	2	4500	9000	9000.00	9000.00	
27	设备改造	气动角座阀	dn20	304	台	10	500	5000	5000.00	5000.00	
28	设备改造	电导率仪	cm-230b		台	1	800	800	800.00	800.00	
29	设备改造	液位开关	DN25	304	台	3	400	1200	1200.00	1200.00	

续表

项目									总成本		
									合计	固定成本	变动成本
三、设备维修费											
序号	类型	设备材料名称	型号、规格	材质	单位	数量	单价	总价			
30	设备改造	扩展模块			台	2	2500	5000	5000.00	5000.00	
31	设备改造	气动电磁先导阀	4V210–08A		台	12	300	3600	3600.00	3600.00	
32	设备改造	数显温度表			套	1	770	770	770.00	770.00	
33	设备改造	膜元件	ROESPA1		只	5	6000	30000	30000.00	30000.00	
34	设备改造	注射用水储罐	cs1000L	316L	台	1	50000	50000	50000.00	50000.00	
35	设备改造	纯水输送泵		316L	台	1	7200	7200	7200.00	7200.00	
36	设备改造	注射用水输送泵		316L	台	1	7200	7200	7200.00	7200.00	
37	设备改造	紫外线灭菌灯			台	1	6800	6800	6800.00	6800.00	
38	设备改造	不锈钢管路	DN32	316L	米	30	125	3750	3750.00	3750.00	
四、水费、电费、取暖费									29167.68	29167.68	
序号	类型		面积	水费	电费	取暖费		合计			
1	制水间		46	552	27600	1015.68		29167.68	29167.68	29167.68	
五、原材料									1911.00	–	1911.00
序号	类型		耗用量	单位	单价		合计				
1	原材料－水		420	吨	4.55		1911		1911.00		1911.00
合计									338754.68	336843.68	1911.00

表 1–4　　医院制剂中心 – 生产车间 间接成本明细表

制表单位：　　　　　　　　　　　　　　　　　　单位：元

序号	名称	单位	数量 / 年	单价	金额 / 年
一、办公费					
序号	名称	单位	数量 / 年	单价	金额 / 年
1	碳素笔芯☆黑色	支	20	1.000	20.00
2	中性笔☆黑色	支	10	2.200	22.00
3	计算器☆ CASLO	个	1	78.000	78.00
4	油性记号笔 1 ☆双头	支	1	3.000	3.00
5	中性笔☆蓝色	支	12	2.200	26.40
6	中性笔☆红色	支	3	2.200	6.60
7	16 开复写纸☆ 1	盒	1	10.000	10.00
合计					166.00
二、卫生材料费					
1. 固定成本					
序号	名称	单位	数量 / 年	单价	金额 / 年
1	鞋刷☆ 1	把	3	1.500	4.50
2	P ☆ 1	包	20	1.850	37.00
3	线手套☆ 1	付	10	2.500	25.00
4	透明皂☆ 1	块	30	3.300	99.00
5	绒里手套☆家常用	付	20	6.000	120.00
6	塑料盆☆ 1	个	2	8.000	16.00
7	香皂☆ 1	块	20	3.800	76.00

续表

二、卫生材料费					
1. 固定成本					
序号	名称	单位	数量 / 年	单价	金额 / 年
8	大黑垃圾袋 1 ☆ 1	个	590.0	0.508	299.72
9	不锈钢暖瓶☆ 8P	个	1.0	45.000	45.00
10	黑盒 w ☆ HPD2668	个	1.0	125.000	125.00
11	公牛插座☆小	个	5.0	35.000	175.00
12	口取纸 1 ☆ 1	张	100.0	0.800	80.00
13	洗衣粉☆ 1	袋	20.0	2.200	44.00
14	P ☆ 1	包	40.0	1.813	72.52
15	抹布☆单层	块	40.0	2.400	96.00
16	大毛巾☆ 1	条	10.0	5.400	54.00
17	小方巾（棉）☆ 1	块	5.0	3.700	18.50
18	培养器消毒包皮 大☆ 1	块	40.0	7.600	304.00
19	绒里手套☆家常用	付	10.0	6.000	60.00
20	不锈钢 盆☆ 1	个	5.0	28.000	140.00
21	普通卫生纸☆ 1	卷	20.0	1.700	34.00
22	洗洁精☆ 1	瓶	10.0	3.500	35.00
23	去污粉☆ 1	盒	2.0	1.500	3.00
24	线手套☆ 1	付	20.0	2.500	50.00
25	电灯管☆ 40W	个	2.0	8.000	16.00
26	台布☆ 1	块	6.0	13.685	82.11
27	5 号电池☆ 1	节	20.0	6.500	130.00
28	大胶带☆ 1	个	7.0	5.500	38.50

续表

二、卫生材料费					
1. 固定成本					
序号	名称	单位	数量 / 年	单价	金额 / 年
29	镇流器 1 ☆ 83w	只	1.0	120.000	120.00
30	培养器消毒包皮 小☆ 1	块	20.0	7.159	143.18
31	抹布		4.0	20.000	80.00
32	墩布桶		35.0	6.000	210.00
33	墩布（净化级别）		37.5	6.000	225.00
34	纸篓		10.5	6.000	63.00
35	盆		8.0	3.000	24.00
36	吸尘器		1850.0	1.000	1850.00
37	抹布		100.0	4.000	400.00
38	手术剪		5.0	32.000	160.00
39	不锈钢托盘		10.0	38.000	380.00
40	进口医用胶皮管		40.0	15.000	600.00
41	健之素消毒泡腾片		23.0	25.000	575.00
42	磁力搅拌器		1.0	240.000	240.00
43	烧杯		1.0	70.000	70.00
44	铁架台		2.0	20.000	40.00
45	不锈钢盆		6.0	40.000	240.00
46	不锈钢杯		7.0	25.000	175.00
合计					7875.03

续表

二、卫生材料费					
2. 可变成本					
序号	名称	单价	数量 / 年	金额 / 年	
1	一次性手套	0.80	1600	1280	
2	口罩	0.34	1000	340	
3	帽子	0.31	500	155	
4	脚套	0.31	500	155	
5	检查手套	0.78	200	156	
6	胶皮球鞋	26.00	15	390	
7	打码色带	10.00	60	600	
8	曲别针	1.50	2	3	
9	胶棒	4.00	4	16	
10	小胶带	0.80	20	16	
11	敷料镊	17.00	2	34	
12	塑料簸箕 + 扫把	6.00	28	168	
13	净化服	63.00	20	1260	
14	半自动打码器	1680.00	1	1680	
合计				6253	

续表

三、人员工资													
序号	姓名	工资	奖金	三项补助	保健费	单位缴纳保险							合计
						医疗保险	养老保险	失业保险	生育保险	工伤保险	职业年金	公积金	
1		102384	52800	15600	6000	7166.88	20476.80	398.52	716.688	409.536	8190.72	12286.08	226429.224
2		60000											60000.000
3		98604	52800	15600	6000	6902.28	19720.80	716.28	690.228	394.416	7888.32	11832.48	221148.804
4		73404	49200	14400	6000	5138.28	14680.80	573.36	513.828	293.616	5872.32	8808.48	178884.684
5		39048	44400	14400	6000	2733.36	7809.60	280.44	273.336	156.192	3123.84	4685.76	122910.528
6		18000	6000	10800	6000	978.00	3922.56	244.56	126.000	72.000		2160.00	48303.120
7		18000	6000	10800	6000	980.64	3922.56	245.16	126.000	72.000		2160.00	48306.360
8		18000	6000	10800	6000	980.64	3922.56	245.16	126.000	72.000		2160.00	48306.360
9		18000	6000	10800	6000	978.00	3922.56	244.56	126.000	72.000		2160.00	48303.120
10		18000	6000	10800	6000	807.36	2422.32	90.00	126.000	72.000		2160.00	46477.680
11		18000	44400	10800	6000	978.00	3922.56	244.56	126.000	72.000		2160.00	86703.120
12		18000	6000	10800	6000	807.48	2422.44	98.40	126.000	72.000		2160.00	46486.320
13		18000	6000	10800	6000	807.48	2422.44	98.40	126.000	72.000		2160.00	46486.320
合计		517440	285600	146400	72000	29258.40	89568.00	3479.40	3202.080	1829.760	25075.20	54892.80	1228745.640

表 2 **医院制剂中心 – 制水车间 在产品成本分配表**

制表单位：　　　　　　　　　　　　　　　　　　　　单位：元

		药品名称	产量	分配率	原辅料	包装材料	固定资产		水电暖	设备维修费	办公费	卫生材料		人员工资	总成本	单位成本
							房屋	家具、设备				固定成本	变动成本			
在产品、产成品成本分配	制水车间	在产品 – 蒸馏水（ml）	19000000.00	0.83	1578.65		4028.00	46921.74	24095.04	203217.39	23.73	1125.60	893.76	175628.45	457512.37	0.02
		产成品 – 蒸馏水（ml）	4000000.00	0.17	332.35		848.00	9878.26	5072.64	42782.61	5.00	236.97	188.16	36974.41	96318.39	0.02
		合计	23000000.00		1911.00		4876.00	56800.00	29167.68	246000.00	28.72	1362.57	1081.92	212602.86	553830.76	0.02
在产品成本分配计入生产车间	中药车间	溃疡散（g）	2045640.00	0.36	573.56		1463.47	17047.83	8754.32	73833.90	8.62	408.96	324.73	63810.15	166225.54	0.08
		中药生发水（ml）	25500.00	0.00	7.15		18.24	212.51	109.13	920.38	0.11	5.10	4.05	795.43	2072.09	0.08
		中药导膜粉Ⅰ（ml）	8040.00	0.00	2.25		5.75	67.00	34.41	290.19	0.03	1.61	1.28	250.79	653.32	0.08
		中药导膜粉Ⅱ（ml）	13840.00	0.00	3.88		9.90	115.34	59.23	499.53	0.06	2.77	2.20	431.71	1124.62	0.08
		中药导膜粉Ⅲ（ml）	10120.00	0.00	2.84		7.24	84.34	43.31	365.26	0.04	2.02	1.61	315.68	822.34	0.08
		安宫三黄散	212000.00													
		清瘟散	212000.00													
		牛黄清肺散	212000.00													
		清热散	212000.00													
		泻肺散	212000.00													
		加味消瘀散	142000.00													
		月石散	142000.00													
		琥珀止泻散	42500.00													
		清解散	142000.00													
		调气逐瘀散	142000.00													
		加味平胃散	142000.00													
		久嗽散	142000.00													
		清肺散	71000.00													

续表

		药品名称	产量	分配率	原辅料	包装材料	固定资产		水电暖	设备维修费	办公费	卫生材料		人员工资	总成本	单位成本
							房屋	家具、设备				固定成本	变动成本			
在产品成本分配计入生产车间	中药车间	消积散	23500.00													
		蒙药外用	100000.00	0.02	28.04		71.54	833.37	427.95	3609.33	0.42	19.99	15.87	3119.32	8125.85	0.08
		助显剂	150000.00	0.03	42.06		107.31	1250.06	641.93	5413.99	0.63	29.99	23.81	4678.99	12188.77	0.08
	西药车间	CC 眼药水（ml）	212992.00	0.04	59.72		152.38	1775.02	911.50	7687.58	0.90	42.58	33.81	6643.91	17307.40	0.08
		氯柳酊（ml）	288200.00	0.05	80.81		206.18	2401.78	1233.35	10402.09	1.21	57.62	45.75	8989.89	23418.69	0.08
		镇咳合剂（ml）	1671200.00	0.30	468.58		1195.59	13927.34	7151.91	60319.12	7.04	334.10	265.29	52130.15	135799.12	0.08
		小儿镇咳合剂（ml）	531400.00	0.09	149.00		380.17	4428.55	2274.13	19179.98	2.24	106.24	84.35	16576.09	43180.74	0.08
		4% 硼酸酒精（ml）	11670.00	0.00	3.27		8.35	97.25	49.94	421.21	0.05	2.33	1.85	364.03	948.29	0.08
		鱼肝油乳膏（g）	105426.60	0.02	29.56		75.42	878.60	451.17	3805.19	0.44	21.08	16.74	3288.60	8566.80	0.08
		薄荷滴鼻剂（ml）	72110.00	0.01	20.22		51.59	600.95	308.59	2602.69	0.30	14.42	11.45	2249.35	5859.55	0.08
		复方利凡诺软膏（g）	17520.00	0.00	4.91		12.53	146.01	74.98	632.35	0.07	3.50	2.78	546.51	1423.65	0.08
		VB_6 霜（g）	11487.20	0.00	3.22		8.22	95.73	49.16	414.61	0.05	2.30	1.82	358.32	933.43	0.08
		耵聍水（ml）	4080.00	0.00	1.14		2.92	34.00	17.46	147.26	0.02	0.82	0.65	127.27	331.53	0.08
		复方硫磺洗剂（ml）	119110.00	0.02	33.40		85.21	992.63	509.73	4299.07	0.50	23.81	18.91	3715.43	9678.69	0.08
		1% 盐酸地卡因（ml）	21000.00	0.00	5.89		15.02	175.01	89.87	757.96	0.09	4.20	3.33	655.06	1706.43	0.08
		2.5% 碘酊（ml）	135000.00	0.02	37.85		96.58	1125.05	577.73	4872.60	0.57	26.99	21.43	4211.09	10969.89	0.08
		内腔镜润滑剂（ml）	19200.00	0.00	5.38		13.74	160.01	82.17	692.99	0.08	3.84	3.05	598.91	1560.16	0.08
		碘甘油（ml）	800.00	0.00	0.22		0.57	6.67	3.42	28.87	0.00	0.16	0.13	24.95	65.01	0.08
		10% 水合氯醛（ml）	20000.00	0.00	5.61		14.31	166.67	85.59	721.87	0.08	4.00	3.17	623.86	1625.17	0.08
		Ⅰ号麻黄素（ml）	20000.00	0.00	5.61		14.31	166.67	85.59	721.87	0.08	4.00	3.17	623.86	1625.17	0.08
		Ⅲ号麻黄素（ml）	15000.00	0.00	4.21		10.73	125.01	64.19	541.40	0.06	3.00	2.38	467.90	1218.88	0.08

续表

		药品名称	产量	分配率	原辅料	包装材料	固定资产		水电暖	设备维修费	办公费	卫生材料		人员工资	总成本	单位成本
							房屋	家具、设备				固定成本	变动成本			
在产品成本分配计入生产车间	西药车间	复方碘溶液（ml）	1000.00	0.00	0.28		0.72	8.33	4.28	36.09	0.00	0.20	0.16	31.19	81.26	0.08
		葡萄糖粉（g）	792000.00												0.00	0.00
		硫酸镁粉（g）	180000.00												0.00	0.00
		硼酸粉（g）	120000.00												0.00	0.00
		合计	8771335.80	1.00	1578.65	0.00	4028.00	46921.74	24095.04	203217.39	23.73	1125.60	893.76	175628.45	457512.37	0.05
生产车间成本	中药车间	溃疡散（g）	2045640.00		161471.01	23865.80	15761.90	72161.74	94285.91	73833.90	37.42	1775.36	1409.69	277010.80	721613.52	0.35
		中药生发水（ml）	25500.00		552.44	153.00	196.48	899.53	1175.32	920.38	0.33	15.68	12.45	2445.86	6371.48	0.25
		中药导膜粉Ⅰ（ml）	8040.00		729.18	120.60	61.95	283.62	370.57	290.19	0.16	7.47	5.93	1164.90	3034.55	0.38
		中药导膜粉Ⅱ（ml）	13840.00		2990.03	207.60	106.64	488.22	637.90	499.53	0.42	19.83	15.75	3094.03	8059.94	0.58
		中药导膜粉Ⅲ（ml）	10120.00		1085.67	151.80	77.98	356.99	466.44	365.26	0.21	10.07	8.00	1571.60	4094.03	0.40
		安宫三黄散	212000.00		62949.21	5400.00	1481.82	5711.73	8864.07	0.00	7.16	339.51	269.58	52973.84	137996.92	0.65
		清瘟散	212000.00		39817.70	5400.00	1481.82	5711.73	8864.07	0.00	5.20	246.47	195.70	38456.47	100179.15	0.47
		牛黄清肺散	212000.00		47113.46	72.00	1481.82	5711.73	8864.07	0.00	5.36	254.38	201.99	39691.44	103396.26	0.49
		清热散	212000.00		36428.17	72.00	1481.82	5711.73	8864.07	0.00	4.46	211.40	167.86	32985.34	85926.84	0.41
		泻肺散	212000.00		35570.47	72.00	1481.82	5711.73	8864.07	0.00	4.38	207.95	165.12	32447.04	84524.58	0.40
		加味消瘀散	142000.00		125094.64	48.00	992.54	3825.78	5937.25	0.00	11.52	546.62	434.03	85289.89	222180.29	1.56
		月石散	142000.00		30347.77	48.00	992.54	3825.78	5937.25	0.00	3.49	165.52	131.43	25826.63	67278.42	0.47
		琥珀止泻散	42500.00		8240.30	14.40	297.06	1145.04	1777.00	0.00	0.97	46.15	36.65	7200.97	18758.54	0.44
		清解散	142000.00		16516.60	48.00	992.54	3825.78	5937.25	0.00	2.32	109.89	87.26	17146.18	44665.82	0.31
		调气逐瘀散	142000.00		18153.79	48.00	992.54	3825.78	5937.25	0.00	2.46	116.48	92.48	18173.68	47342.46	0.33
		加味平胃散	142000.00		7785.43	48.00	992.54	3825.78	5937.25	0.00	1.58	74.77	59.37	11666.48	30391.20	0.21
		久嗽散	142000.00		10387.23	48.00	992.54	3825.78	5937.25	0.00	1.80	85.24	67.68	13299.38	34644.90	0.24

续表

		药品名称	产量	分配率	原辅料	包装材料	固定资产		水电暖	设备维修费	办公费	卫生材料		人员工资	总成本	单位成本
							房屋	家具、设备				固定成本	变动成本			
生产车间成本	中药车间	清肺散	71000.00		9832.70	24.00	496.27	1912.89	2968.63	0.00	1.29	61.28	48.66	9561.18	24906.89	0.35
		消积散	23500.00		3350.29	8.00	164.26	633.14	982.57	0.00	0.44	20.67	16.41	3224.78	8400.56	0.36
		蒙药外用	100000.00		7150.26	3000.00	770.51	3527.59	4609.12	3609.33	1.92	91.17	72.39	14225.71	37058.01	0.37
		助显剂	150000.00		5983.16	900.00	1155.77	5291.38	6913.67	5413.99	2.18	103.20	81.95	16102.98	41948.28	0.28
	西药车间	CC 眼药水（ml）	212992.00		747.04	10915.84	2115.79	105075.32	12656.41	7687.58	11.80	559.90	444.57	87360.83	227575.10	1.07
		氯柳酊（ml）	288200.00		11228.38	1758.02	2862.88	6442.30	17125.42	10402.09	4.22	200.39	159.11	31266.52	81449.34	0.28
		镇咳合剂（ml）	1671200.00		47789.61	19288.04	16601.13	37357.27	99306.07	60319.12	23.80	1128.90	896.38	176143.34	458853.66	0.27
		小儿镇咳合剂（ml）	531400.00		9756.12	6265.10	5278.75	11878.68	31576.86	19179.98	7.12	337.61	268.07	52678.02	137226.31	0.26
		4% 硼酸酒精（ml）	11670.00		492.06	3651.24	115.93	260.87	693.45	421.21	0.48	22.66	18.00	3536.38	9212.28	0.79
		鱼肝油乳膏（g）	105426.60		25244.69	5349.21	1047.27	2356.66	6264.66	3805.19	3.74	177.25	140.74	27656.93	72046.35	0.68
		薄荷滴鼻剂（ml）	72110.00		5731.33	4089.11	716.32	1611.92	4284.92	2602.69	1.61	76.57	60.80	11947.19	31122.46	0.43
		复方利凡诺软膏（g）	17520.00		2989.97	2595.96	174.04	391.63	1041.07	632.35	0.66	31.47	24.99	4911.00	12793.16	0.73
		VB_6 霜（g）	11487.20		1033.16	586.92	114.11	256.78	682.59	414.61	0.26	12.42	9.86	1938.14	5048.87	0.44
		耵聍水（ml）	4080.00		166.18	840.04	40.53	91.20	242.44	147.26	0.13	6.14	4.88	958.76	2497.57	0.61
		复方硫磺洗剂（ml）	119110.00		28283.92	1223.63	1183.20	2662.53	7077.76	4299.07	3.79	179.92	142.86	28072.67	73129.35	0.61
		1% 盐酸地卡因（ml）	21000.00		9277.39	0.00	208.61	469.42	1247.86	757.96	1.01	48.11	38.20	7506.89	19555.46	0.93
		2.5% 碘酊（ml）	135000.00		5510.75	0.00	1341.04	3017.73	8021.97	4872.60	1.93	91.56	72.70	14286.77	37217.07	0.28
		内腔镜润滑剂（ml）	19200.00		10574.85	0.00	190.73	429.19	1140.90	692.99	1.10	52.41	41.61	8176.80	21300.58	1.11
		碘甘油（ml）	800.00		83.44	0.00	7.95	17.88	47.54	28.87	0.02	0.75	0.59	116.53	303.57	0.38
		10% 水合氯醛（ml）	20000.00		635.61	0.00	198.67	447.07	1188.44	721.87	0.27	12.84	10.19	2003.09	5218.05	0.26
		Ⅰ号麻黄素（ml）	20000.00		321.98	0.00	198.67	447.07	1188.44	721.87	0.24	11.58	9.19	1806.26	4705.30	0.24
		Ⅲ号麻黄素（ml）	15000.00		250.87	0.00	149.00	335.30	891.33	541.40	0.18	8.72	6.92	1360.58	3544.32	0.24

续表

		药品名称	产量	分配率	原辅料	包装材料	固定资产		水电暖	设备维修费	办公费	卫生材料		人员工资	总成本	单位成本
							房屋	家具、设备				固定成本	变动成本			
生产车间成本	西药车间	复方碘溶液（ml）	1000.00		133.08	0.00	9.93	22.35	59.42	36.09	0.02	1.05	0.83	163.73	426.52	0.43
		葡萄糖粉（g）	792000.00		23760.00	2880.00	0.00	0.00	0.00	0.00	2.26	107.15	85.08	16719.30	43553.79	0.05
		硫酸镁粉（g）	180000.00		6480.00	2700.00	0.00	0.00	0.00	0.00	0.78	36.92	29.32	5761.38	15008.40	0.08
		硼酸粉（g）	120000.00		4320.00	1800.00	0.00	0.00	0.00	0.00	0.52	24.62	19.55	3840.92	10005.60	0.08
	制水车间	产成品－蒸馏水（ml）	4000000.00		332.35	0.00	848.00	9878.26	5072.64	42782.61	5.00	236.97	188.16	36974.41	96318.39	0.02
	合计		12771335.80	0.00	826692.29	103692.31	65855.68	321662.95	393941.22	246000.00	166.00	7875.03	6253.00	128745.64	3200884.42	0.25

表 3 医院制剂中心 成本费用分配表

制表单位：　　　　单位：元

		药品名称	产量	分配率	原辅料	包装材料	化学试剂	微生物检测	玻璃仪器	固定资产		水电暖	设备维修费	办公费	低值易耗品	卫生材料		人员工资	期间费用	其他	十四种药物检测	总成本	单位成本
										房屋	家具、设备					固定成本	变动成本						
待分配成本	辅助车间						128346.45	271420.00	25824.00	16779.80	109191.18	100374.86		1177.50	6.66	4104.60	34694.50	626368.92	194410.00	20576.00	282400.00	2112977.77	
	公共区域									16983.32	41672.86	101592.30										160218.18	
	库房									21980.16	2660.00	126904.32										151544.48	
	小计				0.00	0.00	128346.45	271420.00	25824.00	55743.28	153827.31	328871.48	0.00	1177.50	6.66	4104.60	31694.50	626368.92	194410.00	20576.00	282400.00	2121770.73	

续表

		药品名称	产量	分配率	原辅料	包装材料	化学试剂	微生物检测	玻璃仪器	固定资产 房屋	固定资产 家具、设备	水电暖	设备维修费	办公费	低值易耗品	卫生材料 固定成本	卫生材料 变动成本	人员工资	期间费用	其他	十四种药物检测	总成本	单位成本
分配计入生产车间的生产成本	中药车间	溃疡散（g）	2045640.00	0.21			27262.87	57654.02	5485.44	11840.78	32675.43	69857.65		887.37	1.41	871.88	6732.43	133050.95	104383.48	1370.68		155074.40	0.22
		中药生发水（ml）	25500.00	0.00			339.85	718.69	68.38	147.60	407.32	870.81		11.06	0.02	10.87	83.92	1658.55	1301.20	54.48		5672.75	0.22
		中药导膜粉Ⅰ（ml）	8040.00	0.00			107.15	226.60	21.56	46.54	128.42	274.56		3.49	0.01	3.43	26.46	522.93	410.26	17.18		1788.58	0.22
		中药导膜粉Ⅱ（ml）	13840.00	0.00			184.45	390.06	37.11	80.11	221.07	472.63		6.00	0.01	5.90	45.55	900.17	706.22	29.57		3078.86	0.22
		中药导膜粉Ⅲ（ml）	10120.00	0.00			134.87	285.22	27.14	58.58	161.65	345.59		4.39	0.01	4.31	33.31	658.22	516.40	21.62		2251.30	0.22
		安宫三黄散	212000.00				0.00	0.00	0.00	0.00	0.00	0.00		0.00	0.00	0.00	0.00	0.00	0.00	0.00	22000.00	22000.00	0.10
		清瘟散	212000.00				0.00	0.00	0.00	0.00	0.00	0.00		0.00	0.00	0.00	0.00	0.00	0.00	0.00	24400.00	24400.00	0.12
		牛黄清肺散	212000.00				0.00	0.00	0.00	0.00	0.00	0.00		0.00	0.00	0.00	0.00	0.00	0.00	0.00	21200.00	21200.00	0.10
		清热散	212000.00				0.00	0.00	0.00	0.00	0.00	0.00		0.00	0.00	0.00	0.00	0.00	0.00	0.00	22000.00	22000.00	0.10
		泻肺散	212000.00				0.00	0.00	0.00	0.00	0.00	0.00		0.00	0.00	0.00	0.00	0.00	0.00	0.00	23600.00	23600.00	0.11
		加味消瘀散	142000.00				0.00	0.00	0.00	0.00	0.00	0.00		0.00	0.00	0.00	0.00	0.00	0.00	0.00	22600.00	22600.00	0.16
		月石散	142000.00				0.00	0.00	0.00	0.00	0.00	0.00		0.00	0.00	0.00	0.00	0.00	0.00	0.00	16600.00	16600.00	0.12
		琥珀止泻散	42500.00				0.00	0.00	0.00	0.00	0.00	0.00		0.00	0.00	0.00	0.00	0.00	0.00	0.00	14000.00	14000.00	0.33
		清解散	142000.00				0.00	0.00	0.00	0.00	0.00	0.00		0.00	0.00	0.00	0.00	0.00	0.00	0.00	21400.00	21400.00	0.15
		调气逐瘀散	142000.00				0.00	0.00	0.00	0.00	0.00	0.00		0.00	0.00	0.00	0.00	0.00	0.00	0.00	23200.00	23200.00	0.16
		加味平胃散	142000.00				0.00	0.00	0.00	0.00	0.00	0.00		0.00	0.00	0.00	0.00	0.00	0.00	0.00	19000.00	19000.00	0.13
		久嗽散	142000.00				0.00	0.00	0.00	0.00	0.00	0.00		0.00	0.00	0.00	0.00	0.00	0.00	0.00	21400.00	21400.00	0.15
		清肺散	71000.00				0.00	0.00	0.00	0.00	0.00	0.00		0.00	0.00	0.00	0.00	0.00	0.00	0.00	17200.00	17200.00	0.24
		消积散	23500.00				0.00	0.00	0.00	0.00	0.00	0.00		0.00	0.00	0.00	0.00	0.00	0.00	0.00	13800.00	13800.00	0.59
		蒙药外用	100000.00	0.01			1332.73	2818.39	268.15	578.83	1597.32	3414.95		43.38	0.07	42.62	329.11	6504.12	5102.73	213.66		22246.06	0.22
		助显剂	150000.00	0.02			1999.10	4227.58	402.23	868.25	2395.98	5122.43		65.07	0.10	63.93	493.67	9756.19	7654.09	320.49		33369.10	0.22

续表

		药品名称	产量	分配率	原辅料	包装材料	化学试剂	微生物检测	玻璃仪器	固定资产		水电暖	设备维修费	办公费	低值易耗品	卫生材料		人员工资	期间费用	其他	十四种药物检测	总成本	单位成本
										房屋	家具、设备					固定成本	变动成本						
分配计入生产车间的生产成本	西药车间	CC 眼药水（ml）	212992.00	0.02			2838.61	6002.94	571.14	1232.86	3402.17	7273.58		92.39	0.15	90.78	700.98	13853.26	10868.41	455.07		47382.34	0.22
		氯柳酊（ml）	288200.00	0.03			3840.93	8122.59	772.82	1668.19	4603.48	9841.90		125.02	0.20	122.84	948.50	18744.88	14706.07	615.76		64113.16	0.22
		镇咳合剂（ml）	1671200.00	0.17			22272.60	47100.86	4481.37	9673.41	26694.42	57070.70		724.94	1.16	712.29	5500.10	108696.91	85276.82	3570.66		371776.23	0.22
		小儿镇咳合剂（ml）	531400.00	0.06			7082.13	14976.90	1424.96	3075.90	8488.16	18147.06		230.51	0.37	226.49	1748.90	34562.91	27115.91	1135.38		118215.59	0.22
		4% 硼酸酒精（ml）	11670.00	0.00			155.53	328.91	31.29	67.55	186.41	398.53		5.06	0.01	4.97	38.41	759.03	595.49	24.93		2596.12	0.22
		鱼肝油乳膏（g）	105426.60	0.01			1405.05	2971.33	282.70	610.24	1684.00	3600.27		45.73	0.07	44.93	346.97	6857.08	5379.63	225.25		23453.27	0.22
		薄荷滴鼻剂（ml）	72110.00	0.01			961.03	2032.34	193.36	417.39	1151.83	2462.52		31.28	0.05	30.73	237.32	4690.12	3679.58	154.07		16041.64	0.22
		复方利凡诺软膏（g）	17520.00	0.00			233.49	493.78	46.98	101.41	279.85	598.30		7.60	0.01	7.47	57.66	1139.52	894.00	37.43		3897.51	0.22
		VB_6 霜（g）	11487.20	0.00			153.09	323.75	30.80	66.49	183.49	392.28		4.98	0.01	4.90	37.81	747.14	586.16	24.54		2555.45	0.22
		耵聍水（ml）	4080.00	0.00			54.38	114.99	10.94	23.62	65.17	139.33		1.77	0.00	1.74	13.43	265.37	208.19	8.72		907.64	0.22
		复方硫磺洗剂（ml）	119110.00	0.01			1587.42	3356.98	319.40	689.44	1902.57	4067.55		51.67	0.08	50.77	392.00	7747.06	6077.86	254.49		26497.29	0.22
		1% 盐酸地卡因（ml）	21000.00	0.00			279.87	591.86	56.31	121.55	335.44	717.14		9.11	0.01	8.95	69.11	1365.87	1071.57	44.87		4671.67	0.22
		2.5% 碘酊（ml）	135000.00	0.01			1799.19	3804.82	362.01	781.42	2156.38	4610.19		58.56	0.09	57.54	444.30	8780.57	6888.69	288.44		30032.19	0.22
		内腔镜润滑剂（ml）	19200.00	0.00			255.88	541.13	51.49	111.14	306.69	655.67		8.33	0.01	8.18	63.19	1248.79	979.72	41.02		4271.24	0.22

续表

		药品名称	产量	分配率	原辅料	包装材料	化学试剂	微生物检测	玻璃仪器	固定资产		水电暖	设备维修费	办公费	低值易耗品	卫生材料		人员工资	期间费用	其他	十四种药物检测	总成本	单位成本
										房屋	家具、设备					固定成本	变动成本						
分配计入生产车间的生产成本	西药车间	碘甘油（ml）	800.00	0.00			10.66	22.55	2.15	4.63	12.78	27.32		0.35	0.00	0.34	2.63	52.03	40.82	1.71		177.97	0.22
		10% 水合氯醛（ml）	20000.00	0.00			266.55	563.68	53.63	115.77	319.46	682.99		8.68	0.01	8.52	65.82	1300.82	1020.55	42.73		4449.21	0.22
		Ⅰ号麻黄素（ml）	20000.00	0.00			266.55	563.68	53.63	115.77	319.46	682.99		8.68	0.01	8.52	65.82	1300.82	1020.55	42.73		4449.21	0.22
		Ⅲ号麻黄素（ml）	15000.00	0.00			199.91	422.76	40.22	86.82	239.60	512.24		6.51	0.01	6.39	49.37	975.62	765.41	32.05		3336.91	0.22
		复方碘溶液（ml）	1000.00	0.00			13.33	28.18	2.68	5.79	15.97	34.15		0.43	0.00	0.43	3.29	65.04	51.03	2.14		222.46	0.22
		葡萄糖粉（g）	792000.00				0.00	0.00	0.00	0.00	0.00	0.00		0.00	0.00	0.00	0.00	0.00	0.00	0.00		0.00	0.00
		硫酸镁粉（g）	180000.00				0.00	0.00	0.00	0.00	0.00	0.00		0.00	0.00	0.00	0.00	0.00	0.00	0.00		0.00	0.00
		硼酸粉（g）	120000.00				0.00	0.00	0.00	0.00	0.00	0.00		0.00	0.00	0.00	0.00	0.00	0.00	0.00		0.00	0.00
	制水车间	产成品－蒸馏水（ml）	4000000.00	0.12			53309.23	112735.43	10726.11	23153.20	63892.83	136598.14		1735.14	2.77	1704.86	13164.44	260164.93	204109.19	8546.33		889842.59	0.22
	小计		12771335.80	1.00	0.00	0.00	128346.45	271420.00	25824.00	55743.28	453827.34	328871.48	0.00	4177.50	6.66	4104.60	3469.50	626368.92	491410.00	20576.00	282100.00	2124770.73	0.19
生产成本	中药车间	溃疡散（g）	2045640.00		161471.01	23865.80	27262.87	57654.02	5485.44	27602.68	104837.17	164143.56	73833.90	924.79	1.41	2647.25	8142.12	410061.75	104383.48	4370.68		1176687.92	0.58
		中药生发水（ml）	25500.00		552.44	153.00	339.85	718.69	68.38	344.08	1306.85	2046.14	920.38	11.39	0.02	26.54	96.37	4104.41	1301.20	54.48		12044.22	0.47
		中药导膜粉Ⅰ（ml）	8040.00		729.18	120.60	107.15	226.60	21.56	108.49	412.04	645.14	290.19	3.65	0.01	10.89	32.39	1687.83	410.26	17.18		4823.14	0.60
		中药导膜粉Ⅱ（ml）	13840.00		2990.03	207.60	184.45	390.06	37.11	186.75	709.29	1110.53	499.53	6.42	0.01	25.73	61.29	3994.20	706.22	29.57		11138.80	0.80

续表

		药品名称	产量	分配率	原辅料	包装材料	化学试剂	微生物检测	玻璃仪器	固定资产		水电暖	设备维修费	办公费	低值易耗品	卫生材料		人员工资	期间费用	其他	十四种药物检测	总成本	单位成本
										房屋	家具、设备					固定成本	变动成本						
生产成本	中药车间	中药导膜粉Ⅲ（ml）	10120.00		1085.67	151.80	134.87	285.22	27.14	136.55	518.64	812.04	365.26	4.60	0.01	14.39	41.30	2229.82	516.40	21.62		6345.33	0.63
		安宫三黄散	212000.00		62949.21	5400.00	0.00	0.00	0.00	1481.82	5711.73	8864.07	0.00	7.16	0.00	339.51	269.58	52973.84	0.00	0.00	22000.00	159996.92	0.75
		清瘟散	212000.00		39817.70	5400.00	0.00	0.00	0.00	1481.82	5711.73	8864.07	0.00	5.20	0.00	246.47	195.70	38456.47	0.00	0.00	24400.00	124579.45	0.59
		牛黄清肺散	212000.00		47113.46	72.00	0.00	0.00	0.00	1481.82	5711.73	8864.07	0.00	5.36	0.00	254.38	201.99	39691.44	0.00	0.00	21200.00	124596.26	0.59
		清热散	212000.00		36428.17	72.00	0.00	0.00	0.00	1481.82	5711.73	8864.07	0.00	4.46	0.00	211.40	167.86	32985.34	0.00	0.00	22000.00	107926.84	0.51
		泻肺散	212000.00		35570.47	72.00	0.00	0.00	0.00	1481.82	5711.73	8864.07	0.00	4.38	0.00	207.95	165.12	32447.04	0.00	0.00	23600.00	108124.58	0.51
		加味消瘀散	142000.00		125094.64	48.00	0.00	0.00	0.00	992.54	3825.78	5937.25	0.00	11.52	0.00	546.62	434.03	85289.89	0.00	0.00	22600.00	244780.29	1.72
		月石散	142000.00		30347.77	48.00	0.00	0.00	0.00	992.54	3825.78	5937.25	0.00	3.49	0.00	165.52	131.43	25826.63	0.00	0.00	16600.00	83878.42	0.59
		琥珀止泻散	42500.00		8240.30	14.40	0.00	0.00	0.00	297.06	1145.04	1777.00	0.00	0.97	0.00	46.15	36.65	7200.97	0.00	0.00	14000.00	32758.54	0.77
		清解散	142000.00		16516.60	48.00	0.00	0.00	0.00	992.54	3825.78	5937.25	0.00	2.32	0.00	109.89	87.26	17146.18	0.00	0.00	21400.00	66065.82	0.47
		调气逐瘀散	142000.00		18153.79	48.00	0.00	0.00	0.00	992.54	3825.78	5937.25	0.00	2.46	0.00	116.48	92.48	18173.68	0.00	0.00	23200.00	70542.46	0.50
		加味平胃散	142000.00		7785.43	48.00	0.00	0.00	0.00	992.54	3825.78	5937.25	0.00	1.58	0.00	74.77	59.37	11666.48	0.00	0.00	19000.00	49391.20	0.35
		久嗽散	142000.00		10387.23	48.00	0.00	0.00	0.00	992.54	3825.78	5937.25	0.00	1.80	0.00	85.24	67.68	13299.38	0.00	0.00	21400.00	56044.90	0.39
		清肺散	71000.00		9832.70	24.00	0.00	0.00	0.00	496.27	1912.89	2968.63	0.00	1.29	0.00	61.28	48.66	9561.18	0.00	0.00	17200.00	42106.89	0.59
		消积散	23500.00		3350.29	8.00	0.00	0.00	0.00	164.26	633.14	982.57	0.00	0.44	0.00	20.67	16.41	3224.78	0.00	0.00	13800.00	22200.56	0.94
		蒙药外用	100000.00		7150.26	3000.00	1332.73	2818.39	268.15	1349.34	5124.91	8024.07	3609.33	45.30	0.07	133.79	401.50	20729.84	5102.73	213.66		59304.07	0.59
		助显剂	150000.00		5983.16	900.00	1999.10	4227.58	402.23	2024.01	7687.36	12036.10	5413.99	67.24	0.10	167.14	575.61	25859.16	7654.09	320.49		75317.37	0.50

续表

		药品名称	产量	分配率	原辅料	包装材料	化学试剂	微生物检测	玻璃仪器	固定资产		水电暖	设备维修费	办公费	低值易耗品	卫生材料		人员工资	期间费用	其他	十四种药物检测	总成本	单位成本
										房屋	家具、设备					固定成本	变动成本						
生产成本	西药车间	CC 眼药水（ml）	212992.00		747.04	10915.84	2838.61	6002.94	571.14	3348.65	108477.48	19929.99	7687.58	104.20	0.15	650.68	1145.55	101214.10	10868.41	455.07		274957.43	1.29
		氯柳酊（ml）	288200.00		11228.38	1758.02	3840.93	8122.59	772.82	4531.07	11045.77	26967.32	10402.09	129.24	0.20	323.22	1107.61	50011.41	14706.07	615.76		145562.50	0.51
		镇咳合剂（ml）	1671200.00		47789.61	19288.04	22272.60	47100.86	4481.37	26274.54	64051.69	156376.77	60319.12	748.74	1.16	1841.19	6396.49	284840.25	85276.82	3570.66		830629.89	0.50
		小儿镇咳合剂（ml）	531400.00		9756.12	6265.10	7082.13	14976.90	1424.96	8354.65	20366.84	49723.92	19179.98	237.63	0.37	564.10	2016.97	87240.93	27115.91	1135.38		255441.90	0.48
	西药车间	4% 硼酸酒精（ml）	11670.00		492.06	3651.24	155.53	328.91	31.29	183.48	447.27	1091.98	421.21	5.54	0.01	27.64	56.40	4295.41	595.49	24.93		11808.39	1.01
		鱼肝油乳膏（g）	105426.60		25244.69	5349.21	1405.05	2971.33	282.70	1657.51	4040.66	9864.93	3805.19	49.47	0.07	222.19	487.71	34514.01	5379.63	225.25		95499.62	0.91
		薄荷滴鼻剂（ml）	72110.00		5731.33	4089.11	961.03	2032.34	193.36	1133.71	2763.74	6747.44	2602.69	32.89	0.05	107.30	298.12	16637.32	3679.58	154.07		47164.09	0.65
		复方利凡诺软膏（g）	17520.00		2989.97	2595.96	233.49	493.78	46.98	275.45	671.48	1639.37	632.35	8.26	0.01	38.94	82.65	6050.52	894.00	37.43		16690.67	0.95
		VB_6 霜（g）	11487.20		1033.16	586.92	153.09	323.75	30.80	180.60	440.27	1074.88	414.61	5.24	0.01	17.32	47.67	2685.29	586.16	24.54		7604.32	0.66
		耵聍水（ml）	4080.00		166.18	840.04	54.38	114.99	10.94	64.15	156.37	381.77	147.26	1.90	0.00	7.88	18.31	1224.13	208.19	8.72		3405.20	0.83
		复方硫磺洗剂（ml）	119110.00		28283.92	1223.63	1587.42	3356.98	319.40	1872.64	4565.10	11145.31	4299.07	55.46	0.08	230.68	534.86	35819.73	6077.86	254.49		99626.63	0.84
		1% 盐酸地卡因（ml）	21000.00		9277.39	0.00	279.87	591.86	56.31	330.16	804.86	1965.00	757.96	10.12	0.01	57.06	107.32	8872.76	1071.57	44.87		24227.13	1.15

续表

		药品名称	产量	分配率	原辅料	包装材料	化学试剂	微生物检测	玻璃仪器	固定资产		水电暖	设备维修费	办公费	低值易耗品	卫生材料		人员工资	期间费用	其他	十四种药物检测	总成本	单位成本
										房屋	家具、设备					固定成本	变动成本						
生产成本	西药车间	2.5% 碘酊（ml）	135000.00		5510.75	0.00	1799.19	3804.82	362.01	2122.46	5174.11	12632.16	4872.60	60.49	0.09	149.10	517.00	23067.34	6888.69	288.44		67249.25	0.50
		内腔镜润滑剂（ml）	19200.00		10574.85	0.00	255.88	541.13	51.49	301.86	735.87	1796.57	692.99	9.43	0.01	60.59	104.80	9425.60	979.72	41.02		25571.83	1.33
		碘甘油（ml）	800.00		83.44	0.00	10.66	22.55	2.15	12.58	30.66	74.86	28.87	0.36	0.00	1.09	3.23	168.57	40.82	1.71		481.54	0.60
		10% 水合氯醛（ml）	20000.00		635.61	0.00	266.55	563.68	53.63	314.44	766.54	1871.43	721.87	8.95	0.01	21.36	76.02	3303.91	1020.55	42.73		9667.26	0.48
		Ⅰ号麻黄素（ml）	20000.00		321.98	0.00	266.55	563.68	53.63	314.44	766.54	1871.43	721.87	8.92	0.01	20.10	75.01	3107.08	1020.55	42.73		9154.51	0.46
		Ⅲ号麻黄素（ml）	15000.00		250.87	0.00	199.91	422.76	40.22	235.83	574.90	1403.57	541.40	6.69	0.01	15.11	56.29	2336.20	765.41	32.05		6881.23	0.46
		复方碘溶液（ml）	1000.00		133.08	0.00	13.33	28.18	2.68	15.72	38.33	93.57	36.09	0.46	0.00	1.48	4.12	228.77	51.03	2.14		648.98	0.65
		葡萄糖粉（g）	792000.00		23760.00	2880.00	0.00	0.00	0.00	0.00	0.00	0.00	0.00	2.26	0.00	107.15	85.08	16719.30	0.00	0.00		43553.79	0.05
		硫酸镁粉（g）	180000.00		6480.00	2700.00	0.00	0.00	0.00	0.00	0.00	0.00	0.00	0.78	0.00	36.92	29.32	5761.38	0.00	0.00		15008.40	0.08
		硼酸粉（g）	120000.00		4320.00	1800.00	0.00	0.00	0.00	0.00	0.00	0.00	0.00	0.52	0.00	24.62	19.55	3840.92	0.00	0.00		10005.60	0.08
	制水车间	产成品－蒸馏水（ml）	4000000.00		332.35	0.00	53309.23	112735.43	10726.11	24001.20	73771.09	141670.78	42782.61	1740.14	2.77	1941.83	13352.60	297139.35	204409.19	8516.33		986160.98	0.25
合计			12771335.80	0.00	826692.29	########	128346.45	271420.00	25824.00	121598.96	175490.29	722812.70	246000.00	1343.50	6.66	11979.63	37947.50	1855111.56	191410.00	20576.00	282400.00	5625654.85	0.44

表 3-1　　医院 制剂中心 – 辅助车间 成本费用表

制表单位：　　　　　　　　　　　　　　　　　　　　　　　单位：元

<table>
<tr><td colspan="9" rowspan="2">项目</td><td colspan="3">总成本</td></tr>
<tr><td>合计</td><td>固定成本</td><td>变动成本</td></tr>
<tr><td colspan="9">一、房屋</td><td>16779.80</td><td>16779.80</td><td></td></tr>
<tr><td>序号</td><td>类型</td><td colspan="2">名称</td><td>面积</td><td>单价</td><td colspan="2">总价</td><td>年折旧</td><td></td><td></td><td></td></tr>
<tr><td>1</td><td>化检</td><td colspan="2">理化检验室</td><td>10.22</td><td>5300</td><td colspan="2">54166.00</td><td>1083.32</td><td>1083.32</td><td>1083.32</td><td></td></tr>
<tr><td>2</td><td>化检</td><td colspan="2">留样室</td><td>6.00</td><td>5300</td><td colspan="2">31800.00</td><td>636.00</td><td>636.00</td><td>636.00</td><td></td></tr>
<tr><td>3</td><td>化检</td><td colspan="2">仪器室</td><td>9.48</td><td>5300</td><td colspan="2">50244.00</td><td>1004.88</td><td>1004.88</td><td>1004.88</td><td></td></tr>
<tr><td>4</td><td>化检</td><td colspan="2">烘干室</td><td>10.80</td><td>5300</td><td colspan="2">57240.00</td><td>1144.80</td><td>1144.80</td><td>1144.80</td><td></td></tr>
<tr><td>5</td><td>菌检</td><td colspan="2">菌检室</td><td>95.04</td><td>5300</td><td colspan="2">503712.00</td><td>10074.24</td><td>10074.24</td><td>10074.24</td><td></td></tr>
<tr><td>6</td><td>菌检</td><td colspan="2">准备间</td><td>14.40</td><td>5300</td><td colspan="2">76320.00</td><td>1526.40</td><td>1526.40</td><td>1526.40</td><td></td></tr>
<tr><td>7</td><td>菌检</td><td colspan="2">储藏室</td><td>5.40</td><td>5300</td><td colspan="2">28620.00</td><td>572.40</td><td>572.40</td><td>572.40</td><td></td></tr>
<tr><td>8</td><td>菌检</td><td colspan="2">接瓶室</td><td>6.96</td><td>5300</td><td colspan="2">36888.00</td><td>737.76</td><td>737.76</td><td>737.76</td><td></td></tr>
<tr><td colspan="9">二、固定资产</td><td>33064.06</td><td>33064.06</td><td></td></tr>
<tr><td>序号</td><td>类型</td><td>设备材料名称</td><td>型号、规格</td><td>单位</td><td>数量</td><td>单价</td><td>总价</td><td>年折旧</td><td></td><td></td><td></td></tr>
<tr><td>1</td><td>化检</td><td>计算机</td><td>启天
M4360–N000</td><td>台</td><td>2</td><td>4575</td><td>9150</td><td>1830.0</td><td>1830.00</td><td>1830.00</td><td></td></tr>
<tr><td>2</td><td>化检</td><td>电磁炉</td><td></td><td>个</td><td>2</td><td>399</td><td>798</td><td>159.6</td><td>159.60</td><td>159.60</td><td></td></tr>
<tr><td>3</td><td>化检</td><td>棉大衣</td><td></td><td>件</td><td>1</td><td>115</td><td>115</td><td>23.0</td><td>23.00</td><td>23.00</td><td></td></tr>
<tr><td>4</td><td>化检</td><td>打印机</td><td>DS–600</td><td>台</td><td>1</td><td>2150</td><td>2150</td><td>430.0</td><td>430.00</td><td>430.00</td><td></td></tr>
<tr><td>5</td><td>化检</td><td>打印机</td><td>佳能激光</td><td>台</td><td>1</td><td>1950</td><td>1950</td><td>390.0</td><td>390.00</td><td>390.00</td><td></td></tr>
</table>

续表

项目									总成本		
									合计	固定成本	变动成本
二、固定资产											
序号	类型	设备材料名称	型号、规格	单位	数量	单价	总价	年折旧			
6	化检	冷藏柜		台	1	4380.0	4380.0	876.00	876.00	876.00	
7	化检	干手器		个	3	680.0	2040.0	408.00	408.00	408.00	
8	化检	自动手消毒器		个	3	980.0	2940.0	588.00	588.00	588.00	
9	化检	五节柜		组	1	741.0	741.0	148.20	148.20	148.20	
10	化检	玻璃文件柜		组	1	706.3	706.3	141.26	141.26	141.26	
11	化检	资料柜		组	5	1000.0	5000.0	1000.00	1000.00	1000.00	
12	化检	三门更衣柜		组	2	1200.0	2400.0	480.00	480.00	480.00	
13	化检	不锈钢更衣柜		组	3	5300.0	15900.0	3180.00	3180.00	3180.00	
14	化检	双面鞋柜		组	3	780.0	2340.0	468.00	468.00	468.00	
15	化检	桌子		张	1	4000.0	4000.0	800.00	800.00	800.00	
16	化检	桌子		张	1	4000.0	4000.0	800.00	800.00	800.00	
17	化检	桌子		张	1	3500.0	3500.0	700.00	700.00	700.00	
18	化检	医用办公桌		张	1	1150.0	1150.0	230.00	230.00	230.00	
19	化检	医用办公桌		张	2	1150.0	2300.0	460.00	460.00	460.00	
20	化检	医用电脑桌		张	1	1050.0	1050.0	210.00	210.00	210.00	
21	化检	办公椅		把	1	980.0	980.0	196.00	196.00	196.00	
22	化检	医用办公椅		把	1	680.0	680.0	136.00	136.00	136.00	

续表

项目									总成本		
									合计	固定成本	变动成本
二、固定资产											
序号	类型	设备材料名称	型号、规格	单位	数量	单价	总价	年折旧			
23	化检	医用办公椅		把	1	680	680	136	136.00	136.00	
24	化检	职员转椅		把	1	620	620	124	124.00	124.00	
25	化检	小圆凳		把	3	320	960	192	192.00	192.00	
26	化检	洁具架		台	1	700	700	140	140.00	140.00	
27		实验台			1	94090	94090	18818	18818.00	18818.00	
三、专业设备									76430.42	76430.42	
序号	类型	设备材料名称	型号、规格	单位	数量	单价	总价	年折旧			
1		显微镜	CX41+MD50	台	1	48000.0	48000.0	9600.00	9600.00	9600.00	
2		快速水分测定仪	SH10A	台	1	4700.0	4700.0	940.00	940.00	940.00	
3		澄明度检测仪	YB–2A	台	1	1380.0	1380.0	276.00	276.00	276.00	
4		自动指标旋转仪		台	1	4050.0	4050.0	810.00	810.00	810.00	
5		干燥箱	小型 SKQ–01	台	1	3460.0	3460.0	692.00	692.00	692.00	
6		天平	HC、TP12A–20	台	1	96.1	96.1	19.22	19.22	19.22	
7		天平	HC.TP11B.10	台	1	140.0	140.0	28.00	28.00	28.00	

续表

项目									总成本		
									合计	固定成本	变动成本
三、专业设备											
序号	类型	设备材料名称	型号、规格	单位	数量	单价	总价	年折旧			
8		天平	1/万 TG328B	台	1	1000	1000	200	200.00	200.00	
9		分析天平	BSA124S	台	1	9500	9500	1900	1900.00	1900.00	
10		架盘天平	HC、TP12A、50	台	1	500	500	100	100.00	100.00	
11		反玻长紫外分析仪	ZF	台	1	6800	6800	1360	1360.00	1360.00	
12		电子天平	WT10002K	台	1	980	980	196	196.00	196.00	
13		微粒分析仪	ZWF-J6II	台	1	34800	34800	6960	6960.00	6960.00	
14		灭菌器	台式 LMQC388	台	1	29800	29800	5960	5960.00	5960.00	
15		自动永停滴定仪	ZYT-2	台	1	8500	8500	1700	1700.00	1700.00	
16		器械柜	五节捷达	个	2	1000	2000	400	400.00	400.00	
17		电热恒温培养箱		台	1	5280	5280	1056	1056.00	1056.00	
18		培养箱（霉菌）		台	1	9830	9830	1966	1966.00	1966.00	
19		水浴锅	HH-2	台	1	500	500	100	100.00	100.00	
20		消毒柜			2	1080	2160	432	432.00	432.00	

续表

项目									总成本		
									合计	固定成本	变动成本
三、专业设备											
序号	类型	设备材料名称	型号、规格	单位	数量	单价	总价	年折旧			
21		紫外线灯车	双管	辆	2	900	1800	360.0	360.00	360.00	
22		细菌毒素检测仪		台	1	36800	36800	7360.0	7360.00	7360.00	
23		集菌仪	HTY-2000	台	1	26800	26800	5360.0	5360.00	5360.00	
24		旋转蒸发器		台	1	6900	6900	1380.0	1380.00	1380.00	
25		尘埃粒子计数器	激光 GLJ-E301	台	1	13000	13000	2600.0	2600.00	2600.00	
26		浮游菌采样器	JVQ-III	台	1	9500	9500	1900.0	1900.00	1900.00	
27		洁净工作台	CJ-1CU	台	1	16800	16800	3360.0	3360.00	3360.00	
28		超净工作台	SCB-1200IIS	台	2	16800	33600	6720.0	6720.00	6720.00	
29		六管崩解仪	LB-881C		1	2057	2057	411.4	411.40	411.40	
30		定时钟			1	100	100	20.0	20.00	20.00	
31		振荡器			1	219	219	43.8	43.80	43.80	
32		酸度计	PB-20		1	4400	4400	880.0	880.00	880.00	
33		箱式电阻炉	SX2-2、5-10		1	3200	3200	640.0	640.00	640.00	
34		电热鼓风干燥箱	GZX-9240MBE	台	1	5400	5400	1080.0	1080.00	1080.00	
35		液体比重天平	PZ-D-5	台	1	1100	1100	220.0	220.00	220.00	
36		全自动冰点渗透压计	FM-8P	台	1	47000	47000	9400.0	9400.00	9400.00	

续表

项目								总成本		
								合计	固定成本	变动成本
四、低值易耗品								6.66	6.66	
序号	类型	设备材料名称	型号、规格	单位	数量	单价	总价			
1		塑料篮筐	25cm × 18cm × 8cm	个	2	3.33	6.66	6.66	6.66	
五、办公费								4177.50	4177.50	
序号	类型	名称	型号、规格		数量	单价	总价			
1		A4 纸			5	21.00	105.00	105.00	105.00	
2		打印纸（双层）			5	65.00	325.00	325.00	325.00	
3		笔			100	2.20	220.00	220.00	220.00	
4		订书机			5	16.50	82.50	82.50	82.50	
5		文件盒			10	15.00	150.00	150.00	150.00	
6		印油			2	2.50	5.00	5.00	5.00	
7		印台			2	12.00	24.00	24.00	24.00	
8		节能灯管			10	8.00	80.00	80.00	80.00	
9		碳素笔芯			100	1.00	100.00	100.00	100.00	
10		实验记录本			50	20.00	1000.00	1000.00	1000.00	
11		公牛插座			10	35.00	350.00	350.00	350.00	
12		文件架	组		5	33.00	165.00	165.00	165.00	
13		不锈钢暖瓶	个		2	75.00	150.00	150.00	150.00	

续表

项目							总成本		
							合计	固定成本	变动成本
五、办公费									
序号	类型	名称	型号、规格	数量	单价	总价			
14		油性记号笔	支	100	3.0	300	300.00	300.00	
15		色带		5	10.0	50	50.00	50.00	
16		文件夹		20	9.0	180	180.00	180.00	
17		墨盒		3	125.0	375	375.00	375.00	
18		碳素笔芯	支	100	1.0	100	100.00	100.00	
19		中性笔	支	100	2.2	220	220.00	220.00	
20		计算器☆ CASLO	个	2	78.0	156	156.00	156.00	
21		油性记号笔1 ☆双头	支	10	3.0	30	30.00	30.00	
22		16 开复写纸☆ 1	盒	1	10.0	10	10.00	10.00	
六、卫生材料费							35799.10	4104.60	31694.50
1. 固定成本							4104.60	4104.60	
序号	类型	名称	型号、规格	数量	单价	金额			
1		肥皂	块	10	3.8	38	38.00	38.00	
2		洗手液	瓶	8	9.5	76	76.00	76.00	

续表

项目							总成本		
							合计	固定成本	变动成本
六、卫生材料费									
1. 固定成本									
序号	类型	名称	型号、规格	数量	单价	金额			
3		扫帚簸箕	套	8	28.00	224.0	224.00	224.00	
4		洗洁精	瓶	18	3.50	63.0	63.00	63.00	
5		去污粉	瓶	10	1.50	15.0	15.00	15.00	
6		毛巾	块	80	8.00	640.0	640.00	640.00	
7		墩布	个	20	10.50	210.0	210.00	210.00	
8		消毒液	瓶	10	30.00	300.0	300.00	300.00	
9		消毒片	片	100	1.00	100.0	100.00	100.00	
10		香皂	块	10	3.80	38.0	38.00	38.00	
11		小胶带	个	10	0.80	8.0	8.00	8.00	
12		抹布	块	20	4.00	80.0	80.00	80.00	
13		普通卫生纸	卷	100	1.70	170.0	170.00	170.00	
14		大黑垃圾袋	个	100	0.51	51.0	51.00	51.00	
15		耐酸手套加长	付	10	23.50	235.0	235.00	235.00	
16		线手套	付	10	2.50	25.0	25.00	25.00	
17		纱布口罩	个	10	3.85	38.5	38.50	38.50	
18		墩布桶	个	10	35.00	350.0	350.00	350.00	

续表

项目								总成本		
								合计	固定成本	变动成本
六、卫生材料费										
1. 固定成本										
序号	类型	名称	型号、规格		数量	单价	金额			
19		培养器消毒包皮大	块		30	7.61	228.3	228.30	228.30	
20		培养器消毒包皮小	块		30	7.16	214.8	214.80	214.80	
21		标识牌			10	50.00	500.0	500.00	500.00	
22		制度牌			10	50.00	500.0	500.00	500.00	
2. 变动成本								31694.50		31694.50
序号	类型	名称	型号、规格	单位	数量	单价	金额			
1		医疗垃圾袋			200	0.60	120.0	120.00		120.00
2		无菌手套			200	3.00	600.0	600.00		600.00
3		一次性手套			500	0.80	400.0	400.00		400.00
4		耐酸手套			5	23.50	117.5	117.50		117.50
5		绒里手套			5	6.00	30.0	30.00		30.00
6		口罩			200	0.34	68.0	68.00		68.00
7		帽子			100	0.31	31.0	31.00		31.00
8		棉签			1000	0.02	20.0	20.00		20.00

续表

<table>
<tr><td colspan="8" rowspan="2">项目</td><td colspan="3">总成本</td></tr>
<tr><td>合计</td><td>固定成本</td><td>变动成本</td></tr>
<tr><td colspan="8">六、卫生材料费</td><td></td><td></td><td></td></tr>
<tr><td colspan="8">2. 变动成本</td><td></td><td></td><td></td></tr>
<tr><td>序号</td><td>类型</td><td>名称</td><td>型号、规格</td><td>单位</td><td>数量</td><td>单价</td><td>金额</td><td></td><td></td><td></td></tr>
<tr><td>9</td><td></td><td>注射器 5ml</td><td></td><td></td><td>20</td><td>0.4</td><td>8</td><td>8.00</td><td></td><td>8.00</td></tr>
<tr><td>10</td><td></td><td>75% 酒精</td><td></td><td></td><td>50</td><td>6.0</td><td>300</td><td>300.00</td><td></td><td>300.00</td></tr>
<tr><td>11</td><td></td><td>蒸馏水</td><td></td><td>升</td><td>20000</td><td>1.5</td><td>30000</td><td>30000.00</td><td></td><td>30000.00</td></tr>
<tr><td colspan="8">七、其他</td><td>20576.00</td><td>20576.00</td><td></td></tr>
<tr><td>序号</td><td colspan="2">项目</td><td>区域</td><td colspan="2">单价</td><td>件数 / 年</td><td>金额</td><td></td><td></td><td></td></tr>
<tr><td>1</td><td colspan="2">洗涤费</td><td>理化检验室</td><td colspan="2">2</td><td>96</td><td>192</td><td>192.00</td><td>192.00</td><td></td></tr>
<tr><td>2</td><td colspan="2">洗涤费</td><td>菌检室</td><td colspan="2">2</td><td>192</td><td>384</td><td>384.00</td><td>384.00</td><td></td></tr>
<tr><td>3</td><td colspan="2">设备维修</td><td></td><td colspan="2"></td><td></td><td>20000</td><td>20000.00</td><td>20000.00</td><td></td></tr>
<tr><td colspan="8">八、水费、电费、取暖费</td><td>100374.86</td><td>100374.86</td><td></td></tr>
<tr><td>序号</td><td>类型</td><td>面积</td><td>水费</td><td colspan="2">电费</td><td colspan="2">取暖费</td><td>合计</td><td></td><td></td></tr>
<tr><td>1</td><td>理化检验室</td><td>10.22</td><td>122.64</td><td colspan="2">6132</td><td colspan="2">225.66</td><td>6480.30</td><td>6480.30</td><td>6480.30</td></tr>
<tr><td>2</td><td>留样室</td><td>6.00</td><td>72.00</td><td colspan="2">3600</td><td colspan="2">132.48</td><td>3804.48</td><td>3804.48</td><td>3804.48</td></tr>
<tr><td>3</td><td>仪器室</td><td>9.48</td><td>113.76</td><td colspan="2">5688</td><td colspan="2">209.32</td><td>6011.08</td><td>6011.08</td><td>6011.08</td></tr>
<tr><td>4</td><td>烘干室</td><td>10.80</td><td>129.60</td><td colspan="2">6480</td><td colspan="2">238.46</td><td>6848.06</td><td>6848.06</td><td>6848.06</td></tr>
</table>

续表

项目								总成本		
								合计	固定成本	变动成本
八、水费、电费、取暖费										
序号	类型	面积	水费	电费		取暖费	合计			
6	准备间	14.40	172.80	8640		317.95	9130.75	9130.75	9130.75	
7	储藏室	5.40	64.80	3240		119.23	3424.03	3424.03	3424.03	
8	接瓶室	6.96	83.52	4176		153.68	4413.20	4413.20	4413.20	
九、人员工资								626368.92	626368.92	
序号	姓名	工资	奖金	三项补助	保健费	五险一金（单位）	合计			
1		96564	52800	15600	6000	34492.32	205456.32	205456.32	205456.32	
2		41100	45600	14400	6000	14678.64	121778.64	121778.64	121778.64	
3		39048	44400	14400	6000	13947.24	117795.24	117795.24	117795.24	
4		52440	45600	14400	6000	18770.40	137210.40	137210.40	137210.40	
5		18000	6000	10800	6000	3328.32	44128.32	44128.32	44128.32	
十、化学试剂								128346.45	128346.45	
序号	项目	名称	单位	数量	单价	年总价				
1	对照品	大黄素	瓶	2	100	200		200.00	200.00	
2		葛根素	瓶	1	170	170		170.00	170.00	
3		甘草苷	瓶	1	810	810		810.00	810.00	

续表

项目							总成本		
							合计	固定成本	变动成本
十、化学试剂									
序号	项目	名称	单位	数量	单价	年总价			
4	对照品	厚朴酚	瓶	1	190.00	190.00	190.00	190.00	
5		芦丁	瓶	1	874.00	874.00	874.00	874.00	
6		高良姜素	瓶	1	977.00	977.00	977.00	977.00	
7		L 菌脂多糖检测试剂盒	盒	20	920.00	18400.00	18400.00	18400.00	
8		去氢木香内酯	瓶	1	650.00	650.00	650.00	650.00	
9		木香烃内酯对照品	瓶	1	460.00	460.00	460.00	460.00	
10		桂皮醛	瓶	1	470.00	470.00	470.00	470.00	
11		胡椒碱	瓶	1	170.00	170.00	170.00	170.00	
12		白芷对照药材	瓶	1	150.00	150.00	150.00	150.00	
13		当归对照药材	瓶	1	260.00	260.00	260.00	260.00	
14		佛手对照药材	瓶	1	130.00	130.00	130.00	130.00	
15		氯霉素	瓶	1	260.00	260.00	260.00	260.00	
16		醋酸泼尼松龙	瓶	1	260.00	260.00	260.00	260.00	
17	培养基	营养琼脂培养基	瓶	5	155.25	776.25	776.25	776.25	

续表

项目							总成本		
							合计	固定成本	变动成本
十、化学试剂									
序号	项目	名称	单位	数量	单价	年总价			
18	培养基	玫瑰红钠琼脂培养基	瓶	5	161.0	805.0	805.00	805.00	
19		胆盐乳糖培养基	瓶	3	126.5	379.5	379.50	379.50	
20		营养肉汤培养基	瓶	2	145.0	290.0	290.00	290.00	
21		曙红亚甲蓝琼脂培养基	瓶	2	156.0	312.0	312.00	312.00	
22		十六烷基三甲基溴化铵培养基	瓶	2	139.0	278.0	278.00	278.00	
23		甘露醇氯化钠培养基	瓶	2	151.0	302.0	302.00	302.00	
24		流体硫乙醇酸盐培养基	瓶	2	172.0	344.0	344.00	344.00	
25	试剂	乙酸钠	瓶	1	12.0	12.0	12.00	12.00	
26		氧化镁	瓶	1	13.0	13.0	13.00	13.00	
27		溴化钠	瓶	1	35.0	35.0	35.00	35.00	
28		氯化铵	瓶	1	10.0	10.0	10.00	10.00	

续表

项目							总成本		
							合计	固定成本	变动成本
十、化学试剂									
序号	项目	名称	单位	数量	单价	年总价			
29	试剂	硝酸钾	瓶	1	16.7	16.7	16.70	16.70	
30		氢氧化钾	瓶	1	20.0	20.0	20.00	20.00	
31		碘化钾	瓶	1	150.0	150.0	150.00	150.00	
32		氯化锌	瓶	1	11.0	11.0	11.00	11.00	
33		磷酸氢钠	瓶	1	7.5	7.5	7.50	7.50	
34		硫酸铜	瓶	1	38.0	38.0	38.00	38.00	
35		草酸铵	瓶	1	12.0	12.0	12.00	12.00	
36		无水碳酸钠	瓶	1	13.0	13.0	13.00	13.00	
37		氢氧化钠	瓶	1	12.0	12.0	12.00	12.00	
38		氢氧化钙	瓶	1	7.0	7.0	7.00	7.00	
39		铁氰化钾	瓶	1	33.0	33.0	33.00	33.00	
40		苯胺	瓶	1	30.0	30.0	30.00	30.00	
41		镁粉	瓶	1	17.0	17.0	17.00	17.00	
42		三氯化铝	瓶	1	20.0	20.0	20.00	20.00	
43		硝酸铝	瓶	1	13.0	13.0	13.00	13.00	
44		无水氯化钙	瓶	1	5.5	5.5	5.50	5.50	
45		氯化钾	瓶	1	15.0	15.0	15.00	15.00	

续表

项目							总成本		
							合计	固定成本	变动成本
十、化学试剂									
序号	项目	名称	单位	数量	单价	年总价			
46	试剂	变色硅胶	瓶	1	30	30	30.00	30.00	
47		乙酸铵	瓶	1	8	8	8.00	8.00	
48		氯胺 T	瓶	1	45	45	45.00	45.00	
49		硫代硫酸钠	瓶	1	22	22	22.00	22.00	
50		乙二胺四乙酸二钠	瓶	1	20	20	20.00	20.00	
51		乙酸钾	瓶	1	40	40	40.00	40.00	
52		五氧化二磷	瓶	1	15	15	15.00	15.00	
53		碘化钾	瓶	1	170	170	170.00	170.00	
54		无水碳酸钠	瓶	1	13	13	13.00	13.00	
55		亚硝酸钠	瓶	1	6	6	6.00	6.00	
56		二苯胺	瓶	1	40	40	40.00	40.00	
57		硫酸锌	瓶	1	11	11	11.00	11.00	
58		溴化钠	瓶	1	50	50	50.00	50.00	
59		氯化亚锡	瓶	1	60	60	60.00	60.00	
60		硫酸铵	瓶	1	15	15	15.00	15.00	
61		碳酸钡	瓶	1	48	48	48.00	48.00	

续表

项目							总成本		
							合计	固定成本	变动成本
十、化学试剂									
序号	项目	名称	单位	数量	单价	年总价			
62	试剂	铬酸钾	瓶	1	25.0	25.0	25.00	25.00	
63		碳酸钙	瓶	1	6.0	6.0	6.00	6.00	
64		糊精	瓶	1	20.0	20.0	20.00	20.00	
65		可溶性淀粉	瓶	1	23.5	23.5	23.50	23.50	
66		5-磺基水杨酸	瓶	1	15.0	15.0	15.00	15.00	
67		锌粉	瓶	1	28.0	28.0	28.00	28.00	
68		苯二甲酸氢钾	瓶	1	28.0	28.0	28.00	28.00	
69		磺胺	瓶	1	38.0	38.0	38.00	38.00	
70		氧化锌	瓶	1	16.0	16.0	16.00	16.00	
71		碘酸钠	瓶	1	25.0	25.0	25.00	25.00	
72		硫代乙酰胺	瓶	1	37.0	37.0	37.00	37.00	
73		无水对氨基苯磺酸	瓶	1	39.0	39.0	39.00	39.00	
74		高碘酸钠	瓶	1	30.0	30.0	30.00	30.00	
75		碘化铋钾	瓶	1	26.0	26.0	26.00	26.00	
76		亚硝酸铁氢化钠	瓶	1	20.0	20.0	20.00	20.00	

续表

项目							总成本		
							合计	固定成本	变动成本
十、化学试剂									
序号	项目	名称	单位	数量	单价	年总价			
77	试剂	萘乙二胺盐酸盐	瓶	1	34.0	34.0	34.00	34.00	
78		对二甲氨基苯甲酸 100 >100kg	瓶	1	23.0	23.0	23.00	23.00	
79		对氨基苯甲酸	瓶	1	18.0	18.0	18.00	18.00	
80		薄层层析硅胶	瓶	1	28.0	28.0	28.00	28.00	
81		羧甲基纤维素钠	瓶	1	45.0	45.0	45.00	45.00	
82	指示剂	荧光黄	瓶	1	10.0	10.0	10.00	10.00	
83		香兰素	瓶	1	15.5	15.5	15.50	15.50	
84		钙紫红素	瓶	1	20.0	20.0	20.00	20.00	
85		安息香酸	瓶	1	25.0	25.0	25.00	25.00	
86		溴甲酚绿	瓶	1	28.0	28.0	28.00	28.00	
87		皂黄	瓶	1	57.0	57.0	57.00	57.00	
88		甲基红	瓶	1	30.0	30.0	30.00	30.00	
89		亚甲基蓝	瓶	1	7.5	7.5	7.50	7.50	
90		甲基橙	瓶	1	7.8	7.8	7.80	7.80	
91		酚酞	瓶	1	24.0	24.0	24.00	24.00	

续表

项目							总成本		
							合计	固定成本	变动成本
十、化学试剂									
序号	项目	名称	单位	数量	单价	年总价			
92	指示剂	达旦黄	瓶	1	35.0	35.0	35.00	35.00	
93		橙黄Ⅳ	瓶	1	24.0	24.0	24.00	24.00	
94		溴代麝香草酚蓝	瓶	1	28.0	28.0	28.00	28.00	
95		溴酚蓝	瓶	1	28.0	28.0	28.00	28.00	
96		麝香草酚酞	瓶	1	20.0	20.0	20.00	20.00	
97		曙红	瓶	1	20.0	20.0	20.00	20.00	
98		甲酚橙	瓶	1	13.8	13.8	13.80	13.80	
99		酚红	瓶	1	15.0	15.0	15.00	15.00	
100	基准物	氯化钠	瓶	1	15.0	15.0	15.00	15.00	
101		重铬酸钾	瓶	1	16.0	16.0	16.00	16.00	
102		氧化锌	瓶	1	31.0	31.0	31.00	31.00	
103		无水碳酸钠	瓶	1	30.0	30.0	30.00	30.00	
104		邻苯二甲酸氢钾	瓶	1	18.0	18.0	18.00	18.00	
105		对硝基苯磺酸	瓶	1	77.0	77.0	77.00	77.00	
106		硝酸	瓶	1	20.0	20.0	20.00	20.00	

续表

项目							总成本		
							合计	固定成本	变动成本
十、化学试剂									
序号	项目	名称	单位	数量	单价	年总价			
107	基准物	硝酸银	瓶	1	82.0	82.0	82.00	82.00	
108		浓氨溶液	瓶	1	18.0	18.0	18.00	18.00	
109		硫酸铜	瓶	1	38.0	38.0	38.00	38.00	
110		酒石酸钾钠	瓶	1	16.0	16.0	16.00	16.00	
111		氢氧化钠	瓶	1	12.0	12.0	12.00	12.00	
112		基准氯化钠	瓶	1	13.0	13.0	13.00	13.00	
113		糊精	瓶	1	20.0	20.0	20.00	20.00	
114		碳酸钙	瓶	1	6.0	6.0	6.00	6.00	
115		荧光黄指示剂	瓶	1	12.5	12.5	12.50	12.50	
116		铬酸钾指示剂	瓶	1	30.0	30.0	30.00	30.00	
117		三氯化铁	瓶	1	6.0	6.0	6.00	6.00	
118		盐酸	瓶	1	20.0	20.0	20.00	20.00	
119		醋酸铵	瓶	1	12.0	12.0	12.00	12.00	
120		乙醇	瓶	1	5.5	5.5	5.50	5.50	
121		基准邻苯二甲酸氢钾	瓶	1	20.0	20.0	20.00	20.00	
122		酚酞	瓶	1	7.0	7.0	7.00	7.00	

续表

项目							总成本		
							合计	固定成本	变动成本
十、化学试剂									
序号	项目	名称	单位	数量	单价	年总价			
123	基准物	冰醋酸	瓶	1	7.0	7.0	7.00	7.00	
124		硫酸	瓶	1	5.9	5.9	5.90	5.90	
125		甲基橙指示剂	瓶	1	12.0	12.0	12.00	12.00	
126		甲基红指示剂	瓶	1	10.0	10.0	10.00	10.00	
127		基准无水碳酸钠	瓶	1	40.5	40.5	40.50	40.50	
128		溴钾酚氯指示剂	瓶	1	30.0	30.0	30.00	30.00	
129		石蕊试纸	瓶	1	78.0	78.0	78.00	78.00	
130		乙二胺四醋酸二钠	瓶	1	16.0	16.0	16.00	16.00	
131		铬黑 T	瓶	1	6.5	6.5	6.50	6.50	
132		三氯甲烷	瓶	1	10.0	10.0	10.00	10.00	
133		三氯化锑	瓶	1	1.0	1.0	1.00	1.00	
134		盐酸亚硝酸钠	瓶	1	9.8	9.8	9.80	9.80	
135		乙醚	瓶	1	9.0	9.0	9.00	9.00	
136		盐酸羟胺	瓶	1	22.0	22.0	22.00	22.00	
137		甲醇	瓶	1	100.0	100.0	100.00	100.00	

续表

项目							总成本		
							合计	固定成本	变动成本
十、化学试剂									
序号	项目	名称	单位	数量	单价	年总价			
138	基准物	醋酸钠	瓶	1	7.0	7.0	7.00	7.00	
139		硫氰酸铵	瓶	1	14.0	14.0	14.00	14.00	
140		醋酸	瓶	1	60.0	60.0	60.00	60.00	
141		曙红钠	瓶	1	18.0	18.0	18.00	18.00	
142		碘化钾	瓶	1	161.7	161.7	161.70	161.70	
143		醋酸乙酯	瓶	1	6.5	6.5	6.50	6.50	
144		白芷对照药材	瓶	1	150.0	150.0	150.00	150.00	
145		羧甲基纤维素钠	瓶	1	8.0	8.0	8.00	8.00	
146		硅胶 G	瓶	1	11.0	11.0	11.00	11.00	
147		石油醚	瓶	1	10.0	10.0	10.00	10.00	
148		丙酮	瓶	1	47.0	47.0	47.00	47.00	
149		正己烷	瓶	1	11.0	11.0	11.00	11.00	
150		碘	瓶	1	80.0	80.0	80.00	80.00	
151		环己烷	瓶	1	18.0	18.0	18.00	18.00	
152		甲酸乙酯	瓶	1	20.0	20.0	20.00	20.00	
153		甲苯	瓶	1	10.0	10.0	10.00	10.00	

续表

项目							总成本		
							合计	固定成本	变动成本
十、化学试剂									
序号	项目	名称	单位	数量	单价	年总价			
154	基准物	二硝基苯肼	瓶	1	40.0	40.0	40.00	40.00	
155		香草醛	瓶	1	30.0	30.0	30.00	30.00	
156		乙酸乙酯	瓶	1	13.5	13.5	13.50	13.50	
157		甲酸	瓶	1	3.5	3.5	3.50	3.50	
158		芦荟大黄酸对照品	瓶	10	150.0	1500.0	1500.00	1500.00	
159		大黄酸对照品	瓶	10	160.0	1600.0	1600.00	1600.00	
160		大黄素对照品	瓶	10	80.0	800.0	800.00	800.00	
161		大黄素甲醚对照品	瓶	10	180.0	1800.0	1800.00	1800.00	
162		大黄酚对照品	瓶	10	120.0	1200.0	1200.00	1200.00	
163		大黄对照药材	瓶	10	100.0	1000.0	1000.00	1000.00	
164		绿原酸对照品	瓶	10	100.0	1000.0	1000.00	1000.00	
165		和厚朴酚对照品	瓶	10	1000.0	10000.0	10000.00	10000.00	
166		防风对照药材	瓶	10	100.0	1000.0	1000.00	1000.00	
167		升麻素苷对照品	瓶	10	1656.0	16560.0	16560.00	16560.00	

续表

项目							总成本		
							合计	固定成本	变动成本
十、化学试剂									
序号	项目	名称	单位	数量	单价	年总价			
168		5-0-甲基维斯阿米醇苷对照品	瓶	10	800	8000	8000.00	8000.00	
169		板蓝根对照药材	瓶	5	100	500	500.00	500.00	
170		（R.S）-告依春对照品	瓶	5	1000	5000	5000.00	5000.00	
171		茯苓对照药材	瓶	10	100	1000	1000.00	1000.00	
172		靛蓝对照品	瓶	15	800	12000	12000.00	12000.00	
173		靛玉红对照品	瓶	15	500	7500	7500.00	7500.00	
174		当归对照药材	瓶	15	100	1500	1500.00	1500.00	
175		阿魏酸对照品	瓶	15	800	12000	12000.00	12000.00	
176		红花对照药材	瓶	5	70	350	350.00	350.00	
177		羟甲基红花黄色素A对照品	瓶	5	500	2500	2500.00	2500.00	
178		黄连对照药材	瓶	5	100	500	500.00	500.00	
179		盐酸小檗碱对照品	瓶	10	300	3000	3000.00	3000.00	
180		白芷对照药材	瓶	5	100	500	500.00	500.00	

续表

项目									总成本		
									合计	固定成本	变动成本
十、化学试剂											
序号	项目	名称	单位	数量	单价		年总价				
181		欧前胡素对照品	瓶	10	500		5000		5000.00	5000.00	
182		异欧前胡素对照品	瓶	5	200		1000		1000.00	1000.00	
十一、微生物检测									271420.00	271420.00	
序号	药品名称	微生物检测	微生物检测费	生产批次	化检单价	化检总价	微生物检验方法验证	合计			
1	小儿镇咳合剂	杂菌、霉菌	200	16	880	14080	5000	19380	19380.00	19380.00	
2		大肠杆菌	100								
3	氯柳酊	杂菌、霉菌	200	16	780	12480	5000	17840	17840.00	17840.00	
4		金黄色葡萄球菌、铜绿假单胞菌	160								
5	复方薄荷脑滴鼻液	杂菌、霉菌	200	15	780	11700	5000	17160	17160.00	17160.00	
6		金黄色葡萄球菌、铜绿假单胞菌、大肠杆菌	260								

续表

项目									总成本		
									合计	固定成本	变动成本
十一、微生物检测											
序号	药品名称	微生物检测	微生物检测费	生产批次	化检单价	化检总价	微生物检验方法验证	合计			
7	碳酸氢钠滴耳液	杂菌、霉菌	200	4	780	3120	5000	8480	8480	8480	
8		金黄色葡萄球菌、铜绿假单胞菌	160								
9	硼酸滴耳液	杂菌、霉菌	200	6	780	4680	5000	10040	10040	10040	
10		金黄色葡萄球菌、铜绿假单胞菌	160								
11	镇咳合剂	杂菌、霉菌	200	33	880	29040	5000	34340	34340	34340	
12		大肠杆菌	100								
13	复方硫磺洗剂	杂菌、霉菌	200	12	780	9360	5000	14720	14720	14720	
14		金黄色葡萄球菌、铜绿假单胞菌	160								
15	鱼肝油乳膏	杂菌、霉菌	200	18	300	5400	5000	10760	10760	10760	
16		金黄色葡萄球菌、铜绿假单胞菌	160								

续表

项目									总成本		
									合计	固定成本	变动成本
十一、微生物检测											
序号	药品名称	微生物检测	微生物检测费	生产批次	化检单价	化检总价	微生物检验方法验证	合计			
17	复方利凡诺尔软膏	杂菌、霉菌	200	5	780	3900	5000	9260	9260	9260	
18		金黄色葡萄球菌、铜绿假单胞菌	160								
19	维生素 B_6 软膏	杂菌、霉菌、金黄色葡萄球菌、铜绿假单胞菌	360	6	920	5520	5000	10880	10880	10880	
20	氯霉素可的松滴眼液	无菌检查	200	4	2080	8320	5000	13520	13520	13520	
21	碘酊			25	780	19500	5000	24500	24500	24500	
22	碘甘油			2	780	1560	5000	6560	6560	6560	
23	盐酸丁卡因溶液			6	500	3000	5000	8000	8000	8000	
24	内腔镜润滑剂			10	50	500	5000	5500	5500	5500	
25	水合氯醛溶液			5	780	3900	5000	8900	8900	8900	
26	盐酸麻黄碱滴鼻液	杂菌、霉菌	200	7	350	2450	5000	7910	7910	7910	
27		金黄色葡萄球菌、铜绿假单胞菌、大肠杆菌	260								

续表

项目									总成本		
									合计	固定成本	变动成本
十一、微生物检测											
序号	药品名称	微生物检测	微生物检测费	生产批次	化检单价	化检总价	微生物检验方法验证	合计			
28	复方碘溶液			2	490	980	5000	5980	5980	5980	
29	中药导膜粉Ⅰ号	杂菌、霉菌	200	1	350	350	5000	5710	5710	5710	
30		金黄色葡萄球菌、铜绿假单胞菌	160								
31	中药导膜粉Ⅱ号	杂菌、霉菌	200	1	350	350	5000	5710	5710	5710	
32		金黄色葡萄球菌、铜绿假单胞菌	160								
33	中药导膜粉Ⅲ号	杂菌、霉菌	200	1	350	350	5000	5710	5710	5710	
34		金黄色葡萄球菌、铜绿假单胞菌	160								
35	中药生发水	杂菌、霉菌		6	450	2700	5000	7900	7900	7900	
36		金黄色葡萄球菌、铜绿假单胞菌	200								
37	胃溃疡散	杂菌、霉菌、大肠杆菌	260	4	1850	7400	5000	12660	12660	12660	

续表

项目							总成本		
							合计	固定成本	变动成本
十二、玻璃仪器							25824.00	25824.00	
序号	设备材料名称	型号、规格	单位	数量	单价	总价			
1	大肚吸管	25ml	支	20	15.00	300	300.00	300.00	
2		50ml	支	20	24.00	480	480.00	480.00	
3		20ml	支	20	18.00	360	360.00	360.00	
4		1ml	支	12	9.50	114	114.00	114.00	
5	移液管	10ml	支	50	15.00	750	750.00	750.00	
6		5ml	支	50	12.00	600	600.00	600.00	
7		2ml	支	50	12.00	600	600.00	600.00	
8		1ml	支	100	12.00	1200	1200.00	1200.00	
9		0.5ml	支	30	12.00	360	360.00	360.00	
10		0.2ml	支	30	12.00	360	360.00	360.00	
11		0.1ml	支	30	12.00	360	360.00	360.00	
12	碘量瓶	100ml	个	20	35.00	700	700.00	700.00	
13		250ml	个	20	38.00	760	760.00	760.00	
14	滴瓶胶冒		个	200	0.60	120	120.00	120.00	
15	胶管	5×7	米	30	4.00	120	120.00	120.00	
16	广口瓶	2000ml	个	20	36.00	720	720.00	720.00	
17		1000ml	个	20	60.00	1200	1200.00	1200.00	

续表

项目							总成本		
							合计	固定成本	变动成本
十二、玻璃仪器									
序号	设备材料名称	型号、规格	单位	数量	单价	总价			
18		500ml	个	20	30.00	600	600.00	600.00	
19		250ml	个	20	24.00	480	480.00	480.00	
20		100ml	个	20	15.00	300	300.00	300.00	
21		50ml	个	20	12.00	240	240.00	240.00	
22	玻璃量杯	1000ml	个	10	95.00	950	950.00	950.00	
23		500ml	个	10	78.00	780	780.00	780.00	
24		250ml	个	10	60.00	600	600.00	600.00	
25		100ml	个	10	30.00	300	300.00	300.00	
26		50ml	个	10	24.00	240	240.00	240.00	
27		25ml	个	10	18.00	180	180.00	180.00	
28		10ml	个	10	15.00	150	150.00	150.00	
29	三角烧瓶	250ml 烧瓶	个	10	15.00	150	150.00	150.00	
30		500ml 烧瓶	个	10	19.00	190	190.00	190.00	
31		100ml	个	10	12.00	120	120.00	120.00	
32		50ml	个	10	9.00	90	90.00	90.00	
33	烧杯	150ml	个	20	10.00	200	200.00	200.00	

续表

项目							总成本		
							合计	固定成本	变动成本
十二、玻璃仪器									
序号	设备材料名称	型号、规格	单位	数量	单价	总价			
34	烧杯	100ml	个	13	9.00	117	117.00	117.00	
35		1000ml	个	10	25.00	250	250.00	250.00	
36		500ml	个	10	20.00	200	200.00	200.00	
37		250ml	个	10	12.00	120	120.00	120.00	
38	玻璃量桶	100ml	个	10	17.00	170	170.00	170.00	
39		10ml	个	10	9.00	90	90.00	90.00	
40	容量瓶	250ml	个	20	25.00	500	500.00	500.00	
41		500ml	个	20	27.00	540	540.00	540.00	
42		50ml	个	20	13.50	270	270.00	270.00	
43		10ml	个	20	12.00	240	240.00	240.00	
44		25ml	个	20	13.00	260	260.00	260.00	
45	滴定管酸式	50ml	个	10	85.00	850	850.00	850.00	
46		25ml	个	10	55.00	550	550.00	550.00	
47	滴定管碱式	50ml	个	10	38.00	380	380.00	380.00	
48		25ml	个	10	30.00	300	300.00	300.00	
49	滴瓶	125ml	个	50	10.00	500	500.00	500.00	

续表

项目							总成本		
							合计	固定成本	变动成本
十二、玻璃仪器									
序号	设备材料名称	型号、规格	单位	数量	单价	总价			
50		60ml	个	50	8.50	425	425.00	425.00	
51	干燥器附瓷板	直径 400	个	5	950.00	4750	4750.00	4750.00	
52		直径 150	个	5	85.00	425	425.00	425.00	
53	烧杯	150ml	个	10	10.00	100	100.00	100.00	
54	烧杯	100ml	个	5	9.00	45	45.00	45.00	
55	玻璃量桶	100ml	个	4	17.00	68	68.00	68.00	
十三、期间费用							491410.00	491410.00	
序号	项目名称	列表		数量	单价	总价			
1	质量标准复核费	性状		6	50	300	300.00	300.00	
2	质量标准复核费	鉴别	理化鉴别	5	200	1000	1000.00	1000.00	
3	质量标准复核费		薄层色谱法	1	250	250	250.00	250.00	
4	质量标准复核费	含量测定	容量分析	4	240	960	960.00	960.00	
5	质量标准复核费		紫外分光光度法	1	220	220	220.00	220.00	

续表

项目							总成本		
							合计	固定成本	变动成本
十三、期间费用									
序号	项目名称	列表		数量	单价	总价			
6	质量标准复核费		永停滴定法	1	300	300	300.00	300.00	
7	质量标准复核费	重量差异		6	50	300	300.00	300.00	
8	质量标准复核费	微生物限度		6	380	2280	2280.00	2280.00	
9	质量标准复核费	微生物验证试验		6	4900	29400	29400.00	29400.00	
10	质量标准复核费	注射用水全检		12	3000	36000	36000.00	36000.00	
11	质量标准复核费	注射用水晨检		205	400	82000	82000.00	82000.00	
12	质量标准复核费	沉降菌检查		1800	100	180000	180000.00	180000.00	
13	质量标准复核费	浮游菌检查		480	100	48000	48000.00	48000.00	
14	质量标准复核费	尘埃粒子		480	80	38400	38400.00	38400.00	
15	质量标准复核费	细菌内毒素检测		80	900	72000	72000.00	72000.00	
合计							1830577.77	1798883.27	31694.50

续表

项目								总成本		
								合计	固定成本	变动成本
十四类药物检验费								282400.00		282400.00
序号	制剂名称	检验类别	名称	价格	批次	方法验证	总计			
1	安宫三黄散	原料药	中药原料杂质检查	900	4	10000	22000	22000.00		22000.00
			中药样品预处理	900						
			薄层分析	250						
		成药鉴别	薄层分析	250						
			性状	100						
		成药检查	粒度	100						
			外观均匀度	50						
			水分	100						
			装量	50						
			微生物	300						
2	清瘟散	原料药	中药原料杂质检查	1200	4	10000	24400	24400.00		24400.00
			中药样品预处理	1200						
			薄层分析	250						
		成药鉴别	薄层分析	250						
			性状	100						
		成药检查	粒度	100						
			外观均匀度	50						

续表

项目								总成本		
								合计	固定成本	变动成本
十四类药物检验费										
序号	制剂名称	检验类别	名称	价格	批次	方法验证	总计			
2	清瘟散	成药检查	水分	100	4	10000	24400	24400.00		24400.00
			装量	50						
			微生物	300						
3	牛黄清肺散	原料药	中药原料杂质检查	800	4	10000	21200	21200.00		21200.00
			中药样品预处理	800						
			薄层分析	250						
		成药鉴别	薄层分析	250						
			性状	100						
		成药检查	粒度	100						
			外观均匀度	50						
			水分	100						
			装量	50						
			微生物	300						
4	清热散	原料药	中药原料杂质检查	900	4	10000	22000	22000.00		22000.00
			中药样品预处理	900						
			薄层分析	250						

续表

项目								总成本		
								合计	固定成本	变动成本
十四类药物检验费										
序号	制剂名称	检验类别	名称	价格	批次	方法验证	总计			
4	清热散	成药鉴别	薄层分析	250	4	10000	22000	22000.00		22000.00
			性状	100						
		成药检查	粒度	100						
			外观均匀度	50						
			水分	100						
			装量	50						
			微生物	300						
5	泻肺散	原料药	中药原料杂质检查	1100	4	10000	23600	23600.00		23600.00
			中药样品预处理	1100						
			薄层分析	250						
		成药鉴别	薄层分析	250						
			性状	100						
		成药检查	粒度	100						
			外观均匀度	50						
			水分	100						
			装量	50						
			微生物	300						

续表

项目								总成本		
十四类药物检验费								合计	固定成本	变动成本
序号	制剂名称	检验类别	名称	价格	批次	方法验证	总计			
6	加味消瘀散	原料药	中药原料杂质检查	1500	3	10000	22600	22600.00		22600.00
			中药样品预处理	1500						
			薄层分析	250						
		成药鉴别	薄层分析	250						
			性状	100						
		成药检查	粒度	100						
			外观均匀度	50						
			水分	100						
			装量	50						
			微生物	300						
7	月石散	原料药	中药原料杂质检查	500	3	10000	16600	16600.00		16600.00
			中药样品预处理	500						
			薄层分析	250						
		成药鉴别	薄层分析	250						
			性状	100						

续表

项目								总成本		
								合计	固定成本	变动成本
十四类药物检验费										
序号	制剂名称	检验类别	名称	价格	批次	方法验证	总计			
7	月石散	成药检查	粒度	100	3	10000	16600	16600.00		16600.00
			外观均匀度	50						
			水分	100						
			装量	50						
			微生物	300						
8	琥珀止泻散	原料药	中药原料杂质检查	1400	1	10000	14000	14000.00		14000.00
			中药样品预处理	1400						
			薄层分析	250						
		成药鉴别	薄层分析	250						
			性状	100						
		成药检查	粒度	100						
			外观均匀度	50						
			水分	100						
			装量	50						
			微生物	300						

续表

项目								总成本		
								合计	固定成本	变动成本
十四类药物检验费										
序号	制剂名称	检验类别	名称	价格	批次	方法验证	总计			
9	清解散	原料药	中药原料杂质检查	1300	3	10000	21400	21400.00		21400.00
			中药样品预处理	1300						
			薄层分析	250						
		成药鉴别	薄层分析	250						
			性状	100						
		成药检查	粒度	100						
			外观均匀度	50						
			水分	100						
			装量	50						
			微生物	300						
10	调气逐瘀散	原料药	中药原料杂质检查	1600	3	10000	23200	23200.00		23200.00
			中药样品预处理	1600						
			薄层分析	250						
		成药鉴别	薄层分析	250						
			性状	100						
		成药检查	粒度	100						
			外观均匀度	50						

续表

项目								总成本		
								合计	固定成本	变动成本
十四类药物检验费										
序号	制剂名称	检验类别	名称	价格	批次	方法验证	总计			
10	调气逐瘀散	成药检查	水分	100						
			装量	50						
			微生物	300						
11	加味平胃散	原料药	中药原料杂质检查	900	3	10000	19000	19000.00		19000.00
			中药样品预处理	900						
			薄层分析	250						
		成药鉴别	薄层分析	250						
			性状	100						
		成药检查	粒度	100						
			外观均匀度	50						
			水分	100						
			装量	50						
			微生物	300						
12	久嗽散	原料药	中药原料杂质检查	1300	3	10000	21400	21400.00		21400.00
			中药样品预处理	1300						
			薄层分析	250						
		成药鉴别	薄层分析	250						
			性状	100						

续表

项目								总成本		
								合计	固定成本	变动成本
十四类药物检验费										
序号	制剂名称	检验类别	名称	价格	批次	方法验证	总计			
12	久嗽散	成药检查	粒度	100	3	10000	21400	21400.00		21400.00
			外观均匀度	50						
			水分	100						
			装量	50						
			微生物	300						
13	清肺散	原料药	中药原料杂质检查	1200	2	10000	17200	17200.00		17200.00
			中药样品预处理	1200						
			薄层分析	250						
		成药鉴别	薄层分析	250						
			性状	100						
		成药检查	粒度	100						
			外观均匀度	50						
			水分	100						
			装量	50						
			微生物	300						

续表

项目								总成本		
								合计	固定成本	变动成本
十四类药物检验费										
序号	制剂名称	检验类别	名称	价格	批次	方法验证	总计			
14	消积散	原料药	中药原料杂质检查	1300	1	10000	13800	13800.00		13800.00
			中药样品预处理	1300						
			薄层分析	250						
		成药鉴别	薄层分析	250						
			性状	100						
		成药检查	粒度	100						
			外观均匀度	50						
			水分	100						
			装量	50						
			微生物	300						
合计								2112977.77	1798883.27	314094.50

表 3-2　　医院制剂中心 – 公共区域 成本费用表

制表单位：　　单位：元

项目									总成本		
									合计	固定成本	变动成本
一、房屋									16983.32	16983.32	
序号	名称		面积	单价	总价		年折旧				
1	公用区域、普区		160.22	5300	849166.00		16983.32		16983.32	16983.32	
二、固定资产									41672.86	41672.86	
序号	类型	设备材料名称	型号、规格	单位	数量	单价	总价	折旧			
1	普区	紫外线灯车	双管	辆	1	900.0	900.0	180.00	180.00	180.00	
2	普区	冰箱（3）*3010004	3010004–18432		1	1580.0	1580.0	316.00	316.00	316.00	
3	普区	打印机 *3010140			1	2160.0	2160.0	432.00	432.00	432.00	
4	普区	电冰箱 *3010004	3010004–15743		1	926.0	926.0	185.20	185.20	185.20	
5	普区	电冰箱 *3010004	3010004–14070		1	900.0	900.0	180.00	180.00	180.00	
6	普区	计算机			2	4575.0	9150.0	1830.00	1830.00	1830.00	
7	普区	打码机			1	1620.0	1620.0	324.00	324.00	324.00	
8	普区	椅子			3	120.0	360.0	72.00	72.00	72.00	
9	普区	小圆凳		把	9	320.0	2880.0	576.00	576.00	576.00	
10	普区	医用诊室椅			1	600.0	600.0	120.00	120.00	120.00	
11	普区	钢制清洁柜			3	640.0	1920.0	384.00	384.00	384.00	
12	普区	钢制鞋柜			2	640.0	1280.0	256.00	256.00	256.00	
13	普区	医用办公椅			2	680.0	1360.0	272.00	272.00	272.00	
14	普区	玻璃文件柜			1	706.3	706.3	141.26	141.26	141.26	

续表

项目									总成本		
									合计	固定成本	变动成本
二、固定资产											
序号	类型	设备材料名称	型号、规格	单位	数量	单价	总价	折旧			
15	普区	钢制配药柜			1	710	710	142	142.00	142.00	
16	普区	保险柜 [5]		台	1	760	760	152	152.00	152.00	
17	普区	办公椅		把	1	980	980	196	196.00	196.00	
18	普区	医用电脑桌		台	3	1050	3150	630	630.00	630.00	
19	普区	医用办公桌		台	2	1150	2300	460	460.00	460.00	
20	普区	不锈钢桌子	2m × 80cm × 80cm	件	3	3370	10110	2022	2022.00	2022.00	
21	普区	不锈钢接受台	600 × 1000 × 800	台	1	3600	3600	720	720.00	720.00	
22	普区	不锈钢桌子（双底柜）	600 × 2000 × 800	台	1	4100	4100	820	820.00	820.00	
23	普区	三门更衣柜			6	1200	7200	1440	1440.00	1440.00	
24	普区	器械柜	五节捷达		2	1000	2000	400	400.00	400.00	
25	普区	小型多功能真空提取浓缩机	CMOS660	套	1	95000	95000	19000	19000.00	19000.00	
26	普区	中药煎药机	SCK2000	套	2	19800	39600	7920	7920.00	7920.00	
27	普区	大单 *5010003			4	13	52	10.4	10.40	10.40	
28	普区	棉大衣 *5010033			4	115	460	92	92.00	92.00	
29	公共区域	鞋柜		台	2	1460	2920	584	584.00	584.00	

续表

项目									总成本		
									合计	固定成本	变动成本
二、固定资产											
序号	类型	设备材料名称	型号、规格	单位	数量	单价	总价	折旧			
30	公共区域	高架子		件	1	4000	4000	800	800.00	800.00	
31	公共区域	平板车	*5020068-77980		1	350	350	70	70.00	70.00	
32	公共区域	平板车	*5020068-77979		1	480	480	96	96.00	96.00	
33	公共区域	吸尘器（3）			1	1850	1850	370	370.00	370.00	
34		不锈钢托盘			2	1200	2400	480	480.00	480.00	
三、水费、电费、取暖费									101592.30	101592.30	
序号	类型	面积	水费	电费	取暖费		合计				
1	普区	95.95	1151.40	57570.00	2118.58		60839.98		60839.98	60839.98	
2	公共区域	64.27	771.24	38562.00	1419.08		40752.32		40752.32	40752.32	
合计									160248.48	160248.48	0.00

表 3-3

医院 制剂中心－库房 成本费用表

制表单位：　　　　　　　　　　　　　　　　　　　　单位：元

<table>
<tr><th colspan="9" rowspan="2">项目</th><th colspan="3">总成本</th></tr>
<tr><th>合计</th><th>固定成本</th><th>变动成本</th></tr>
<tr><td colspan="9">一、房屋</td><td>21980.16</td><td>21980.16</td><td></td></tr>
<tr><td>序号</td><td colspan="2">名称</td><td>面积</td><td>单价</td><td colspan="2">总价</td><td colspan="2">年折旧</td><td></td><td></td><td></td></tr>
<tr><td>1</td><td colspan="2">库房</td><td>207.36</td><td>5300</td><td colspan="2">1099008.00</td><td colspan="2">21980.16</td><td>21980.16</td><td>21980.16</td><td></td></tr>
<tr><td colspan="9">二、固定资产</td><td>2660.00</td><td>2660.00</td><td></td></tr>
<tr><td>序号</td><td>类型</td><td>设备材料名称</td><td>型号、规格</td><td>单位</td><td>数量</td><td>单价</td><td>总价</td><td>折旧</td><td></td><td></td><td></td></tr>
<tr><td>1</td><td rowspan="5">库房</td><td>货架</td><td></td><td></td><td>2</td><td>1280</td><td>2560</td><td>512.00</td><td>512.00</td><td>512.00</td><td></td></tr>
<tr><td>2</td><td>货架</td><td></td><td></td><td>2</td><td>1360</td><td>2720</td><td>544.00</td><td>544.00</td><td>544.00</td><td></td></tr>
<tr><td>3</td><td>货架</td><td></td><td></td><td>1</td><td>1560</td><td>1560</td><td>312.00</td><td>312.00</td><td>312.00</td><td></td></tr>
<tr><td>4</td><td>不锈钢货架</td><td>600 × 1600 × 1600</td><td>台</td><td>1</td><td>4100</td><td>4100</td><td>820.00</td><td>820.00</td><td>820.00</td><td></td></tr>
<tr><td>5</td><td>货架</td><td></td><td></td><td>8</td><td>295</td><td>2360</td><td>472.00</td><td>472.00</td><td>472.00</td><td></td></tr>
<tr><td colspan="9">三、水费、电费、取暖费</td><td>126904.32</td><td>126904.32</td><td></td></tr>
<tr><td>序号</td><td>类型</td><td>面积</td><td>水费</td><td>电费</td><td colspan="2">取暖费</td><td colspan="2">合计</td><td></td><td></td><td></td></tr>
<tr><td>1</td><td>库房</td><td>207.36</td><td>2488.32</td><td>124416.00</td><td colspan="2"></td><td colspan="2">126904.32</td><td>126904.32</td><td>126904.32</td><td></td></tr>
<tr><td colspan="9">合计</td><td>151544.48</td><td>151544.48</td><td>0.00</td></tr>
</table>

附表 1

配制量及房屋情况

	配制量 / 天	天数	配制量 / 年	灭菌制剂			
全年总配制							
中药制剂			34094 盒				
西药制剂			69424 （含 26624 灭菌制剂）	26624 支			
区域名称	区域面积 m^2	房屋总价	折旧	电费 / 年	水费 / 年	取暖费	水电暖合计
中药生产区	290.28	1538484.00	30769.68	174168.00	3483.36	6409.38	184060.74
西药生产区	285.00	1510500.00	30210.00	171000.00	3420.00	6292.80	180712.80
制水间	46.00	243800.00	4876.00	27600.00	552.00	1015.68	29167.68
小计	621.28	3292784.00	65855.68	372768.00	7455.36	13717.86	393941.22
普区	95.95	508535.00	10170.70	57570.00	1151.40	2118.58	60839.98
公共区域	64.27	340631.00	6812.62	38562.00	771.24	1419.08	40752.32
小计	160.22	849166.00	16983.32	96132.00	1922.64	3537.66	101592.30
地下室（库房）	207.36	1099008.00	21980.16	124416.00	2488.32		126904.32
合计	988.86	5240958.00	104819.16	593316.00	11866.32	17255.52	622437.84

注：空调控制室、走廊、沐浴间、总更衣、空压机房设为公共区域了。

附表 2

原辅料核算明细

制剂名称	销售量	生产量	原辅料名称	原辅料实际产量	单价		单位成本	原辅料实际产量	合计
溃疡散	34094 盒	2045640g	肉桂	78678.46	95.4	1000	0.09540	78678.46	7505.93
			佛手	78678.46	680	1000	0.68000	78678.46	53501.35
			木香	78678.46	58	1000	0.05800	78678.46	4563.35
			高良姜	78678.46	108	1000	0.10800	78678.46	8497.27
			荜拨	78678.46	250	1000	0.25000	78678.46	19669.62
			炒神曲	78678.26	33.6	1000	0.03360	78678.26	2643.59
			碳酸氢钠	1573569.23	41	1000	0.04100	1573569.23	64516.34
								合计	160897.45
氯柳酊	2882 瓶	288200ml	氯霉素	2882.00	820	1000	0.82000	2882.00	2363.24
			水杨酸	5764.00	72	500	0.14400	5764.00	830.02
			95% 酒精	288200.00	13.8	500	0.02760	288200.00	7954.32
								合计	11147.58
镇咳合剂	16712 瓶	1671200ml	氯化铵	50136.00	22	500	0.04400	50136.00	2205.98
			远志酊	50136.00	54	500	0.10800	50136.00	5414.69
			甘草流浸膏	150408.00	116	1000	0.11600	150408.00	17447.33
			复方樟脑酊	167120.00	56.12	500	0.11224	167120.00	18757.55
			复方龙胆酊	50136.00	34.86	500	0.06972	50136.00	3495.48
								合计	47321.03

续表

制剂名称	销售量	生产量	原辅料名称	原辅料实际产量	单价		单位成本	原辅料实际产量	合计
小儿镇咳合剂	5314 瓶	531400ml	氯化铵	3985.5000	22.00	500	0.04400	3985.5000	175.36
			远志酊	3985.5000	54.00	500	0.10800	3985.5000	430.43
			甘草流浸膏	11956.5000	116.00	1000	0.11600	11956.5000	1386.95
			复方樟脑酊	13285.0000	56.12	500	0.11224	13285.0000	1491.11
			复方龙胆酊	3985.5000	34.86	500	0.06972	3985.5000	277.87
			单糖浆	132850.0000	22.00	500	0.04400	132850.0000	5845.40
								合计	9607.13
4% 硼酸酒精	1167 支	11670ml	硼酸	466.8000	26.00	500	0.05200	466.8000	24.27
			甘油	1867.2000	64.00	500	0.12800	1867.2000	239.00
			75% 酒精	9805.0000	11.50	500	0.02300	9805.0000	225.52
								合计	488.79
鱼肝油乳膏	6351 盒	105426.6g	硬脂酸	20031.0540	56.00	500	0.11200	20031.0540	2243.48
			鱼肝油	5060.4768	64.00	500	0.12800	5060.4768	647.74
			甘油	5060.4768	38.00	500	0.07600	5060.4768	384.60
			液体石蜡	20031.0540	30.00	500	0.06000	20031.0540	1201.86
			三乙醇铵	1265.2000	110.00	500	0.22000	1265.2000	278.34
			蓖麻油	20031.0540	510.00	500	1.02000	20031.0540	20431.68
			尼泊金乙酯	105.5000	130.00	500	0.26000	105.5000	27.43
								合计	25215.13

续表

制剂名称	销售量	生产量	原辅料名称	原辅料实际产量	单价		单位成本	原辅料实际产量	合计
薄荷滴鼻剂	7211	72110ml	樟脑	721.1000	360.0	500	0.720	721.1000	519.19
			薄荷脑	721.1000	600.0	500	1.200	721.1000	865.32
			液体石蜡	72110.0000	30.0	500	0.060	72110.0000	4326.60
								合计	5711.11
复方利凡诺软膏	876 支	17520g	氧化锌	1752.0000	14.4	20	0.720	1752.0000	1261.44
			硼酸	1752.0000	26.0	500	0.052	1752.0000	91.10
			利凡诺	175.2000	125.0	500	0.250	175.2000	43.80
			羊毛脂	2628.0000	170.0	500	0.340	2628.0000	893.52
			黄凡士林	10862.4000	32.0	500	0.064	10862.4000	695.19
								合计	2985.06
VB_6 霜	692 盒	11487.2g	硬脂酸	1723.0800	56.0	500	0.112	1723.0800	192.98
			B_6 粉	114.8720	530.0	500	1.060	114.8720	121.76
			液体石蜡	1378.4640	30.0	500	0.060	1378.4640	82.71
			三乙醇铵	172.3080	120.0	500	0.240	172.3080	41.35
			白凡士林	804.1040	320.0	500	0.640	804.1040	514.63
			尼泊金乙酯	11.4872	130.0	500	0.260	11.4872	2.99
			甘油	574.3600	64.0	500	0.128	574.3600	73.52
								合计	1029.94
耵聍水	408 支	4080ml	碳酸氢钠	204.0000	41.0	1000	0.041	204.0000	8.36
			甘油	1224.0000	64.0	500	0.128	1224.0000	156.67
								合计	165.04

续表

制剂名称	销售量	生产量	原辅料名称	原辅料实际产量	单价		单位成本	原辅料实际产量	合计
复方硫黄洗剂	1191 瓶	119100ml	升华硫	3573.0000000	650.00	500	1.300	3573.0000	4644.90
			硫酸锌	3573.0000000	90.00	500	0.180	3573.0000	643.14
			甘油	11910.0000000	64.00	500	0.128	11910.0000	1524.48
			樟脑酯	29775.0000000	360.00	500	0.720	29775.0000	21438.00
								合计	28250.52
CC 眼药水	26624 支	212992ml	氯霉素粉	532.4800000	820.00	1000	0.820	532.4800	436.63
			氯化钠	1916.9280000	17.00	1000	0.017	1916.9280	32.59
			尼泊金乙酯	42.5984000	130.00	500	0.260	42.5984	11.08
			醋酸泼尼松	212.9920000	4.86	5	0.972	212.9920	207.03
								合计	687.33
制剂名称	生产量（销售量）	损耗率	总量	损耗量					
溃疡散	2045640.0	0.85	2406635.2900	360995.2941000					
氯柳酊	288200.0	0.95	303368.4210	15168.4210500					
镇咳合剂	1671200.0	0.95	1759157.8900	87957.8947400					
小儿镇咳合剂	531400.0	0.95	559368.4210	27968.4210500					
4% 硼酸酒精	11670.0	0.95	12284.21050	614.2105263					
鱼肝油乳膏	105426.6	0.95	110975.3680	5548.7684210					
薄荷滴鼻剂	72110.0	0.95	75905.2632	3795.2631580					
复方利凡诺软膏	17520.0	0.95	18442.1053	922.1052632					

续表

制剂名称	生产量（销售量）	损耗率	总量	损耗量					
VB_6 霜	11487.2	0.95	12091.78950	604.5894737					
耵聍水	4080.0	0.95	4294.73684	214.7368421					
复方硫磺洗剂	119110.0	0.95	125378.94700	6268.9473680					
CC 眼药水	212992.0	0.95	224202.10500	11210.1052600					
制剂名称	生产量	总进价	单位进价						
溃疡散	2045640.0	160897.45	0.080000						
氯柳酊	288200.0	11147.58	0.040000						
镇咳合剂	1671200.0	47321.03	0.030000						
小儿镇咳合剂	531400.0	9607.13	0.020000						
4% 硼酸酒精	11670.0	488.79	0.040000						
鱼肝油乳膏	105426.6	25215.13	0.240000						
薄荷滴鼻剂	72110.0	5711.11	0.080000						
复方利凡诺软膏	17520.0	2985.06	0.170000						
VB_6 霜	11487.2	1029.94	0.090000						
耵聍水	4080.0	165.04	0.040000						
复方硫磺洗剂	119110.0	28250.52	0.240000						
CC 眼药水	212992.0	687.33	0.000000						
合计	5090835.8	293506.09							

附表 3

包装材料成本核算明细

制剂名称	生产量	包装材料名称	数量	单价	合计	总计
溃疡散	34094	外包盒	34094	0.58	19774.52	23865.80
		封口签	34094	0.05	1704.70	
		内包袋	34094	0.07	2386.58	
氯柳酊	2882	塑料瓶	2882	0.55	1585.10	2161.50
		说明书	2882	0.06	172.92	
		标签	2882	0.14	403.48	
镇咳合剂	16712	塑料瓶	16712	0.55	9191.60	22226.96
		纸盒	16712	0.58	9692.96	
		说明书	16712	0.06	1002.72	
		标签	16712	0.14	2339.68	
小儿镇咳合剂	5314	塑料瓶	5314	0.55	2922.70	6270.52
		纸盒	5314	0.58	3082.12	
		标签	5314	0.05	265.70	
4% 硼酸酒精	1167	塑料瓶	1167	0.26	303.42	571.83
		标签	1167	0.08	93.36	
		纸盒	1167	0.15	175.05	
鱼肝油乳膏	6351	塑料盒	6351	0.80	5080.80	7367.16
		纸盒	6351	0.30	1905.30	
		标签	6351	0.06	381.06	

续表

制剂名称	生产量	包装材料名称	数量	单价	合计	总计
薄荷滴鼻剂	7211	塑料瓶	7211	0.25	1802.75	4398.71
		标签	7211	0.06	432.66	
		说明书	7211	0.05	360.55	
		纸盒	7211	0.25	1802.75	
复方利凡诺软膏	876	塑料盒	876	0.26	227.76	665.76
		纸盒	876	0.35	306.60	
		说明书	876	0.06	52.56	
		标签	876	0.09	78.84	
VB_6 霜	692	塑料盒	692	0.80	553.60	871.92
		纸盒	692	0.30	207.60	
		标签	692	0.16	110.72	
耵聍水	408	塑料瓶	408	0.25	102.00	195.84
		标签	408	0.08	32.64	
		纸盒	408	0.15	61.20	
复方硫磺洗剂	1191	塑料瓶	1191	0.55	655.05	917.07
		说明书	1191	0.06	71.46	
		标签	1191	0.16	190.56	
CC 眼药水	26624	塑料瓶	26624	0.17	4526.08	10915.84
		标签	26624	0.06	1597.44	
		纸盒	26624	0.18	4792.32	
合计						80428.91

附表 4

固定资产明细

序号	制剂名称	制剂类型	设备材料名称	型号、规格	单位	数量	单价（元）	总价（元）	年折旧（元）
1	溃疡散	中药制剂	封口机 [2]	900 型	台	1	1830	1830.00	366.00
2		中药制剂	洁具挂架	700	件	1	700	700.00	140.00
3		中药制剂	双面鞋柜		台	1	850	850.00	170.00
4		中药制剂	不锈钢桌子（带底柜）	600 × 1300 × 800	台	1	3600	3600.00	720.00
5		中药制剂	不锈钢桌子	800 × 1000 × 800	台	1	3700	3700.00	740.00
6		中药制剂	不锈钢桌子	600 × 1200 × 800	台	1	3800	3800.00	760.00
7		中药制剂	不锈钢桌子（带底柜）	600 × 1500 × 800	台	1	3800	3800.00	760.00
8		中药制剂	不锈钢桌子（带底柜）	600 × 1600 × 800	台	1	4000	4000.00	800.00
9		中药制剂	不锈钢桌子（带底柜）	600 × 1600 × 800	台	1	4000	4000.00	800.00
10		中药制剂	不锈钢桌子（带底柜）	600 × 1600 × 800	台	1	4000	4000.00	800.00
11		中药制剂	不锈钢桌子（双层）	600 × 1600 × 800	台	1	4000	4000.00	800.00
12		中药制剂	不锈钢桌子（双底柜）	600 × 2000 × 800	台	1	4000	4000.00	800.00
13		中药制剂	不锈钢货架	600 × 1300 × 1600	台	1	4100	4100.00	820.00
14		中药制剂	不锈钢桌子（带底柜）	800 × 1200 × 800	台	1	4100	4100.00	820.00
15		中药制剂	不锈钢桌子（双底柜）	600 × 2000 × 800	台	1	4100	4100.00	820.00
16		中药制剂	不锈钢更衣柜	600 × 300 × 1801	件	2	5300	10600.00	2120.00
17		中药制剂	不锈钢货架	450 × 1800 × 1600	台	1	6700	6700.00	1340.00
18		中药制剂	不锈钢模具柜	1200 × 450 × 1600	件	1	6700	6700.00	1340.00
19		中药制剂	消毒柜		台	1	1080	1080.00	216.00
20		中药制剂	包衣机	BTY800	台	1	14000	14000.00	2800.00

续表

序号	制剂名称	制剂类型	设备材料名称	型号、规格	单位	数量	单价（元）	总价（元）	年折旧（元）
21	溃疡散	中药制剂	槽型混合机	HC100 型	台	1	12000.00	12000.00	2400.00
22		中药制剂	电烤箱（电热鼓风干燥箱）		台	1	5435.00	5435.00	1087.00
23		中药制剂	可倾式加热夹层锅	WKJ-50	台	1	40000.00	40000.00	8000.00
24		中药制剂	全自动中药制丸机	ZW-15A	套	1	58000.00	58000.00	11600.00
25		中药制剂	三维运动混合机	SBH-5	台	1	49000.00	49000.00	9800.00
26		中药制剂	散剂包装机	DXDF-60	套	1	40000.00	40000.00	8000.00
27		中药制剂	丸剂包装机	SP50	套	1	50000.00	50000.00	10000.00
28		中药制剂	微波灭菌器	BDMD-M-S-10	台	1	130000.00	130000.00	26000.00
29		中药制剂	小型沸腾制粒机	FL-5	套	1	114000.00	114000.00	22800.00
30		中药制剂	烘干器 *3010198			1	373.00	373.00	74.60
31		中药制剂	加湿器 *3010199	3010109-15876		1	850.00	850.00	170.00
32		中药制剂	加湿器 *3010199	3010109-17577		1	850.00	850.00	170.00
33		中药制剂	台秤 *3010029	3040029-16177		1	160.30	160.30	32.06
34		中药制剂	台秤 *3010029			1	160.30	160.30	32.06
35		中药制剂	电子平台秤	3040198-84931		1	680.00	680.00	136.00
36		中药制剂	干手器（3）	3010045-79612		1	680.00	680.00	136.00
37		中药制剂	自动手消毒器	3010337-79620		1	980.00	980.00	196.00
38		中药制剂	戴帽短袖猴服 *5010048			6	31.11	186.66	37.33

续表

序号	制剂名称	制剂类型	设备材料名称	型号、规格	单位	数量	单价（元）	总价（元）	年折旧（元）
39	CC 眼药水	西药制剂	不锈钢配液罐	PY-50	台	1	39500	39500.00	7900.00
40		西药制剂	臭氧灭菌柜	OZORB-C800	台	1	43000	43000.00	8600.00
41		西药制剂	灌装封口机	GSX-60	套	1	335000	335000.00	67000.00
42		西药制剂	热风循环干燥箱	CT-C 型	台	1	26000	26000.00	5200.00
43		西药制剂	微孔过滤器	YT100	台	1	23000	23000.00	4600.00
44		西药制剂	电子天平	WT10002K	台	1	980	980.00	196.00
45		西药制剂	消毒柜		台	1	1080	1080.00	216.00
46		西药制剂	消毒柜		台	1	1080	1080.00	216.00
47		西药制剂	紫外线灯车	双管	辆	1	900	900.00	180.00
48		西药制剂	挂架	800	件	1	800	800.00	160.00
49		西药制剂	不锈钢池子	650 × 800 × 800	台	1	3200	3200.00	640.00
50		西药制剂	不锈钢桌子	500 × 1700 × 800	台	2	3500	7000.00	1400.00
51		西药制剂	不锈钢桌子	600 × 1200 × 800	台	1	3500	3500.00	700.00
52		西药制剂	不锈钢桌子	600 × 1600 × 800	台	1	4000	4000.00	800.00
53		西药制剂	不锈钢桌子（带底柜）	700 × 1200 × 800	台	1	4100	4100.00	820.00
54		西药制剂	不锈钢包装台	600 × 1500 × 800	台	1	5700	5700.00	1140.00
55		西药制剂	冷藏柜 *3010003	3010003-19146		1	4380	4380.00	876.00
56		西药制剂	自动手消毒器	3010337-79618		1	980	980.00	196.00
57		西药制剂	洗手上衣 *5010001			3	35	105.00	21.00

续表

序号	制剂名称	制剂类型	设备材料名称	型号、规格	单位	数量	单价（元）	总价（元）	年折旧（元）
58	CC眼药水	西药制剂	洗手上衣 *5010001			3	5.5	16.50	3.30
59		西药制剂	洗手下衣 *5010002			3	30.0	90.00	18.00
60		西药制剂	洗手下衣 *5010002			3	30.0	90.00	18.00
61		西药制剂	不锈钢更衣柜	600×300×1800	件	1	5300.0	5300.00	1060.00
62		西药制剂	不锈钢货架	450×1300×1600	台	1	6700.0	6700.00	1340.00
63	镇咳合剂小儿镇咳合剂鱼肝油乳膏 VB_6 乳膏利凡诺软膏复方硫洗剂氯柳酊硼酸滴耳液耵聍水薄荷滴鼻液	西药制剂	干手器（3）	3010045-79613		1	680.0	680.00	136.00
64		西药制剂	自动手消毒器	3010337-79619		1	980.0	980.00	196.00
65		西药制剂	电磁炉 *3010109	3010109-17580		1	498.0	498.00	99.60
66		西药制剂	冷藏柜 *3010003	3010003-19145		1	4380.0	4380.00	876.00
67		西药制剂	干手器（3）	3010045-79617		1	680.0	680.00	136.00
68		西药制剂	自动手消毒器	3010337-79621		1	980.0	980.00	196.00
69		西药制剂	电子天平	WT50002CF	台	1	3750.0	3750.00	750.00
70		西药制剂	洁具架	700	件	1	700.0	700.00	140.00
71		西药制剂	双面鞋柜		台	1	850.0	850.00	170.00
72		西药制剂	不锈钢桌子	600×1200×800	台	1	3300.0	3300.00	660.00
73		西药制剂	不锈钢桌子（带底柜）	600×1100×800	台	1	3600.0	3600.00	720.00
74		西药制剂	不锈钢桌子	600×1200×800	台	1	3800.0	3800.00	760.00
75		西药制剂	不锈钢桌子（带底柜）	600×1500×800	台	1	3800.0	3800.00	760.00
76		西药制剂	不锈钢桌子（带底柜）	600×1100×800	台	1	3800.0	3800.00	760.00
77		西药制剂	不锈钢桌子（带底柜）	600×1600×800	台	1	4050.0	4050.00	810.00

续表

序号	制剂名称	制剂类型	设备材料名称	型号、规格	单位	数量	单价（元）	总价（元）	年折旧（元）
78	镇咳合剂小儿镇咳合剂鱼肝油乳膏 VB_6 乳膏利凡诺软膏复方硫洗剂氯柳酊硼酸滴耳液耵聍水薄荷滴鼻液	西药制剂	金属喷塑毒麻药品柜			1	7800	7800.00	1560.00
79		西药制剂	不锈钢配液罐	PY-50	台	1	23500	23500.00	4700.00
80		西药制剂	口服液灌装机	KGZ-80	套	1	72000	72000.00	14400.00
81		西药制剂	不锈钢货架	600×1300×1600	台	1	4100	4100.00	820.00
82		西药制剂	不锈钢货架	600×1800×1600	台	1	4800	4800.00	960.00
83		西药制剂	不锈钢货架	600×1600×1600	台	1	4800	4800.00	960.00
84		西药制剂	不锈钢更衣柜	600×300×1802	件	2	5300	10600.00	2120.00
85		西药制剂	电子天平	WT150001X	台	1	1800	1800.00	360.00
86		西药制剂	洁具架	700	件	1	700	700.00	140.00
87		西药制剂	双面鞋柜		台	1	850	850.00	170.00
88		西药制剂	不锈钢桌子（带底柜）	500×1400×800	台	1	2200	2200.00	440.00
89		西药制剂	不锈钢桌子	600×800×800	台	1	3200	3200.00	640.00
90		西药制剂	不锈钢货架	600×1100×1600	台	1	3800	3800.00	760.00
91		西药制剂	不锈钢桌子	600×1200×800	台	1	4000	4000.00	800.00
92		西药制剂	不锈钢货架	600×1500×1600	台	1	4100	4100.00	820.00
93		西药制剂	不锈钢货架	600×1400×1600	台	1	4100	4100.00	820.00
94		西药制剂	不锈钢货架	600×1600×1600	台	1	4100	4100.00	820.00
95		西药制剂	不锈钢桌子（带底柜）	600×1300×800	台	1	4100	4100.00	820.00
96		西药制剂	不锈钢桌子（带底柜）	600×1600×800	台	2	4100	8200.00	1640.00
97		西药制剂	不锈钢桌子	800×2000×800	台	1	4400	4400.00	880.00
98		西药制剂	不锈钢更衣柜	600×300×1803	件	1	5800	5800.00	1160.00

续表

序号	制剂名称	制剂类型	设备材料名称	型号、规格	单位	数量	单价（元）	总价（元）	年折旧（元）
99	镇咳合剂小儿镇咳合剂鱼肝油乳膏VB_6乳膏利凡诺软膏复方硫洗剂氯柳酊硼酸滴耳液耵聍水薄荷滴鼻液	普区	紫外线灯车	双管	辆	1	900.0	900.00	180.00
100		普区	冰箱（3）*3010004	3010004-18432		1	1580.0	1580.00	316.00
101		普区	打印机 *3010140			1	2160.0	2160.00	432.00
102		普区	电冰箱 *3010004	3010004-15743		1	926.0	926.00	185.20
103		普区	电冰箱 *3010004	3010004-14070		1	900.0	900.00	180.00
104		普区	计算机			2	4575.0	9150.00	1830.00
105		普区	打码机			1	1620.0	1620.00	324.00
106		普区	椅子			3	120.0	360.00	72.00
107		普区	小圆凳		把	9	320.0	2880.00	576.00
108		普区	医用诊室椅			1	600.0	600.00	120.00
109		普区	钢制清洁柜			3	640.0	1920.00	384.00
110		普区	钢制鞋柜			2	640.0	1280.00	256.00
111		普区	医用办公椅			2	680.0	1360.00	272.00
112		普区	玻璃文件柜			1	706.3	706.30	141.26
113		普区	钢制配药柜			1	710.0	710.00	142.00
114		普区	保险柜 [5]		台	1	760.0	760.00	152.00
115		普区	办公椅		把	1	980.0	980.00	196.00
116		普区	医用电脑桌		台	3	1050.0	3150.00	630.00
117		普区	医用办公桌		台	2	1150.0	2300.00	460.00
118		普区	不锈钢桌子	2m × 80cm × 80cm	件	3	3370.0	10110.00	2022.00

续表

序号	制剂名称	制剂类型	设备材料名称	型号、规格	单位	数量	单价（元）	总价（元）	年折旧（元）
119	镇咳合剂小儿镇咳合剂鱼肝油乳膏 VB_6 乳膏利凡诺软膏复方硫洗剂氯柳酊硼酸滴耳液耵聍水薄荷滴鼻液	普区	不锈钢接受台	600 × 1000 × 800	台	1	3600	3600.00	720.00
120		普区	不锈钢桌子（双底柜）	600 × 2000 × 800	台	1	4100	4100.00	820.00
121		普区	三门更衣柜			6	1200	7200.00	1440.00
122		普区	器械柜	五节捷达		2	1000	2000.00	400.00
123		普区	小型多功能真空提取浓缩机	CMOS660	套	1	95000	95000.00	19000.00
124		普区	中药煎药机	SCK2000	套	2	19800	39600.00	7920.00
125		普区	大单 *5010003			4	13	52.00	10.40
126		普区	棉大衣 *5010033			4	115	460.00	92.00
127		公共区域	鞋柜		台	2	1460	2920.00	584.00
128		公共区域	高架子		件	1	4000	4000.00	800.00
129		公共区域	平板车	*5020068-77980		1	350	350.00	70.00
130		公共区域	平板车	*5020068-77979		1	480	480.00	96.00
131		公共区域	吸尘器（3）			1	1850	1850.00	370.00
132		库房	货架			2	1280	2560.00	512.00
133		库房	货架			2	1360	2720.00	544.00
134		库房	货架			1	1560	1560.00	312.00
135		库房	不锈钢货架	600 × 1600 × 1600	台	1	4100	4100.00	820.00
136		库房	货架			8	295	2360.00	472.00

续表

序号	制剂名称	制剂类型	设备材料名称	型号、规格	单位	数量	单价（元）	总价（元）	年折旧（元）
137	镇咳合剂小儿镇咳合剂鱼肝油乳膏 VB_6 乳膏利凡诺软膏复方硫洗剂氯柳酊硼酸滴耳液耵聍水薄荷滴鼻液	制水车间	电蒸汽锅炉	立式 0.3–0.4	台	1	48000	48000.00	9600.00
138		制水车间	电蒸汽锅炉电控系统	立式 0.3–0.4	套	1	33000	33000.00	6600.00
139		制水车间	多效蒸馏水器	LD300\4P		1	160000	160000.00	32000.00
140		制水车间	纯蒸汽发生器	300 型		1	43000	43000.00	8600.00
141			不锈钢托盘			2	1200	2400.00	480.00
合计								1829979.06	365995.81

附表 5

制水间设备维修费明细

序号	品名	规格型号	材质	单位	数量	单价	总价
1	两位三通阀	DN20	316L	台	1	7800	7800
2	附表	4V210-08A		台	1	300	300
3	电导率仪	B360	316L 高温	台	1	6780	6780
4	不锈钢卫生管	DN20	316L	个	40	150	6000
5	快卡盘	DN20	304	个	80	40	3200
6	焊接弯头	DN20	316L	个	50	56	2800

续表

序号	品名	规格型号	材质	单位	数量	单价	总价
7	焊接三通	DN20	316L	个	20	60	1200
8	精铸卡子	50.5		个	40	42	1680
9	快卡胶垫	DN25		个	100	10	1000
10	电锅炉供水箱	500 × 500 × 1200	304	个	1	3600	3600
11	取样阀		316L	个	3	490	1470
12	弯头	dn25	304	个	25	58	1450
13	三通	dn25	304	个	15	60	900
14	精铸卡子	dn38		个	40	52	2080
15	快接开盘	dn38	316L	个	30	35	1050
16	U 型三通	dn32	316L	个	2	620	1240
17	隔膜阀	dn32	316 L	个	10	640	6400
18	隔膜压力表	0.6Mpa	316L	个	2	670	1340
19	穿墙套管			个	15	66	990
20	金属管流速仪	dn32	316 L	台	2	10250	20500
21	变频器			台	2	5500	11000
22	石英砂过滤器	d400 × H1800	304 衬胶	个	1	7200	7200
23	活性炭过滤器	d400 × H1800	304 衬胶	个	1	7200	7200
24	果壳活性炭			kg	100	35	3500
25	列管换热器	$1m^2$	304	台	1	15000	15000
26	气动两位三通阀	dn20	304	台	2	4500	9000
27	气动角座阀	dn20	304	台	10	500	5000
28	电导率仪	cm-230b		台	1	800	800
29	液位开关	DN25	304	台	3	400	1200

续表

序号	品名	规格型号	材质	单位	数量	单价	总价
30	扩展模块			台	2	2500	5000
31	气动电磁先导阀	4V210-08A		台	12	300	3600
32	数显温度表			套	1	770	770
33	膜元件	ROESPA1		只	5	6000	30000
34	注射用水储罐	cs1000L	316L	台	1	50000	50000
35	纯水输送泵		316L	台	1	7200	7200
36	注射用水输送泵		316L	台	1	7200	7200
37	紫外线灭菌灯			台	1	6800	6800
38	不锈钢管路	DN32	316L	米	30	125	3750
合计							246000

注明：以上价格含安装费

表 4　　**科室领用院内制剂表**

制剂名称	销售量	生产量	原辅料名称	原辅料实际产量	单价	单价	规格	单位成本	原辅料实际成本	合计
1% 盐酸地卡因	42 瓶	21000ml	盐酸地卡因	210	220/5	220.00	5	44.0000	9240.00	9271.50
			纯化水	21000	0.75/500ml	0.75	500	0.0015	31.50	
2.5% 碘酊	270 瓶	135000ml	碘	2025	13/500g	13.00	500	0.0260	52.65	5472.90
			碘化钾	3375	650/500	650.00	500	1.3000	4387.50	
			95% 乙醇	67500	6.9/500ml	6.90	500	0.0138	931.50	
			纯化水	67500	0.75/500ml	0.75	500	0.0015	101.25	

续表

制剂名称	销售量	生产量	原辅料名称	原辅料实际产量	单价	单价	规格	单位成本	原辅料实际成本	合计
内腔镜润滑剂	96 瓶	19200ml	西黄芪胶	562.7	480/250	480.00	250	1.9200	1080.38400	10569.47
			甘油	12307.7	32/500g	32.00	500	0.0640	787.69280	
			硼酸粉	886.2.0	13/500g	13.00	500	0.0260	23.04120	
			盐酸地卡因	197.0	220/5	220.00	5	44.0000	8668.00000	
			纯化水	6900.0	0.75/500ml	0.75	500	0.0015	10.35000	
碘甘油	2 瓶	800ml	碘	16.0	13/500g	13.00	500	0.0260	0.41600	83.22
			碘化钾	32.0	650/500	650.00	500	1.3000	41.60000	
			甘油	640.0	32/500g	32.00	500	0.0640	40.96000	
			纯化水	160.0	0.75/500ml	0.75	500	0.0015	0.24000	
10% 水合氯醛	40 瓶	20000ml	水合氯醛	2000.0	300/1000	300.00	1000	0.3000	600.00000	630.00
			纯化水	20000.0	0.75/500ml	0.75	500	0.0015	30.00000	
Ⅰ号麻黄素	40 瓶	20000ml	盐酸麻黄碱	200.0	71.2/50	71.20	50	1.4240	284.80000	316.37
			氯化钠	124.0	8.5/kg	8.50	1000	0.0085	1.05400	
			羟苯乙酯	4.0	65/500g	65.00	500	0.1300	0.52000	
			纯化水	20000.0	0.75/500ml	0.75	500	0.0015	30.00000	
Ⅲ号麻黄素	30 瓶	15000ml	盐酸麻黄碱	150.0	71.2/50	71.20	50	1.4240	213.60000	246.66
			氯化钠	67.5	8.5/kg	8.50	1000	0.0085	0.57375	
			羟苯乙酯	3.0	65/500g	65.00	500	0.1300	0.39000	
			纯化水	15000.0	0.75/500ml	0.75	500	0.0015	22.50000	
			呋喃西林	6.0	40/25	40.00	25	1.6000	9.60000	

续表

制剂名称	销售量	生产量	原辅料名称	原辅料实际产量	单价	单价	规格	单位成本	原辅料实际成本	合计	
复方碘溶液	2 瓶	1000	碘	50.0	13/500g	13.00	500	0.0260	1.30000	132.80	
			碘化钾	100.0	650/500	650.00	500	1.3000	130.00000		
			纯化水	1000.0	0.75/500ml	0.75	500	0.0015	1.50000		
中药生发水	255 瓶	25500ml	当归	255.0	120/1000	120.00	1000	0.1200	30.60000	545.29	
			川芎	255.0	75.9/1000	75.90	1000	0.0759	19.35450		
			生姜	382.5	16/1000	16.00	1000	0.0160	6.12000		
			灵芝	255.0	88/1000	88.00	1000	0.0880	22.44000		
			仙灵脾	255.0	38/1000	38.00	1000	0.0380	9.69000		
			补骨脂	382.5	88/1000	88.00	1000	0.0880	33.66000		
			女贞子	255.0	17/1000	17.00	1000	0.0170	4.33500		
			辣椒	255.0	20/1000	20.00	1000	0.0200	5.10000		
			蜂王浆	255.0	460/1000	460.00	1000	0.4600	117.30000		
			白芥子	76.5	45/1000	45.00	1000	0.0450	3.44250		
			75% 酒精	25500.0	5.75/500ml	5.75	500	0.0115	293.25000		
中药导膜粉 I	402 袋	8040g	白牵牛子	1237.0	17/1000	17.00	1000	0.0170	21.02900	726.92	
			浮萍草	618.5	27/1000	27.00	1000	0.0270	16.69950		
			山奈	618.5	105/1000	105.00	1000	0.1050	64.94250		
			白果	618.5	83.3/1000	83.30	1000	0.0833	51.52105		
			白芷	618.5	48/1000	48.00	1000	0.0480	29.68800		
			菊花	618.5	75/1000	75.00	1000	0.0750	46.38750		
			白附子	1237.0	65/1000	65.00	1000	0.0650	80.40500		
			白僵蚕	1237.0	300/1000	300.00	1000	0.3000	371.10000		
			白蔹	618.5	48/1000	48.00	1000	0.0480	29.68800		
			蓖麻子	618.5	25/1000	25.00	1000	0.0250	15.46250		

续表

制剂名称	销售量	生产量	原辅料名称	原辅料实际产量	单价	单价	规格	单位成本	原辅料实际成本	合计
中药导膜粉Ⅱ	692 袋	13840g	大黄	1297.5	38/1000	38.00	1000	0.03800	49.30500	2986.15
			黄芩	865.0	85/1000	85.00	1000	0.08500	73.52500	
			黄柏	865.0	45/1000	45.00	1000	0.04500	38.92500	
			侧柏叶	2595.0	10.4/1000	10.40	1000	0.01040	26.98800	
			地榆	2595.0	25/1000	25.00	1000	0.02500	64.87500	
			白蔹	1730.0	48/1000	48.00	1000	0.04800	83.04000	
			蚤休	2595.0	998/1000	998.00	1000	0.99800	2589.81000	
			穿山龙	1297.5	46/1000	46.00	1000	0.04600	59.68500	
中药导膜粉Ⅲ	506 袋	10120	凌霄花	723.0	123/1000	123.00	1000	0.12300	88.92900	1082.83
			当归	723.0	120/1000	120.00	1000	0.12000	86.76000	
			白芍	1446.0	55/1000	55.00	1000	0.05500	79.53000	
			防风	723.0	110/1000	110.00	1000	0.11000	79.53000	
			白附子	1446.0	65/1000	65.00	1000	0.06500	93.99000	
			浙贝	723.0	316.5/1000	316.50	1000	0.31650	228.82950	
			白扁豆	579.0	35.52/1000	35.52	1000	0.03552	20.56608	
			乌梅	723.0	56/1000	56.00	1000	0.05600	40.48800	
			细辛	723.0	245/1000	245.00	1000	0.24500	177.13500	
			菊花	579.0	75/1000	75.00	1000	0.07500	43.42500	
			红花	290.0	256/1000	256.00	1000	0.25600	74.24000	
			白芷	1446.0	48/1000	48.00	1000	0.04800	69.40800	
										32064.12

续表

制剂名称	总量	实际产量	损耗量		成本	原辅料总成本	数量	瓶子单价	标签单价	包装总成本	总成本
1% 盐酸地卡因	22105.2631600	21000	1105.26315800	9271.50	0.441500000	9759.4736840					9759.4736840
2.5% 碘酊	142105.2632000	135000	7105.26315800	5472.90	0.040540000	5760.9473680					5760.9473680
内腔镜润滑剂	20210.5263200	19200	1010.52631600	10569.47	0.550493229	11125.7578900					11125.7578900
碘甘油	842.1052632	800	42.10526316	83.22	0.104025000	87.6000000					87.6000000
10% 水合氯醛	21052.6315800	20000	1052.63157900	630.00	0.031500000	663.1578947					663.1578947
Ⅰ号麻黄素	21052.6315800	20000	1052.63157900	316.80	0.015840000	333.4736842					333.4736842
Ⅲ号麻黄素	15789.4736800	15000	789.47368420	246.70	0.016446667	259.6842105					259.6842105
复方碘溶液	1052.63157900	1000	52.63157895	132.80	0.132800000	139.7894737					139.7894737
中药生发水	30000.0000000	25500	4500.00000000	545.30	0.021384314	641.5294118	255	0.55	0.05	153.00	794.5294148
中药导膜粉Ⅰ	9458.8235290	8040	1418.82352900	726.93	0.090414179	855.2117647	402		0.30	120.60	975.8447647
中药导膜粉Ⅱ	16282.3529400	13840	2442.35294100	2986.20	0.215765896	3513.1764710	692		0.30	207.60	3720.7764710
中药导膜粉Ⅲ	11905.8823500	10120	1785.88235300	1082.80	0.106996047	1273.8823530	506		0.30	151.80	1425.6823530
										633.00	35046.6842100

续表

制剂名称	销售量	生产量	原辅料名称	原辅料实际产量	单价	单价	规格	单位成本	原辅料实际成本	合计	包装材料	包装	合计	总计
口服固体车间：														
葡萄糖粉	9600 袋	792000g	葡萄糖粉		15/500	15	500	0.030	792000	23760.00	0.3	9600	2880	26640
硫酸镁粉	9000 袋	180000g	硫酸镁粉		18/500	18	500	0.036	180000	6480.00	0.3	9000	2700	9180
外用车间：														
硼酸粉	6000 袋	120000g	硼酸粉		18/500	18	500	0.036	120000	4320.00	0.3	6000	1800	6120

（三）绩效考核表，见表 12-11

表 12-11 绩效考核表

考核指标	目标值	实际值	权重	考核部门
成本收益率				
成本收益率同比				
成本收益率环比				
医护投诉量				
医护满意度				
总分				

四、配液中心绩效考核方案

（一）成本核算表

表 1　　配液中心成本费用表

单位：元

项目									总成本			单位成本		
									合计	固定成本	变动成本	合计	固定成本	变动成本
■四类药品共用部分成本费用														
一、房屋									119114.86	119114.86		0.05	0.05	
序号	类型	名称		面积	单价		总价	年折旧						
1	地上部分	净化工程		396.49	5494		2178296.03	43565.92	43565.92	43565.92		0.02	0.02	
2	地上部分	其余		556.11	5494		3055288.37	61105.77	61105.77	61105.77		0.03	0.03	
3	地下部分	地下库房（四种药品共用部分）		87.63	8241		722158.83	14443.18	14443.18	14443.18		0.01	0.01	
4	建筑工程贷款利息			0.00					0.00	0.00		0.00	0.00	
二、固定资产									162659.60	162659.60		0.07	0.07	
序号	类型	设备材料名称	型号、规格	单位	数量	单价	总价	年折旧						
1	OUIVA 门诊	振荡器	WZR-B951A	台	4	610	2440	488.0	488.00	488.00		0.00	0.00	
2	PIVAS 住院	振荡器	WZR-B951A	台	7	610	4270	854.0	854.00	854.00		0.00	0.00	
3	PIVAS 住院	文件柜	K-7900x440x736	只	4	561	2244	448.8	448.80	448.80		0.00	0.00	
4	OUIVA 门诊	不锈钢单摒推车	700x480*850x3 层	辆	5	980	4900	980.0	980.00	980.00		0.00	0.00	
5	PIVAS 住院	不锈钢单摒推车	700x480*850x3 层	辆	22	980	21560	4312.0	4312.00	4312.00		0.00	0.00	

续表

项目									总成本			单位成本		
									合计	固定成本	变动成本	合计	固定成本	变动成本
二、固定资产														
序号	类型	设备材料名称	型号、规格	单位	数量	单价	总价	年折旧						
6	OUIVA 门诊	不锈钢更衣柜	900 × 500 × 1800H(六门)	套	2	2860	5720	1144.0	1144.00	1144.00		0.00	0.00	
7	PIVAS 住院	不锈钢更衣柜	900 × 500 × 1800H(六门)	套	5	2860	14300	2860.0	2860.00	2860.00		0.00	0.00	
8	OUIVA 门诊	不锈钢推车	760x500x1440x4 层	辆	2	1450	2900	580.0	580.00	580.00		0.00	0.00	
9	PIVAS 住院	不锈钢推车	760x500x1440x4 层	辆	8	1450	11600	2320.0	2320.00	2320.00		0.00	0.00	
10	OUIVA 门诊	不锈钢网片式单架	928x510x1650（8 层）	只	10	2880	28800	5760.0	5760.00	5760.00		0.00	0.00	
11	PIVAS 住院	不锈钢网片式单架	928x510x1650（8 层）	只	30	2880	86400	17280.0	17280.00	17280.00		0.01	0.01	
12	OUIVA 门诊	不锈钢网片式单架	928x510x980（4 层）	只	7	1840	12880	2576.0	2576.00	2576.00		0.00	0.00	
13	PIVAS 住院	不锈钢网片式单架	928x510x980（4 层）	只	33	1840	60720	12144.0	12144.00	12144.00		0.01	0.01	
14	OUIVA 门诊	不锈钢运输车	950x670x1005X2 层	辆	2	2580	5160	1032.0	1032.00	1032.00		0.00	0.00	
15	PIVAS 住院	不锈钢运输车	950x670x1005X2 层	辆	4	2580	10320	2064.0	2064.00	2064.00		0.00	0.00	
16	OUIVA 门诊	不锈钢转椅	CM0126	只	10	400	4000	800.0	800.00	800.00		0.00	0.00	
17	PIVAS 住院	不锈钢转椅	CM0126	只	44	400	17600	3520.0	3520.00	3520.00		0.00	0.00	
18	PIVAS 住院	订制双面跨步换鞋柜	1000 × 550 × 500（L × W × H）	米	2.6	1100	2860	572.0	572.00	572.00		0.00	0.00	
19	PIVAS 住院	非净化区域更衣柜	900 × 500 × 1800H（六门）	套	11	894	9834	1966.8	1966.80	1966.80		0.00	0.00	
20	OUIVA 门诊	鞋柜	900 × 400 × 1220H（单层 12 人）	套	1	830	830	166.0	166.00	166.00		0.00	0.00	
21	PIVAS 住院	鞋柜	900 × 400 × 1220H（单层 12 人）	套	2	830	1660	332.0	332.00	332.00		0.00	0.00	

续表

项目									总成本			单位成本		
									合计	固定成本	变动成本	合计	固定成本	变动成本
二、固定资产														
序号	类型	设备材料名称	型号、规格	单位	数量	单价	总价	年折旧						
22	PIVAS 住院	鞋柜	900×400×1800H（双层 24 人）	套	2	1365	2730	546	546.00	546.00		0.00	0.00	
23	OUIVA 门诊	准备核对桌	1600×500×750H	套	5	750	3750	750	750.00	750.00		0.00	0.00	
24	PIVAS 住院	准备核对桌	1600×500×750H	套	15	750	11250	2250	2250.00	2250.00		0.00	0.00	
25		洗衣机		台	2	5000	10000	2000	2000.00	2000.00		0.00	0.00	
26		干手器		台	4	1500	6000	1200	1200.00	1200.00		0.00	0.00	
27		电脑		台	14	4100	57400	11480	11480.00	11480.00		0.01	0.01	
28		电热水器		台	3	3500	10500	2100	2100.00	2100.00		0.00	0.00	
29		标签打印机		台	4	5300	21200	4240	4240.00	4240.00		0.00	0.00	
30	PIVAS MATE	服务器	IBMX3650M4	台	1	22500	22500	4500	4500.00	4500.00		0.00	0.00	
31	PIVAS MATE	瓶签打印机	ZT–230	台	2	5500	11000	2200	2200.00	2200.00		0.00	0.00	
32	PIVAS MATE	针式打印机	德实 R500	台	1	2200	2200	440	440.00	440.00		0.00	0.00	
33	PIVAS MATE	舱内用扫描枪	MS3580	台	50	1700	85000	17000	17000.00	17000.00		0.01	0.01	
34	PIVAS MATE	无线接收器	AP6521	台	1	2950	2950	590	590.00	590.00		0.00	0.00	
35	PIVAS MATE	EDA	MC55A0	台	2	8500	17000	3400	3400.00	3400.00		0.00	0.00	
36	PIVAS MATE	网络交换机	TP–LINK	套	1	2500	2500	500	500.00	500.00		0.00	0.00	
37	PIVAS MATE	网络机柜		台	1	1200	1200	240	240.00	240.00		0.00	0.00	
38	PIVAS MATE	PLC	FX2N	卷	6	1980	11880	2376	2376.00	2376.00		0.00	0.00	

续表

项目									总成本			单位成本		
									合计	固定成本	变动成本	合计	固定成本	变动成本
二、固定资产														
序号	类型	设备材料名称	型号、规格	单位	数量	单价	总价	年折旧						
39	PIVAS MATE	Pcomm	MOXA	个	3	12500	37500	7500	7500.00	7500.00		0.00	0.00	
40	PIVAS MATE	液晶电视	42 寸	台	1	5000	5000	1000	1000.00	1000.00		0.00	0.00	
41	OUIVA MATE	服务器	IBM X3650 M4	台	1	22500	22500	4500	4500.00	4500.00		0.00	0.00	
42	OUIVA MATE	瓶签打印机	ZT–230	台	4	6000	24000	4800	4800.00	4800.00		0.00	0.00	
43	OUIVA MATE	液晶电视	42 寸	台	2	5000	10000	2000	2000.00	2000.00		0.00	0.00	
44	OUIVA MATE	呼叫器接收器	Xunling	台	2	2000	4000	800	800.00	800.00		0.00	0.00	
45	OUIVA MATE	音响系统		套	2	7000	14000	2800	2800.00	2800.00		0.00	0.00	
46	OUIVA MATE	无线接收器	AP6521	台	10	2980	29800	5960	5960.00	5960.00		0.00	0.00	
47	OUIVA MATE	EDA	MotoMc55	台	8	7680	61440	12288	12288.00	12288.00		0.01	0.01	
48		冷柜		台	3	5000	15000	3000	3000.00	3000.00		0.00	0.00	
三、低值易耗品									80497.00	80497.00		0.04	0.04	
序号	类型	设备材料名称	型号、规格	单位	数量	单价	总价							
1	OUIVA 门诊	封口带		袋	10	43.5	435		435.00	435.00		0.00	0.00	
2	PIVAS 住院	封口带		袋	10	43.5	435		435.00	435.00		0.00	0.00	
3	OUIVA 门诊	封口机		台	2	150.0	300		300.00	300.00		0.00	0.00	
4	PIVAS 住院	封口机		台	4	150.0	600		600.00	600.00		0.00	0.00	
5	OUIVA 门诊	垃圾桶	65 升	个	6	79.0	474		474.00	474.00		0.00	0.00	

续表

项目								总成本			单位成本		
								合计	固定成本	变动成本	合计	固定成本	变动成本
三、低值易耗品													
序号	类型	设备材料名称	型号、规格	单位	数量	单价	总价						
6	PIVAS 住院	垃圾桶	65 升	个	30	79.00	2370	2370.00	2370.00		0.00	0.00	
7	OUIVA 门诊	药品分类盒	355 × 200 × 145	个	400	18.40	7360	7360.00	7360.00		0.00	0.00	
8	PIVAS 住院	药品分类盒	355 × 200 × 145	个	400	18.40	7360	7360.00	7360.00		0.00	0.00	
9	PIVAS 住院	周转箱	47 × 35 × 27cm(带轮子)	只	20	48.00	960	960.00	960.00		0.00	0.00	
10	OUIVA 门诊	周转箱	600x420x355(带轮子)	只	25	68.00	1700	1700.00	1700.00		0.00	0.00	
11	PIVAS 住院	周转箱	600x420x355(带轮子)	只	25	68.00	1700	1700.00	1700.00		0.00	0.00	
12	OUIVA 门诊	塑料篮筐	25x18x8cm	个	1000	3.33	3330	3330.00	3330.00		0.00	0.00	
13	PIVAS 住院	塑料篮筐	25x18x8cm	个	7100	3.33	23643	23643.00	23643.00		0.01	0.01	
14	PIVASMATE	扫描枪	MS9540	台	1	650.00	650	650.00	650.00		0.00	0.00	
15	PIVASMATE	配线架	AMP	个	4	200.00	800	800.00	800.00		0.00	0.00	
16	PIVASMATE	信号灯	1-150	个	88	10.00	880	880.00	880.00		0.00	0.00	
17	PIVASMATE	PLC 集线板	FX-09-1	组	6	500.00	3000	3000.00	3000.00		0.00	0.00	
18	PIVASMATE	串口转换线		组	44	25.00	1100	1100.00	1100.00		0.00	0.00	
19	PIVASMATE	安装费			1	500.00	500	500.00	500.00		0.00	0.00	
20	OUIVAMATE	呼叫器	Xunling	个	292	60.00	17520	17520.00	17520.00		0.01	0.01	
21	OUIVAMATE	呼叫器防盗盒	Bolong	个	292	15.00	4380	4380.00	4380.00		0.00	0.00	
22	OUIVAMATE	双向呼叫话筒		台	2	500.00	1000	1000.00	1000.00		0.00	0.00	
23	OUIVAMATE	读卡器		台	1	0.00	0	0.00	0.00		0.00	0.00	

续表

项目							总成本			单位成本		
							合计	固定成本	变动成本	合计	固定成本	变动成本
四、办公费							41093.20	41093.20		0.02	0.02	
序号	类型	名称	型号、规格	数量	单价	金额						
1		打印纸		240	128.0	30720.0	30720.00	30720.00		0.01	0.01	
2		硒鼓		4	550.0	2200.0	2200.00	2200.00		0.00	0.00	
3		笔		456	2.2	1003.2	1003.20	1003.20		0.00	0.00	
4		记录表		50	13.0	650.0	650.00	650.00		0.00	0.00	
5		订书机		20	16.5	330.0	330.00	330.00		0.00	0.00	
6		文件盒		20	15.0	300.0	300.00	300.00		0.00	0.00	
7		印油		20	2.5	50.0	50.00	50.00		0.00	0.00	
8		印台		20	12.0	240.0	240.00	240.00		0.00	0.00	
9		节能灯泡		50	1.0	50.0	50.00	50.00		0.00	0.00	
10		节能灯管		200	8.0	1600.0	1600.00	1600.00		0.00	0.00	
11		麻醉药品记录单		2000	0.4	800.0	800.00	800.00		0.00	0.00	
12		墨盒		10	125.0	1250.0	1250.00	1250.00		0.00	0.00	
13		墨粉		8	215.0	1720.0	1720.00	1720.00		0.00	0.00	
14		文件夹		20	9.0	180.0	180.00	180.00		0.00	0.00	

续表

项目							总成本			单位成本		
							合计	固定成本	变动成本	合计	固定成本	变动成本
五、卫生材料费							4199551.00	66136.00	4133415.00	1.88	0.03	1.85
1. 固定成本								66136.00			0.03	
序号	类型	名称	型号、规格	数量	单价	金额						
1		肥皂		240	3.8	912	912.00	912.00		0.00	0.00	
2		洗手液		18	9.5	171	171.00	171.00		0.00	0.00	
3		扫帚簸箕		15	28.0	420	420.00	420.00		0.00	0.00	
4		洗洁精		18	3.5	63	63.00	63.00		0.00	0.00	
5		去污粉		20	1.5	30	30.00	30.00		0.00	0.00	
6		毛巾		100	8.0	800	800.00	800.00		0.00	0.00	
7		墩布		60	10.5	630	630.00	630.00		0.00	0.00	
8		彩色标签		1000	5.0	5000	5000.00	5000.00		0.00	0.00	
9		消毒液		180	30.0	5400	5400.00	5400.00		0.00	0.00	
10		消毒片		6000	1.0	6000	6000.00	6000.00		0.00	0.00	
11		酒精		720	5.0	3600	3600.00	3600.00		0.00	0.00	
12		碘伏		720	5.5	3960	3960.00	3960.00		0.00	0.00	
13		一次性手消毒液		1200	30.0	36000	36000.00	36000.00		0.02	0.02	
14		药品标识牌		500	1.0	500	500.00	500.00		0.00	0.00	
15		工作流程牌		50	50.0	2500	2500.00	2500.00		0.00	0.00	
16		写字板		3	50.0	150	150.00	150.00		0.00	0.00	

续表

项目									总成本			单位成本		
									合计	固定成本	变动成本	合计	固定成本	变动成本
五、卫生材料费														
2. 变动成本											4133415.00			1.85
序号	类型	名称	型号、规格	数量		单价	金额							
1		医疗垃圾袋		12000		0.60	7200		7200.00		7200.00	0.00		0.00
2		无菌手套		14400		3.00	43200		43200.00		43200.00	0.02		0.02
3		一次性手套		1800		0.80	1440		1440.00		1440.00	0.00		0.00
4		口罩		25200		0.34	8568		8568.00		8568.00	0.00		0.00
5		帽子		25200		0.31	7812		7812.00		7812.00	0.00		0.00
6		棉签		6843750		0.02	136875		136875.00		136875.00	0.06		0.06
7		注射器 5ml		2235600		0.40	894240		894240.00		894240.00	0.40		0.40
8		注射器 20ml		72000		0.80	57600		57600.00		57600.00	0.03		0.03
9		注射器 50ml		3600		2.00	7200		7200.00		7200.00	0.00		0.00
10		成品外塑料袋		2235600		0.50	1117800		1117800.00		1117800.00	0.50		0.50
11		溶药液体及蒸馏水		9000		7.00	63000		63000.00		63000.00	0.03		0.03
12		条码纸		2235600		0.80	1788480		1788480.00		1788480.00	0.80		0.80
六、无形资产									46500.00	46500.00		0.02	0.02	
序号	类型	设备材料名称	型号、规格	单位	数量	单价	总价	年摊销						
1	PIVAS MATE	PIVAS 伴侣软件客户端	—	套	1	225000	225000	22500	22500.00	22500.00		0.01	0.01	
2	OUIVA MATE	安全输液卫士软件及实施费	—	套	1	240000	240000	24000	24000.00	24000.00		0.01	0.01	

续表

项目						总成本			单位成本		
						合计	固定成本	变动成本	合计	固定成本	变动成本
七、维修费						30000.00	30000.00		0.01	0.01	
序号	项目名称				金额						
1	设备维修					0.00	0.00		0.00	0.00	
2	工程维修					0.00	0.00		0.00	0.00	
3	其他维修（软件维护）				30000	30000.00	30000.00		0.01	0.01	
八、其他						18420.00	18420.00		0.01	0.01	
序号	项目名称				金额						
1	洗涤费				8160	8160.00	8160.00		0.00	0.00	
2	被服窗帘				10260	10260.00	10260.00		0.00	0.00	
九、水费、电费、取暖费						659589.04	659589.04		0.30	0.30	
序号	项目名称	类型	面积	单价	金额						
1	取暖费	地上部分	952.60	22.08	21033.41	21033.41	21033.41		0.01	0.01	
2	取暖费	地下库房（四种药品共用部分）	87.63	22.08	1934.87	1934.87	1934.87		0.00	0.00	
3	水费	地上部分	952.60	12.00	11431.20	11431.20	11431.20		0.01	0.01	
4	水费	地下库房（四种药品共用部分）	87.63	12.00	1051.56	1051.56	1051.56		0.00	0.00	
5	电费	地上部分	952.60	600.00	571560.00	571560.00	571560.00		0.26	0.26	
6	电费	地下库房（四种药品共用部分）	87.63	600.00	52578.00	52578.00	52578.00		0.02	0.02	

续表

序号	项目名称	金额	总成本 合计	总成本 固定成本	总成本 变动成本	单位成本 合计	单位成本 固定成本	单位成本 变动成本
十、工资			7300800.00	7300800.00		3.27	3.27	
十一、保健费			432000.00	432000.00		0.19	0.19	
十二、期间费用			813756.21	813756.21		0.36	0.36	
1. 运费			8000.00	8000.00		0.00	0.00	
序号	项目名称	金额						
1	OUIVAMATE 系统及硬件	5000.00	5000.00	5000.00		0.00	0.00	
2	PIVASMATE 系统及硬件	3000.00	3000.00	3000.00		0.00	0.00	
2. 培训及技术咨询费			805756.21	805756.21		0.36	0.36	
序号	项目名称	金额						
1	OUIVA 项目技术咨询服务	82121.31	82121.31	82121.31		0.04	0.04	
2	PIVAS 项目技术咨询服务	392772.40	392772.40	392772.40		0.18	0.18	
3	PIVAS/OUIVA 项目咨询服务与培训	330862.50	330862.50	330862.50		0.15	0.15	
合计			13903980.92	9770565.92	4133415.00	6.22	4.37	1.85

续表

项目									总成本			单位成本		
									合计	固定成本	变动成本	合计	固定成本	变动成本
■普通药品														
一、房屋									13480.30	13480.30		0.01	0.01	
序号	类型	名称		面积	单价	总价		年折旧						
1	地下部分	地下库房		81.79	8241	674014.91		13480.30	13480.30	13480.30		0.01	0.01	
二、医疗设备									139280.00	139280.00		0.10	0.10	
序号	类型	设备材料名称	型号、规格	单位	数量	单价	总价	年折旧						
1	普通类	超净工作台	SJ-CJ-1800Y	台	14	29600	414400	82880	82880.00	82880.00		0.06	0.06	
2	普通类	生物安全柜	BHC-1300IIA2	台	3	94000	282000	56400	56400.00	56400.00		0.04	0.04	
三、水费、电费、取暖费									51860.14	51860.14		0.04	0.04	
序号	项目名称	类型		面积		单价	金额							
1	取暖费	地下库房		81.79		22.08	1805.88		1805.88	1805.88		0.00	0.00	
2	水费	地下库房		81.79		12.00	981.46		981.46	981.46		0.00	0.00	
3	电费	地下库房		81.79		600.00	49072.80		49072.80	49072.80		0.03	0.03	
普通药品合计									9257993.29	6598755.68	2705023.92	6.36	4.51	1.85

续表

项目							总成本			单位成本		
							合计	固定成本	变动成本	合计	固定成本	变动成本
■三类特殊药品（抗生素配液、全静脉营养配液、细胞毒性药物）												
卫生材料							1380749.30		1380749.30	1.77		1.77
序号	类型	设备材料名称	数量	单价	总价（元）							
1	三类特殊	防护服	7200	138	993600		1002860.02		1002860.02	1.29		1.29
2	三类特殊	口罩	7200	37	266400		268882.76		268882.76	0.34		0.34
3	三类特殊	防护手套	7200	15	108000		109006.52		109006.52	0.14		0.14
■全静脉营养配液												
一、房屋							5891.82	5891.82		2.73	2.73	
序号	类型	名称	面积	单价	总价	年折旧						
1	地下部分	地下库房	20.45	8241	168503.73	3370.07	3370.07	3370.07		1.56	1.56	
2	地下部分	冷库	15.30	8241	126087.30	2521.75	2521.75	2521.75		1.17	1.17	
二、卫生材料							37584.00		37584.00	17.40		17.40
序号	类型	设备材料名称	数量	单价	总价（元）							
1	全静脉营养配液	空营养大袋	2160	14.9	32184		32184.00		32184.00	14.90		14.90
2	全静脉营养配液	注射器 50ml	2160	2.5	5400		5400.00		5400.00	2.50		2.50

续表

项目									总成本			单位成本		
									合计	固定成本	变动成本	合计	固定成本	变动成本
■全静脉营养配液														
三、医疗设备									5920.00	5920.00		2.74	2.74	
序号	类型	设备材料名称	型号、规格	单位	数量	单价	总价	年折旧						
1	全静脉营养配液	超净工作台	SJ-CJ-1800Y	台	1	29600	29600	5920	5920.00	5920.00		2.74	2.74	
四、水费、电费、取暖费									22328.63	22328.63		10.34	10.34	
序号	项目名称	类型		面积		单价	金额							
1	取暖费	地下库房		20.45		22.08	451.47		451.47	451.47		0.21	0.21	
2	水费	地下库房		20.45		12.00	245.36		245.36	245.36		0.11	0.11	
3	水费	冷库		15.30		12.00	183.60		183.60	183.60		0.09	0.09	
4	电费	地下库房		20.45		600.00	12268.20		12268.20	12268.20		5.68	5.68	
5	电费	冷库		15.30		600.00	9180.00		9180.00	9180.00		4.25	4.25	
全静脉营养配液合计									88983.04	43580.61	45402.43	41.20	20.18	21.02
■抗生素配液														
一、房屋									10110.22	10110.22		0.01	0.01	
序号	类型	名称		面积	单价	总价		年折旧						
1	地下部分	地下库房		61.34	8241	505511.18		10110.22	10110.22	10110.22		0.01	0.01	

续表

项目									总成本			单位成本		
									合计	固定成本	变动成本	合计	固定成本	变动成本
■抗生素配液														
二、卫生材料									1198080.00		1198080.00	1.60		1.60
序号	类型	设备材料名称	数量	单价	总价（元）									
1	抗生素配液	纱布	2995200	0.4	1198080				1198080.00		1198080.00	1.60		1.60
三、医疗设备									94000.00	94000.00		0.13	0.13	
序号	类型	设备材料名称	型号、规格	单位	数量	单价	总价	年折旧						
1	抗生素配液	生物安全柜	BHC-1300IIA2	台	5	94000	470000	94000	94000.00	94000.00		0.13	0.13	
四、水费、电费、取暖费									38895.10	38895.10		0.05	0.05	
序号	项目名称	类型	面积	单价	金额									
1	取暖费	地下库房	61.34	22.08	1354.41				1354.41	1354.41		0.00	0.00	
2	水费	地下库房	61.34	12.00	736.09				736.09	736.09		0.00	0.00	
3	电费	地下库房	61.34	600.00	36804.60				36804.60	36804.60		0.05	0.05	
抗生素配液合计									7324062.60	3415594.23	3908468.37	9.78	4.56	5.22
■细胞毒性药物														
一、房屋									16827.13	16827.13		0.78	0.78	
序号	类型	名称	面积	单价	总价	年折旧								
1	地下部分	地下库房	40.89	8241	337007.45	6740.15			6740.15	6740.15		0.31	0.31	
2	地下部分	冷库	61.20	8241	504349.20	10086.98			10086.98	10086.98		0.47	0.47	

续表

<table>
<tr><td colspan="9" rowspan="2">项目</td><td colspan="3">总成本</td><td colspan="3">单位成本</td></tr>
<tr><td>合计</td><td>固定成本</td><td>变动成本</td><td>合计</td><td>固定成本</td><td>变动成本</td></tr>
<tr><td colspan="9">■细胞毒性药物</td><td></td><td></td><td></td><td></td><td></td><td></td></tr>
<tr><td colspan="9">二、卫生材料</td><td>165204.00</td><td></td><td>165204.00</td><td>7.65</td><td></td><td>7.65</td></tr>
<tr><td>序号</td><td>类型</td><td colspan="2">设备材料名称</td><td colspan="2">数量</td><td>单价</td><td colspan="2">总价（元）</td><td></td><td></td><td></td><td></td><td></td><td></td></tr>
<tr><td>1</td><td>细胞毒性</td><td colspan="2">纱布</td><td colspan="2">115200</td><td>0.40</td><td colspan="2">46080.0</td><td>34560.00</td><td></td><td>34560.00</td><td>1.60</td><td></td><td>1.60</td></tr>
<tr><td>2</td><td></td><td colspan="2">无菌手套</td><td colspan="2">720</td><td>3.00</td><td colspan="2">2160.0</td><td>2160.00</td><td></td><td>2160.00</td><td>0.10</td><td></td><td>0.10</td></tr>
<tr><td>3</td><td></td><td colspan="2">一次性手套</td><td colspan="2">720</td><td>0.80</td><td colspan="2">576.0</td><td>576.00</td><td></td><td>576.00</td><td>0.03</td><td></td><td>0.03</td></tr>
<tr><td>4</td><td></td><td colspan="2">口罩</td><td colspan="2">720</td><td>0.34</td><td colspan="2">244.8</td><td>244.80</td><td></td><td>244.80</td><td>0.01</td><td></td><td>0.01</td></tr>
<tr><td>5</td><td></td><td colspan="2">帽子</td><td colspan="2">720</td><td>0.31</td><td colspan="2">223.2</td><td>223.20</td><td></td><td>223.20</td><td>0.01</td><td></td><td>0.01</td></tr>
<tr><td>2</td><td>细胞毒性</td><td colspan="2">面罩</td><td colspan="2">2880</td><td>38.00</td><td colspan="2">109440.0</td><td>109440.00</td><td></td><td>109440.00</td><td>5.07</td><td></td><td>5.07</td></tr>
<tr><td>3</td><td>细胞毒性</td><td colspan="2">护目镜</td><td colspan="2">360</td><td>50.00</td><td colspan="2">18000.0</td><td>18000.00</td><td></td><td>18000.00</td><td>0.83</td><td></td><td>0.83</td></tr>
<tr><td colspan="9">三、医疗设备</td><td>46600.00</td><td>46600.00</td><td></td><td>2.16</td><td>2.16</td><td></td></tr>
<tr><td>序号</td><td>类型</td><td>设备材料名称</td><td>型号、规格</td><td>单位</td><td>数量</td><td>单价</td><td>总价</td><td>年折旧</td><td></td><td></td><td></td><td></td><td></td><td></td></tr>
<tr><td>1</td><td>细胞毒性</td><td>生物安全柜</td><td>BHC-1300IIA2</td><td>台</td><td>2</td><td>94000</td><td>188000</td><td>37600</td><td>37600.00</td><td>37600.00</td><td></td><td>1.74</td><td>1.74</td><td></td></tr>
<tr><td>2</td><td>细胞毒性</td><td>冷柜</td><td></td><td>台</td><td>7</td><td>5000</td><td>35000</td><td>7000</td><td>7000.00</td><td>7000.00</td><td></td><td>0.32</td><td>0.32</td><td></td></tr>
<tr><td>3</td><td>细胞毒性</td><td>电热水器</td><td></td><td>台</td><td>2</td><td>5000</td><td>10000</td><td>2000</td><td>2000.00</td><td>2000.00</td><td></td><td>0.09</td><td>0.09</td><td></td></tr>
<tr><td colspan="9">四、培训费</td><td>80000.00</td><td>80000.00</td><td></td><td>3.70</td><td>3.70</td><td></td></tr>
<tr><td>序号</td><td colspan="3">项目名称</td><td colspan="5">金额</td><td></td><td></td><td></td><td></td><td></td><td></td></tr>
<tr><td>1</td><td colspan="3">细胞毒药品特殊防护安全培训费</td><td colspan="5">80000.00</td><td>80000.00</td><td>80000.00</td><td></td><td>3.70</td><td>3.70</td><td></td></tr>
</table>

续表

项目						总成本			单位成本		
						合计	固定成本	变动成本	合计	固定成本	变动成本
■细胞毒性药物											
五、水费、电费、取暖费						63384.47	63384.47		2.93	2.93	
序号	项目名称	类型	面积	单价	金额						
1	取暖费	地下库房	40.89	22.08	902.94	902.94	902.94		0.04	0.04	
2	水费	地下库房	40.89	12.00	490.73	490.73	490.73		0.02	0.02	
3	水费	冷库	61.20	12.00	734.40	734.40	734.40		0.03	0.03	
4	电费	地下库房	40.89	600.00	24536.40	24536.40	24536.40		1.14	1.14	
5	电费	冷库	61.20	600.00	36720.00	36720.00	36720.00		1.70	1.70	
细胞毒性药物合计						726135.31	301213.20	243388.28	25.21	13.95	11.27

注 :1. 第一年无设备维修费

2. 全静脉营养配液含营养空袋，营养大袋单价随市价变化波动明显。

附表 1　　配液量

序号	名称	配液量 / 天	天数	配液量 / 年	三类特殊药品配液量
1	普通药品	4064	360	1463040	
2	抗生素配液	2080	360	748800	772560
3	细胞毒性药物	60	360	21600	
4	全静脉营养配液	6	360	2160	
全年总配液	6210	360	2235600		

附表 2

房屋及水电暖

序号	名称		总面积	面积	单价	总价	年折旧	取暖费		水费		电费	
								单价	年取暖费	单价	年水费	单价	年电费
1	地上部分	净化工程	952.6	396.49	5494	2178296.03	43565.92	22.08	8754.42	12	4757.84	600	237891.81
		其余		556.11	5494	3055288.37	61105.77	22.08	12278.99	12	6673.36	600	333668.19
2	地下部分	库房（公摊部分）	292.1	87.63	8241	722158.83	14443.18	22.08	1934.87	12	1051.56	600	52578.00
		库房（普通药）		81.79	8241	674014.91	13480.30	22.08	1805.88	12	981.46	600	49072.80
		库房（抗生素）		61.34	8241	505511.18	10110.22	22.08	1354.41	12	736.09	600	36804.60
		库房（细胞毒）		40.89	8241	337007.45	6740.15	22.08	902.94	12	490.73	600	24536.40
		库房（营养液）		20.45	8241	168503.73	3370.07	22.08	451.47	12	245.36	600	12268.20
		冷库（细胞毒）	76.5	61.20	8241	504349.20	10086.98			12	734.40	600	36720.00
		冷库（营养液）		15.30	8241	126087.30	2521.75			12	183.60	600	9180.00
合计						8271217.00	165424.34		27482.98		15854.40		792720.00

注：1. 地上部分总价：地上部分总面积为 952.6m^2，单位造价为 5494 元，总价为 5494 × 952.6=5233584.40 元；
2. 净化工程：合同价 2178296.03 元，面积为 2178296.03 ÷ 5494=396.49m^2；
3. 其余部分：地上部分总价 – 净化工程合同价；
4. 地下部分每平方米价格为地上部分的 1.5 倍。

附表 3

固定资产明细

序号	类型	设备材料名称	型号、规格	单位	数量	单价（元）	总价（元）	年折旧（元）
1	OUIVA 门诊	振荡器	WZR–B951A	台	4	610	2440	488.0
2	PIVAS 住院	振荡器	WZR–B951A	台	7	610	4270	854.0
3	PIVAS 住院	文件柜	K–7 900 × 440 × 736	只	4	561	2244	448.8

续表

序号	类型	设备材料名称	型号、规格	单位	数量	单价（元）	总价（元）	年折旧（元）
4	OUIVA 门诊	不锈钢单摒推车	700 × 480 × 850 × 3 层	辆	5	980	4900	980.0
5	PIVAS 住院	不锈钢单摒推车	700 × 480 × 850 × 3 层	辆	22	980	21560	4312.0
6	OUIVA 门诊	不锈钢更衣柜	900 × 500 × 1800H(六门)	套	2	2860	5720	1144.0
7	PIVAS 住院	不锈钢更衣柜	900 × 500 × 1800H(六门)	套	5	2860	14300	2860.0
8	OUIVA 门诊	不锈钢推车	760 × 500 × 1440 × 4 层	辆	2	1450	2900	580.0
9	PIVAS 住院	不锈钢推车	760 × 500 × 1440 × 4 层	辆	8	1450	11600	2320.0
10	OUIVA 门诊	不锈钢网片式单架	928 × 510 × 1650（8 层）	只	10	2880	28800	5760.0
11	PIVAS 住院	不锈钢网片式单架	928 × 510 × 1650（8 层）	只	30	2880	86400	17280.0
12	OUIVA 门诊	不锈钢网片式单架	928 × 510 × 980（4 层）	只	7	1840	12880	2576.0
13	PIVAS 住院	不锈钢网片式单架	928 × 510 × 980（4 层）	只	33	1840	60720	12144.0
14	OUIVA 门诊	不锈钢运输车	950 × 670 × 1005 × 2 层	辆	2	2580	5160	1032.0
15	PIVAS 住院	不锈钢运输车	950 × 670 × 1005 × 2 层	辆	4	2580	10320	2064.0
16	OUIVA 门诊	不锈钢转椅	CM0126	只	10	400	4000	800.0
17	PIVAS 住院	不锈钢转椅	CM0126	只	44	400	17600	3520.0
18	PIVAS 住院	订制双面跨步换鞋柜	1000 × 550 × 500（L × W × H）	米	2.6	1100	2860	572.0
19	PIVAS 住院	非净化区域更衣柜	900 × 500 × 1800H(六门)	套	11	894	9834	1966.8
20	OUIVA 门诊	鞋柜	900 × 400 × 1220H（单层 12 人）	套	1	830	830	166.0
21	PIVAS 住院	鞋柜	900 × 400 × 1220H（单层 12 人）	套	2	830	1660	332.0
22	PIVAS 住院	鞋柜	900 × 400 × 1800H（双层 24 人）	套	2	1365	2730	546.0
23	OUIVA 门诊	准备核对桌	1600 × 500 × 750H	套	5	750	3750	750.0
24	PIVAS 住院	准备核对桌	1600 × 500 × 750H	套	15	750	11250	2250.0

续表

序号	类型	设备材料名称	型号、规格	单位	数量	单价（元）	总价（元）	年折旧（元）
25		洗衣机		台	2	5000	10000	2000
26		干手器		台	4	1500	6000	1200
27		电脑		台	14	4100	57400	11480
28		电热水器		台	3	3500	10500	2100
29		标签打印机		台	4	5300	21200	4240
30	PIVAS MATE	服务器	IBM X3650M4	台	1	22500	22500	4500
31	PIVAS MATE	瓶签打印机	ZT-230	台	2	5500	11000	2200
32	PIVAS MATE	针式打印机	德实 R500	台	1	2200	2200	440
33	PIVAS MATE	舱内用扫描枪	MS3580	台	50	1700	85000	17000
34	PIVAS MATE	无线接收器	AP6521	台	1	2950	2950	590
35	PIVAS MATE	EDA	MC55A0	台	2	8500	17000	3400
36	PIVAS MATE	网络交换机	TP-LINK	套	1	2500	2500	500
37	PIVAS MATE	网络机柜		台	1	1200	1200	240
38	PIVAS MATE	PLC	FX2N	卷	6	1980	11880	2376
39	PIVAS MATE	Pcomm	MOXA	个	3	12500	37500	7500
40	PIVAS MATE	液晶电视	42 寸	台	1	5000	5000	1000
41	OUIVA MATE	服务器	IBM X3650 M4	台	1	22500	22500	4500
42	OUIVA MATE	瓶签打印机	ZT-230	台	4	6000	24000	4800
43	OUIVA MATE	液晶电视	42 寸	台	2	5000	10000	2000
44	OUIVA MATE	呼叫器接收器	Xunling	台	2	2000	4000	800

续表

序号	类型	设备材料名称	型号、规格	单位	数量	单价（元）	总价（元）	年折旧（元）
45	OUIVA MATE	音响系统		套	2	7000	14000	2800.0
46	OUIVA MATE	无线接收器	AP6521	台	10	2980	29800	5960.0
47	OUIVA MATE	EDA	MotoMc55	台	8	7680	61440	12288.0
48		冷柜		台	3	5000	15000	3000.0
合计							813298	162659.6

附表 4　　低值易耗品明细

序号	类型	设备材料名称	型号、规格	单位	数量	单价	总价
1	OUIVA 门诊	封口带		袋	10	43.5	435
2	PIVAS 住院	封口带		袋	10	43.5	435
3	OUIVA 门诊	封口机		台	2	150.0	300
4	PIVAS 住院	封口机		台	4	150.0	600
5	OUIVA 门诊	垃圾桶	65 升	个	6	79.0	474
6	PIVAS 住院	垃圾桶	65 升	个	30	79.0	2370
7	OUIVA 门诊	药品分类盒	355 × 200 × 145	个	400	18.4	7360
8	PIVAS 住院	药品分类盒	355 × 200 × 145	个	400	18.4	7360
9	PIVAS 住院	周转箱	47 × 35 × 27cm（带轮子）	只	20	48.0	960
10	OUIVA 门诊	周转箱	600 × 420 × 355（带轮子）	只	25	68.0	1700
11	PIVAS 住院	周转箱	600 × 420 × 355（带轮子）	只	25	68.0	1700

续表

序号	类型	设备材料名称	型号、规格	单位	数量	单价	总价
12	OUIVA 门诊	塑料篮筐	25x18x8CM	个	1000	3.33	3330
13	PIVAS 住院	塑料篮筐	25x18x8CM	个	7100	3.33	23643
14	PIVAS MATE	扫描枪	MS9540	台	1	650.00	650
15	PIVAS MATE	配线架	AMP	个	4	200.00	800
16	PIVAS MATE	信号灯	l-150	个	88	10.00	880
17	PIVAS MATE	PLC 集线板	FX-09-1	组	6	500.00	3000
18	PIVAS MATE	串口转换线		组	44	25.00	1100
19	PIVAS MATE	安装费			1	500.00	500
20	OUIVA MATE	呼叫器	Xunling	个	292	60.00	17520
21	OUIVA MATE	呼叫器防盗盒	Bolong	个	292	15.00	4380
22	OUIVA MATE	双向呼叫话筒		台	2	500.00	1000
23	OUIVA MATE	读卡器		台	1	0.00	0
合计							80497

附表 5 办公费明细

序号	名称	单价	数量	金额 / 年
1	打印纸	128.0	240	30720.0
2	硒鼓	550.0	4	2200.0
3	笔	2.2	456	1003.2
4	记录表	13.0	50	650.0
5	订书机	16.5	20	330.0
6	文件盒	15.0	20	300.0
7	印油	2.5	20	50.0
8	印台	12.0	20	240.0
9	节能灯泡	1.0	50	50.0
10	节能灯管	8.0	200	1600.0
11	麻醉药品记录单	0.4	2000	800.0
12	墨盒	125.0	10	1250.0
13	墨粉	215.0	8	1720.0
14	文件夹	9.0	20	180.0
合计				41093.2

附表 6 卫生材料费

1. 固定成本					
序号	类型	名称	数量 / 年	单价	金额 / 年
1	普通类	肥皂	240	3.8	912
2	普通类	洗手液	18	9.5	171
3	普通类	扫帚簸箕	15	28.0	420
4	普通类	洗洁精	18	3.5	63
5	普通类	去污粉	20	1.5	30
6	普通类	毛巾	100	8.0	800
7	普通类	墩布	60	10.5	630
8	普通类	彩色标签	1000	5.0	5000
9	普通类	消毒液	180	30.0	5400
10	普通类	消毒片	6000	1.0	6000
11	普通类	酒精	720	5.0	3600
12	普通类	碘伏	720	5.5	3960

续表

1. 固定成本					
序号	类型	名称	数量 / 年	单价	金额 / 年
13	普通类	一次性手消毒液	1200	30.00	36000
14	普通类	药品标识牌	500	1.00	500
15	普通类	工作流程牌	50	50.00	2500
16	普通类	写字板	3	50.00	150
合计					66136
2. 可变成本					
序号	类型	名称	数量 / 年	单价	金额 / 年
1	普通类	医疗垃圾袋	12000	0.60	7200
2	普通类	无菌手套	14400	3.00	43200
3	普通类	一次性手套	1800	0.80	1440
4	普通类	口罩	25200	0.34	8568
5	普通类	帽子	25200	0.31	7812
6	普通类	棉签	6843750	0.02	136875
7	普通类	注射器 5ml	2235600	0.40	894240
8	普通类	注射器 20ml	72000	0.80	57600
9	普通类	注射器 50ml	3600	2.00	7200
10	普通类	成品外塑料袋	2235600	0.50	1117800
11	普通类	溶药液体及蒸馏水	9000	7.00	63000
12	普通类	条码纸	2235600	0.80	1788480
13	三类特殊	防护服	7200	138.00	993600
14	三类特殊	口罩	7200	37.00	266400
15	三类特殊	防护手套	7200	15.00	108000
16	全静脉营养配液	空营养大袋	2160	14.90	32184
17	全静脉营养配液	注射器 50ml	2160	2.50	5400
18	抗生素配液	纱布	2995200	0.40	1198080
19	细胞毒性	纱布	115200	0.40	46080
20	细胞毒性	面罩	2160	38.00	82080
21	细胞毒性	护目镜	36	50.00	1800
合计					6867039

附表 7 无形资产

序号	类型	设备材料名称	型号、规格	单位	数量	单价（元）	总价（元）	备注
1	PIVAS MATE 配置	PIVAS 伴侣软件客户端	—	套	1	225000	225000	舱内扫描
2	OUIVA MATE 配置	安全输液卫士软件及实施费	—	套	1	240000	240000	1. 智能座位资源管理模块 25000 2. 智能输液计划安排模块 20000 3. 工作量统计模块 10000 4. 智能呼叫广播模块 40000 5. 软件实施费 115000 6. EDA 模块 30000
合计						465000	465000	

附表 8 医疗设备

序号	类型	设备材料名称	型号、规格	单位	数量	单价	总价	年折旧	生产厂家
1	普通类	超净工作台	SJ-CJ-1800Y	台	14	29600	414400	82880	阿尔泰实验室设备（北京）有限公司
2	普通类	生物安全柜	BHC-1300IIA2	台	3	94000	282000	56400	阿尔泰实验室设备（北京）有限公司
3	全静脉营养液	超净工作台	SJ-CJ-1800Y	台	1	29600	29600	5920	
4	抗生素	生物安全柜	BHC-1300IIA2	台	5	94000	470000	94000	
5	细胞毒性	生物安全柜	BHC-1300IIA2	台	2	94000	188000	37600	
6	细胞毒性	冷柜		台	7	5000	35000	7000	
7	细胞毒性	电热水器		台	2	5000	10000	2000	
合计							696400	139280	

附表 9 **期间费用**

一、运费

序号	类型	项目名称	金额
1	普通类	OUIVA MATE 系统及硬件	5000.00
2	普通类	PIVAS MATE 系统及硬件	3000.00

二、培训及技术咨询费

序号	类型	项目名称	分项列表	分项价格
1	普通类	OUIVA 项目技术咨询服务	方案设计	15800.00
			顾问费用	40425.00
			实习安排	8000.00
			运作培训	5000.00
			差旅费用	8800.00
			小计	78025.00
			税金（5.25%）	4096.31
			合计	82121.31
2	普通类	PIVAS 项目技术咨询服务	方案设计	118500.00
			顾问费用	194040.00
			参观安排	5000.00
			实习安排	10000.00
			运作培训	10000.00
			差旅费用	33000.00
			小计	370540.00
			税金（6.0%）	22232.40
			合计	392772.40
3	普通类	PIVAS/OUIVA 项目咨询服务与培训	顾问培训费用（含培训材料、道具等）	225000.00
			差旅费用	86400.00
			小计	311400.00
			税金（6.25%）	19462.50
			合计	330862.50
5	细胞毒性药物	细胞毒药品特殊防护安全培训		80000.00
合计				554893.71

（二）绩效考核表，见表 12-12

表 12-12　绩效考核

考核指标	目标值	实际值	权重	考核部门
成本收益率				
普通药品配液量				
抗生素配液量				
细胞毒性药物配液量				
全静脉营养配液量				
医护投诉量				
医护满意度				
总分				

第十四节　消洗中心的绩效考核

一、消毒供应室的绩效考核方案，见表 12-13

表 12-13　消毒供应室的绩效考核方案

考核指标	目标值	实际值	权重	考核部门
投入产出率				
低温等离子灭菌小包				
低温等离子灭菌中包				
低温等离子灭菌大包				
低温等离子灭菌特包				
脉动真空压力灭菌小包				
脉动真空压力灭菌中包				
脉动真空压力灭菌大包				
脉动真空压力灭菌特包				
布类灭菌包小包				
布类灭菌包中包				
布类灭菌包大包				
布类灭菌包特包				

续表

考核指标	目标值	实际值	权重	考核部门
医护投诉次数				
医护满意度（%）				
总分值				

二、洗衣房的绩效考核方案，见表 12-14

表 12-14　洗衣房的绩效考核方案

考核指标	目标值	实际值	权重	考核部门
投入产出率				
大单				
中单				
小单				
白衣				
医护投诉次数				
医护满意度（%）				
总分值				

第十五节　科室的二次绩效分配

一、医生和护士之间的分配

方法 1 有的科室按照现行的奖金医护比划分；

方法 2 有的科室护士按照全科人均奖金数的 70% 乘以人数，其余归医师；

方法 3 有的科室按照一定的比例在医护之间划分；

总之，由科室主任在全科室进行公开讨论的基础上自行规定。

二、医生二次分配

案例：实行“三三制”，一是按照职称、二是按照考勤、三是按照工作量。

（一）按照职称：正高级多少元、副高级多少元、中级职称多少元；

（二）按照考勤：夜班多少元 / 人次、会诊多少元 / 人次；

（三）按照工作量：

总奖金数减去前两项的余额为本项奖金发放额，本部分的总点数为外科 300 点（内科 250 点），本项奖金发放额 /300（内科 250）乘以每个人的点数就是该人的奖金数。同时科主任按 1.2 系数、副主任按 1.1 的系数确定点数。

1. 挂号绩效与门诊看诊医生挂号工作量统计结果直接挂钩，某医生挂号点数 = 本人实际看诊挂号人数 / 全科实际看诊挂号人数之和 ×100 点。

2. 手术活动是一项严谨、复杂的团队合作过程，通过信息系统，记录医生参与手术的角色、贡献度、风险，可在手术专项绩效的核算过程中分别得到体现。科室的二次分配，应遵循“按工作量取酬，按岗位取酬，按服务质量取酬”的分配机制。设定主刀医师、第一助手、第二助手、指导带教医师的分配权重，将手术主刀者和带教者与助手的分配比例拉开档次，向主要贡献者倾斜。同时要兼顾公平，在依据工作数量、工作质量分配的基础上，年资、职称、岗位等因素也要统筹考虑。手术专项绩效的分配直接量化考核到医生个人，能够极大提高医生的积极性（见表 12–15）。

病区手术单项绩效与手术医生参与的病区手术量挂钩，某医生手术点数 = 本人实际手术人数 / 全科实际手术人数之和 ×100 点。

表 12–15　　某科室工作分配情况

分工	主刀	一助	二助	三助
手术量	5	3	2	1

参与的以上四人都计算手术点数，每人一次。

如果科主任还想做手术，但医院奖金基数不够，这时候就要鼓励他去做三、四类手术，调整病种结构，一、二类手术即使做了也不再发奖金。在这样的整体思维下，积极性调动起来了，医生从单纯追求数量向追求难度、复杂系数大的病种转变，医院发展方式实现由规模扩张向质量、内涵转变。

3. 出院患者绩效与出院患者工作量统计结果直接挂钩，某医生出院患者点数 = 本人实际出院患者数 / 全科实际出院患者数之和 ×100 点。

外科前三项（内科除去手术量）点数之和乘以每点数的钱数，就是本部分的个人奖金。

（四）科内质量考核得分直接与科内工作量绩效工资挂钩，工作质量考核指标示例（每分值等于（三）的点数分值）

1. 药占比每降低 1 个百分点加 5 分，每增加 1 个百分点减 5 分；

2. 耗占比每降低 1 个百分点加 5 分，每增加 1 个百分点减 5 分；

3. 患者表扬加 2 分 / 次，或本月服务满意度得分最高加 5 分；

4. 开展新技术项目，视项目贡献程度当月加 2～10 分；

5. 因服务态度或工作质量等问题，患者有效投诉的扣 1～5 分 / 次；

三、护士二次分配

案例：实行“三三制”，一是按照职称；二是按照考勤；三是按照人头平均分配。

（一）按照职称：正高级 100 元、副高级 50 元、中级职称 30 元、初级职称 10 元

（二）按照考勤：夜班 30～50 元 / 人次

（三）按照工作量：总奖金数减去前两项后余额的 80% 为本项奖金发放额，本项奖金发放额 / 护士人数

（四）科内质量考核得分直接与科内工作量绩效工资挂钩

总奖金数减去前两项后余额的 20% 为本项奖金发放额。

四、医技科室二次分配（全部医技）

（一）系数：正高 1.0，副高 0.9，其他 0.8

（二）总工作量：正高工作量 ×1.0 ＋副高工作量 ×0.9 ＋其他工作量 ×0.8

（三）每一工作量的奖金 = 该科室总奖金数 / 总工作量

（四）每个人的奖金数 = 每一工作量的奖金 × 工作量 × 系数

第十三章　物流管理及去库存

按照约束理论，有三大核心要素，有效产出、去库存、降低运营费用，把库存称为成本管理的“万恶之源”，约束理论提出原材料是唯一的可变成本，放在医院，医用耗材和药品就是原材料，所以，我们一定要加强原材料的管理。

第一节　药品管理制度

一、岗位职责

（一）药品采购员岗位职责

1. 严格遵守国家政策、法规、法令及各项规章制度，按照有关规定做好采购工作。

2. 负责全院药品采购工作，根据临床需要，严格按照医院药品使用目录及药剂科提供的经医院药事管理委员会和预算管理委员会批准的药品采购计划书和药品采购预算，在药品采购网选择符合要求的供应商并进行议价采购。

3. 按时保质保量完成药品采购任务，保证临床用药，临时用药及抢救、急用药品的采购工作。

4. 对于预算外用药、临时用药、新药、特殊药品必须经医院药事管理委员会和预算管理委员会批准后方可采购。

5. 对于抢救、急用药品由药剂科提出申请，经院长及分管药剂副院长批准先行采购，同时报医院药事管理委员会和预算管理委员会进行追加。

6. 负责网上核对药品生产企业、药品通用名、规格、剂型、单价、供应商。

7. 参与药品的验收工作，对药品生产企业、药品通用名、规格、剂型、数量、质量、单价、生产批号、生产日期、有效期、供应商等与采购计划书、药品随货同行单、发票逐一进行核对。

8. 负责与供应商进行沟通，对于验收不合格、缺药、剩余药品、破损药品、近效期、过效期药品的处理工作。

9. 协助库管人员管理药品，做到账物相符。

10. 对库管员上报近效期药品、过期药品进行处理。

（二）药品库房保管员岗位职责

1. 严格遵守国家政策、法规、法令及各项规章制度，按照有关规定做好药品管理工作。

2. 负责医院药品库房管理工作。

3. 负责库存药品的预算编制工作。

4. 参与药品的验收工作。对药品生产企业、药品通用名、规格、剂型、数量、质量、单价、生产批号、生产日期、有效期、供应商等与采购计划书、药品随货同行单、发票逐一进行核对。对不符合验收要求及验收不合格的药品不办理入库手续，做退货处理，并记录原因及处置措施。

5. 负责办理药品的入库手续。

6. 负责入库药品的质量把关。

7. 负责严格按照药品生产企业、药品通用名、规格、剂型、数量、质量、单价、生产批号、生产日期、有效期、供应商、发票日期、发票号，将药品录入医院 HIS 系统。

8. 库管员对入库单据只有录入权限，一经录入即成为正式入库单，没有修改、删除权限。

9. 如果工作需要修改、删除药品信息，必须经药剂科长、分管药剂副院长逐级审批，在审计科的监督下，由信息科管理员授予更改权限，方能进行操作。

10. 负责制定药库的管理区划。将药库划分为待验区、合格药品区、不合格药品区、近效期药品区、高危药品区、急救药品区、冷藏药品区、阴凉药品区、特殊管理药品区并有明显标识。

11. 负责入库药品的及时、按货位分类上架。

12. 负责库房的整洁及安全，防火、防水、防爆，杜绝发生任何事故。

13. 负责库存药品的养护工作。定期查看药品有效期，对三个月内即将过期药品及时移到近效期药品架，将已过期药品移入过期药品库，并书面通知采购中心。

14. 负责药品出库工作。根据各药房申领单及部门领用单，经药品会计审核后发放药品，申领完毕后签字交药品会计，做账务移库处理。

15. 负责药房返还近效期药品查收工作，流程参照第 12 条。

16. 参与药品的盘点工作。

17. 负责药品发票的移交工作，药品验收入库后及时将发票或随货通行单移交药品会计，不得压、收发票。

18. 负责药品还款计划的修改意见。药库管理员根据药库、药房的库存余额，供货方是否有遗留问题，对还款计划提出相应的修改意见，签字并转交药品会计。

19. 负责药库药品的日常养护工作。每月制作药品养护记录表、近效期药品统计表、过期药品统计表、温湿度记录表、冷藏药库温湿度记录、药品质量抽查记录表，交药剂科主任。

20. 负责药库药品的监管工作，杜绝药品报损现象的出现。

（三）药品会计工作职责

1. 严格遵守国家法律、政策、法规及各项规章制度，遵守财经纪律，实施财务监督，做好药品核算工作。

2. 负责医院药品的会计核算工作。做好药品的“进、销、存”，实现药品“数量管理、重点统计、实耗实销、日清月结，季末盘点”的管理办法。

3. 参与药品的验收工作。对药品生产企业、药品通用名、规格、剂型、数量、质量、单价、生产批号、生产日期、有效期、供应商等与采购计划书、药品随货同行单、发票逐一进行核对，检查其真实性、完整性、合法性。

4. 负责医院 HIS 系统药品信息的复核工作。

5. 负责药品入库单的打印工作。

6. 负责发票的汇总上报工作。药品入库后，根据验收人员签字的随货同行单、发票、入库单编制药品采购入库汇总表，当月 29 日前报送财务科，送相关领导会签进行账务处理，药品会计不得私自扣押发票。

7. 按要求建立药品总账、二级账、三级账和必要的辅助账；要求科目设置准确、排列有序，层次合理，对应关系清楚。

8. 负责核对药房及各科室的请领药品申请表，准确无误后打。

9. 负责通过计算机管理系统核对发药单，将药品从药库的账面转账到相应的领药部门。

10. 负责制作和保存各种单据、报表。

11. 做到各种账目“日清月结”，各种报表准确及时，每月 2 日前向财务科报出

“药品进、销、存月报表”。

12. 参与药品库存的盘点及统计工作。每月最少一次会同财务科会计人员抽查库存实物（包括药房药品），做到账实相符，将检查结果写出书面材料，报送分管药剂和财务副院长、药剂科、财务科。

13. 负责药品的账务核对工作。每月末与药库保管员、财务科会计核对药品数量及金额，做到账账相符。

14. 负责每月按药品采购、供应商、库存等标准汇总各类报表报送财务科，定期核对账目，做到账表相符。

15. 负责药品价格的调整和监管工作。及时掌握药品价格变动的政策信息，按照调价文件要求填写药品调价表，经分管物价副院长批准后，进行药品价格调整。

16. 负责统计调整价格后的药品库存数量，核算因调价因素造成的药品损益，月末随月报表一同报送财务科。

17. 负责药品移库、调拨、核算、统计工作。

18. 负责协助做好近效期药品的处理。

19. 负责药品原始单据（入库单、出库单）及物价政策调整文件等其他文字材料的保管工作，将验收人员签字确认后的入库单、药品保管员及请领人签字确认后的出库单汇总，月底装订留存，定期归档，以备查看。

20. 负责药物考核指标的上报工作。每月 1 日向市卫生计生委报送上月份药占比和基本药物使用率的数据信息。

21. 负责每月 2 日前向财务科报送上月药品临时入库与正式入库汇总表。

22. 药品会计每月做好当月发生的发票明细表（包括厂家、发票日期、发票号码、发票金额、效期、规格等）及卫材药品临时入库明细表以备查看，并按照规定将发票与明细表上报财务分管院长。

23. 负责按月统计药房结算单和销售金额补贴，将各部门领用药品数据报送运营科。

24. 负责与药品供应商的账务核对，协助财务科进行药款结算工作。

二、管理制度

（一）药品采购管理制度

目的：规范药品采购，满足临床需求。

适用范围：药剂科。

具体要求：

1. 采购原则

（1）遵循“公开、公正、公平、择优”原则。

（2）坚持“无预算、无合同、无支出”原则。

（3）满足临床需求原则。严格按照《药品集中招标采购工作制度》和《新药引进工作制度》，所有药品均由采购中心从内蒙古自治区医药采购网统一采购，网采率100%，按照规定确定药品供应商。

（4）坚持“优质优价”的原则。优先采购国家基本药物、低价药物和医保目录内药品，基本药物使用率（以销售额计算）达到40%以上；优先采购国家名、特、优药品，GMP认证或达标企业的药品，大型药厂的药品，大企业的药品。

（5）遵循“计划采购、定额管理，加速周转、保证供应”的原则。制定药品采购计划，明确药品采购生产企业、药品通用名、规格、剂型、单价、数量等，做到金额管理、数量统计、实耗实销。

（6）儿童用药层次性原则。儿童用药必须满足不同年龄层次患儿需求，对于因特殊诊疗需要使用其他剂型、剂量、规格的药品，适当放宽对儿童适应品种、剂型、规格的配备限制。

2. 医院药品使用目录。由医院药事管理委员会根据临床需求、历年使用药品品种及中标品种，制定医院的药品使用目录。

3. 计划编制：每月25日前，药剂科根据医院药品使用目录、年度预算、库存、临床需求等因素编制药品采购计划书，审批后报送采购中心。

4. 采购中心按照医院年度预算和药剂科提供的采购计划书办理药品采购业务。

5. 加强新药品采购管理，各临床科室根据临床需求提出新药品种采购申请，填写申请表，报送药剂科；药剂科审核后报医院药事管理委员会批准，再报医院预算管理委员会追加预算，通过后交采购中心进行采购。

6. 突发事件或紧急情况下特殊药品采购。使用科室提出采购申请报送药剂科，药剂科编制采购计划书，经药剂科分管副院长、院长批准后，由采购中心采购，事后即时进行预算追加并补办药品采购相关手续。

7. 加强药品采购监督。审计科负责药品采购的全程监督，凡不符合本制度规定的，审计科书面分别报送药剂科和审计科分管副院长，发现问题纳入医院质控管理体系。

8. 严格控制库存。①药品采购要核定保险储备、防止缺货；②防止药品积压，各品种药品库存不得超过两个月定额。

（二）药品入库管理制度

目的：确保购进药品质量，把好入库药品质量关。

适用范围：药剂科。

具体要求：

1. 药品验收：

（1）严格按照《药品验收质量管理制度》实行“三方核对”，即：供应商（送货员）、库管员、采购员三方根据购销合同对药品生产企业、地址、药品通用名、规格、剂型、数量、质量、单价、批准文号、生产批号、生产日期、有效期、供应商等与采购计划书、药品随货同行单、发票逐一进行核对、验收并进行质量抽查、填写记录、签字后，由库管员办理入库手续，录入医院 HIS 系统。

（2）对于特殊管理药品和外用药品外包装标签必须符合规定。

（3）整件药品包装中应有产品合格证。

（4）进口药品内外包装标签应以中文注明药品名称、主要成分及注册号，其最小销售单元应有中文说明书。凭加盖供货单位质管部门原印章的《进口药品注册证》和《进口药品检验报告书》或《进口药品通关单》验收；进口预防性生物制品、血浆源医药产品应有《生物制品进口批件》复印件；进口药材应有《进口药材批件》复印件。

（5）验收药品应有与到货药品同批号的药品出厂检验报告书。

（6）验收药品按规定进行抽样检查，抽取的样品应具有代表性。对抽取的整件药品，验收完成后应加贴明显的验收抽样标记，进行复原封箱。

（7）对于验收合格的药品，存放于库房合格药品区内。

（8）对不符合验收要求及验收不合格的药品不得办理入库手续，应做退货处理，并记录原因及处置措施。具体如下：①验收药品时检查有效期，一般情况下有效期不足 6 个月的不得入库。②拒收不合格药品。③拒收货与单据不符、质量异常、包装不牢或破损、标志模糊等药品。

2. 验收药品应在待检区按规定时限验收。一般药品在到货后一个工作日内验收完毕；特殊管理药品及需要冷藏药品在到货后一小时内验收完毕。

3. 临时入库的药品，由审计科审核后，按照随货清单录入 HIS 系统。

4. 药品验收相关信息要集中存放归档，按规定保存至超过药品有效期至少 2 年。

5. 库管员将三方签字的随货同行单、发票交药品会计，由药品会计复核。

6. 当月 28 日前药品会计将随货同行单、发票、入库单及药品外购入库汇总表报送财务科。

7. 财务科医院会审会签会议，参加会议人员是院长、财务分管副院长、药剂科分管副院长、审计科长、财务科长、采购中心主任，会审签字后，财务科进行账务处理。

（三）药品出库管理制度

目的：规范药品出库管理，满足医院药品管理需要。

适用范围：药剂科。

具体要求：

1. 坚持“先进先出”和“近效期先出”原则。

2. 药品出库执行《药品出库核发制度》，各药房及使用科室根据药库库存、药房库存、科室库存及临床需要，填写请领药品申请表，注明请领药品的名称、数量、规格、包装、单位、生产厂家、批号及有效期等。

3. 药品会计核对药房及各科室的请领药品申请表，准确无误后打印出库单一式三份，一份留存于药品会计，一份交于申领科室，一份交于药品库管员。

4. 药库管理员认真复核出库单后，向申领科室核发药品，申领完毕后签字交药品会计。

5. 药品会计将药品保管员及请领人签字确认后的出库单汇总，月底装订留存，定期归档。

6. 库存核销。药品发出后，药品会计通过计算机管理系统核对发药单，将药品从药库的账面转账到相应的领药部门。

（四）药品盘存管理制度

目的：规范药品库存盘点管理，满足医院药品管理需要。

适用范围：药剂科。

具体要求：

1. 建立药品库存定期盘点制度。为加强药品管理，药剂科每月对药品进行一次自盘，财务科负责牵头组成盘点小组对全院药品进行盘点，每半年一次，审计科负责监督盘存。

2. 每月月末，药品会计对药品库入、出、存进行结账，信息科编制盘点表，药剂科根据信息科提供的月末盘点表对药品库、各药房实地盘点，保证账实相符。

3. 每半年末，药品会计对药品库入、出、存进行结账，信息科编制半年末盘点表，盘点小组根据信息科提供的半年末盘点表对药品库、各药房实地盘点，采用盲盘和小组互换复盘的方式，保证账实相符。

4. 盘点小组对于盘盈、盘亏药品要如实填写盘盈、盘亏表，并写明原因，由药剂科、审计科、财务科负责人及分管财务副院长签字，报请院长批准，财务科依据审批后的盘点报告进行账务处理，以确保账账相符、账实相符。

5. 建立药品失效分析机制，药剂科及时分析药品缺损、报废和失效原因。

6. 药剂科建立药品有效期预警制度，随时监控药品有效期，对三个月内即将过期药品及时调换。

7. 加强药品库存管理，药品库管员对药品管理负责，杜绝药品报损，如出现药品缺损现象，要纳入质量控制体系予以惩处。

第二节　医用耗材管理制度

一、岗位职责

（一）材料采购员岗位职责

1. 严格遵守国家政策、法规、法令及各项规章制度，按照有关规定做好采购工作。

2. 负责全院材料采购工作，根据临床需要，严格按照医院材料使用目录及器械科提供的经医院器械管理委员会和预算管理委员会批准的材料采购计划书和材料采购预算，在阳光平台选择符合要求的供应商并进行议价采购。

3. 按时保质保量完成材料采购任务，保证临床材料使用，临时性使用材料及抢救、急用材料的采购工作。

4. 对于预算外使用材料、临时使用材料、新型材料、特殊材料必须经医院器械管理委员会和预算管理委员会批准后方可采购。

5. 对于抢救、急用材料由器械科提出申请，经院长及分管器械副院长批准先行采购，同时报医院器械管理委员会和预算管理委员会进行追加。

6. 负责网上核对材料生产企业、器械名称、规格、型号、单价、供应商。

7. 参与材料的验收工作，对材料生产企业、名称、规格、型号、数量、质量、单价、生产批号、生产日期、有效期、供应商等与采购计划书、材料随货同行单、发票逐一进行核对。

8. 负责与供应商进行沟通，对于验收不合格、缺损、剩余、破损材料，近效期、过效期材料的处理工作。

9. 协助库管员管理材料，做到账物相符。

10. 对库管员上报近效期材料、过期材料进行处理。

（二）医用耗材库房保管员岗位职责

1. 严格遵守国家政策、法规、法令及各项规章制度，按照有关规定做好医用耗材管理工作。

2. 负责医院医用耗材库房管理工作。

3. 负责库存医用耗材的预算编制工作。

4. 参与医用耗材的验收工作。对医用耗材生产企业、通用名、规格、型号、数量、质量、单价、生产批号、生产日期、有效期、供应商等与采购计划书、随货同行单、发票逐一进行核对。对不符合验收要求及验收不合格的医用耗材不办理入库手续，做退货处理，并记录原因及处置措施。

5. 负责办理医用耗材的入库手续。

6. 负责入库医用耗材的质量把关。

7. 负责严格按照医用耗材生产企业、通用名、规格、型号、数量、质量、单价、生产批号、生产日期、有效期、供应商、发票日期、发票号，将医用耗材录入医院 HIS 系统。

8. 库管员对入库单据只有录入权限，一经录入即成为正式入库单，没有修改、删除权限。

9. 如果工作需要修改、删除医用耗材信息，必须经器械科长、分管器械副院长逐级审批，在审计科的监督下，由信息科管理员授予更改权限，方能进行操作。

10. 负责制定医用耗材库房的管理区划。将医用耗材库房划分为待验区、合格区、不合格区、近效期区、高危区、急救区、冷藏区、阴凉区、特殊管理区并有明显标识。

11. 负责入库医用耗材的及时、按货位分类上架。

12. 负责库房的整洁及安全，防火、防水、防爆，杜绝发生任何事故。

13. 负责库存医用耗材的养护工作。定期查看医用耗材有效期，对三个月内即将过期医用耗材及时移到近效期医用耗材架，将已过期医用耗材移入过期医用耗材库，并书面通知采购中心。

14. 负责医用耗材出库工作。根据各部门医用耗材领用单，经材料会计审核后发放，申领完毕后签字交材料会计，做账务移库处理。

15. 负责药房返还近效期药品查收工作，流程参照第 12 条。

16. 参与医用耗材的盘点工作。

17. 负责医用耗材发票的移交工作，医用耗材验收入库后及时将发票或随货通行单移交材料会计，不得压、收发票。

18. 负责医用耗材还款计划的修改意见。医用耗材库管理员根据医用耗材库存余额，供货方是否有遗留问题，对还款计划提出相应的修改意见，签字并转交材料会计。

19. 负责库存医用耗材的日常养护工作。每月制作医用耗材养护记录表、近效期医用耗材统计表、过期医用耗材统计表、温湿度记录表、冷藏医用耗材库温湿度记录、医用耗材质量抽查记录表，交器械科主任。

20. 负责库存医用耗材的监管工作，杜绝医用耗材报损现象的出现。

（三）医用耗材会计工作职责

1. 严格遵守国家法律、政策、法规及各项规章制度，遵守财经纪律，实施财务监督，做好医用耗材核算工作。

2. 负责医院医用耗材的会计核算工作。做好医用耗材的“进、销、存”，实现医用耗材“数量管理、重点统计、实耗实销、日清月结，季末盘点”的管理办法。

3. 参与医用耗材的验收工作。对医用耗材生产企业、通用名、规格、型号、数量、质量、单价、生产批号、生产日期、有效期、供应商等与采购计划书、随货同行单、发票逐一进行核对，检查其真实性、完整性、合法性。

4. 负责医院 HIS 系统医用耗材信息的复核工作。

5. 负责医用耗材入库单的打印工作。

6. 负责发票的汇总上报工作。医用耗材入库后，根据验收人员签字的随货同行单、发票、入库单编制医用耗材采购入库汇总表，当月 29 日前报送财务科，送相关领导会签后进行账务处理，材料会计不得私自扣押发票。

7. 按要求建立医用耗材总账、二级账、三级账和必要的辅助账；要求科目设置准确、排列有序，层次合理，对应关系清楚。

8. 负责核对各科室的请领医用耗材申请表，准确无误后打印。

9. 负责通过计算机管理系统核对医用耗材发放单，将医用耗材从库房的账面转账到相应的医用耗材领用部门。

10. 负责制作和保存各种单据、报表。

11. 做到各种账目“日清月结”，各种报表准确及时，每月 2 日前向财务科报出“医用耗材进、销、存月报表”。

12. 参与医用耗材库存的盘点及统计工作。每月最少一次会同财务科会计人员抽查库存实物，做到账实相符，将检查结果写出书面材料，报送分管器械和财务副院长、器械科、财务科。

13. 负责医用耗材的账务核对工作。每月末与库房保管员、财务科会计核对医用耗材数量及金额，做到账账相符。

14. 负责每月按医用耗材采购、供应商、库存等标准汇总各类报表报送财务科，定期核对账目，做到账表相符。

15. 负责医用耗材价格的调整和监管工作。及时掌握医用耗材价格变动的政策信息，按照调价文件要求填写医用耗材调价表，经分管物价副院长批准后，进行医用耗材价格调整。

16. 负责统计调整价格后的医用耗材库存数量，核算因调价因素造成的医用耗材损益，月末随月报表一同报送财务科。

17. 负责医用耗材移库、调拨、核算、统计工作。

18. 负责协助做好近效期医用耗材的处理。

19. 负责医用耗材原始单据（入库单、出库单）及物价政策调整文件等其他文字材料的保管工作。将验收人员签字确认后的入库单、医用耗材保管员及请领人签字确认后的出库单汇总，月底装订留存，定期归档，以备查看。

20. 负责医用耗材考核指标的上报工作。每月 1 日向市卫生计生委报送上月耗占比数据信息。

21. 负责每月 2 日前向财务科报送上月医用耗材临时入库与正式入库汇总表。

22. 材料会计每月做好当月发生的发票明细表（包括厂家、发票日期、发票号码、发票金额、效期、规格等）及医用耗材临时入库明细表以备查看，并按照规定将发票与明细表上报财务分管院长。

23. 负责按月统计库房结算单和销售金额补贴，将各部门领用医用耗材数据报送运营科。

24. 负责与医用耗材供应商的账务核对，协助财务科进行医用耗材款结算工作。

二、管理制度

（一）医用耗材采购管理制度

目的：规范医用耗材采购，满足临床需求。

适用范围：器械科。

具体要求：

1. 采购原则

（1）遵循“公开、公正、公平、择优”原则。

（2）坚持“无预算、无合同、无支出”原则。

（3）满足临床需求原则。严格按照《医用耗材集中招标采购工作制度》，所有医用耗材均由采购中心从内蒙古自治区阳光平台采购网统一采购，网采率100%，按照规定确定医用耗材供应商。

（4）坚持“优质优价”的原则。优先采购国家名、特、优医用耗材，GMP认证或达标企业的医用耗材，大型药厂的医用耗材，大企业的医用耗材。

（5）遵循“计划采购、定额管理，加速周转、保证供应”的原则。制订医用耗材采购计划，明确医用耗材采购生产企业、医用耗材通用名、规格、型号、单价、数量等，做到金额管理、数量统计、实耗实销。

（6）儿童用医用耗材层次性原则。儿童用医用耗材必须满足不同年龄层次患儿需求，对于因特殊诊疗需要使用其他型号、规格的医用耗材，适当放宽对儿童适应品种、剂型、规格的配备限制。

2. 医院医用耗材使用目录。由医院药事管理委员会根据临床需求、历年使用医用耗材品种及中标品种，制定医院的医用耗材使用目录。

3. 计划编制：每月25日前，器械科根据医院医用耗材使用目录、年度预算、库存、临床需求等因素编制医用耗材采购计划书，审批后报送采购中心。

4. 采购中心按照医院年度预算和药剂科提供的采购计划书办理医用耗材采购业务。

5. 加强新医用耗材采购管理，各临床科室根据临床需求提出新医用耗材品种采购申请，填写申请表，报送器械科；器械科审核后报医院医用耗材管理委员会批准，再报医院预算管理委员会追加预算，通过后交采购中心进行采购。

6. 突发事件或紧急情况下特殊医用耗材采购。使用科室提出采购申请报送器械科，器械科编制采购计划书，经器械科分管副院长、院长批准后，由采购中心采购，事后即时进行预算追加并补办医用耗材采购相关手续。

7. 加强医用耗材采购监督。审计科负责医用耗材采购的全程监督，凡不符合本制度规定的，审计科书面分别报送器械科和审计科分管副院长，发现问题纳入医院质控管理体系。

8. 严格控制库存。①医用耗材采购要核定保险储备、防止缺货；②防止医用耗材积压，各品种医用耗材库存不得超过两个月定额。

（二）医用耗材入库管理制度

目的：规范医用耗材入库管理，满足医院医用耗材管理需要。

适用范围：器械科。

具体要求：

1. 医用耗材验收：

（1）严格按照《医用耗材验收质量管理制度》实行“三方核对”，即：供应商（送货员）、库管员、采购员三方根据购销合同对医用耗材生产企业、地址、品名、规格、型号、数量、质量、单价、批准文号、生产批号、生产日期、灭菌日期、失效日期、注册证、经销企业等与采购计划书、药品随货同行单、发票逐一进行核对、验收并进行质量抽查、填写记录、签字后，由库管员办理入库或者预入库手续，打出条码贴到每批医用耗材的大包装右上方，并将相关信息录入医院 HIS 系统。

（2）验收合格并贴完条码及时入库，按照大小、规格、材质等分类摆放，做好防尘、防潮等处理工作。

（3）整件医用耗材包装中应有产品合格证。

（4）进口医用耗材内外包装标签应以中文注明医用耗材名称、注册号，其最小销售单元应有中文说明书。凭加盖供货单位质管部门原印章的《进口医用耗材注册证》和《进口医用耗材检验报告书》或《进口医用耗材通关单》验收。

（5）验收医用耗材应有与到货医用耗材同批号的医用耗材出厂检验报告书。

（6）验收医用耗材按规定进行抽样检查，抽取的样品应具有代表性。对抽取的整件医用耗材，验收完成后应加贴明显的验收抽样标记，进行复原封箱。

（7）对于验收合格的医用耗材，存放于库房合格医用耗材区内。

（8）对不符合验收要求及验收不合格的医用耗材不得办理入库手续，做退货处理，并记录原因及处置措施。具体如下：①验收医用耗材时检查灭菌日期、失效日期，一般情况下不足 6 个月的不得入库。②拒收不合格医用耗材。③拒收货与单据不符、质量异常、包装不牢或破损、标志模糊等药品。

2. 验收医用耗材应在待检区按规定时限验收。一般医用耗材在到货后一个工作日内验收完毕；需要冷藏的体外试剂在到货后一小时内验收完毕。

3. 临时入库的医用耗材，由审计科审核后，按照随货清单录入 HIS 系统。

4. 入库后的医用耗材验收相关信息如生产企业、地址、品名、规格、型号、数量、质量、单价、批准文号、生产批号、生产日期、灭菌日期、失效日期、注册证、经销企业等要集中存放归档，按规定保存至超过医用耗材有效期至少 2 年。

5. 库管员将三方签字的随货同行单、发票交材料会计，由后者进行复核。

6. 材料会计要仔细做好账务核对工作，每月及时装订入库单据和预入库单据。

7. 当月 28 日前药品会计将随货同行单、发票、入库单及药品外购入库汇总表报送财务科。

8. 财务科医院会审会签会议，参加会议人员是院长、财务分管副院长、药剂科分管副院长、审计科长、财务科长、采购中心主任，会审签字后，财务科进行账务处理。

（三）医用耗材出库管理制度

目的：规范医用耗材出库管理，满足医院医用耗材管理需要。

适用范围：器械科。

具体要求：

1. 坚持“先进先出”和“近效期先出”原则。

2. 医用耗材出库执行《医用耗材出库核发制度》，各使用科室根据科室库存及临床需要填写请领医用耗材申请表，注明请领医用耗材的名称、数量、规格、包装、单位、生产厂家、批号及有效期等。

3. 材料会计核对各科室的请领医用耗材申请表，准确无误后打印出库单一式三份，一份留存材料会计，一份交申领科室，一份交于医用耗材库管员。

4. 申领科室凭出库单进行医用耗材的领取，医用耗材库管员认真复核出库单后，向申领科室核发医用耗材，申领完毕后签字交材料会计，材料会计将医用耗材保管员及请领人签字确认后的出库单汇总，月底装订留存，定期归档。

5. 医用耗材必须由该科室的总务护士本人领取，领取时出库单由材料会计、库房管理员和总务护士共同签字认可。

6. 医用耗材出库数量、规格、价钱、生产厂家等信息必须和出库单一一对应。

7. 库存核销。医用耗材发出后，材料会计通过计算机管理系统核对申领单，将医用耗材从库房的账面转账到相应的医用耗材领取部门。

（四）医用耗材盘存管理制度

目的：规范医用耗材库存盘点管理，满足医院医用耗材管理需要。

适用范围：设备科。

具体要求：

1. 建立医用耗材库存定期盘点制度。为加强医用耗材管理，设备科每月对医用耗材进行一次自盘，财务科负责牵头组成盘点小组对全院医用耗材进行盘点，每半年一次，审计科负责监督盘存。

2. 每月月末，材料会计对医用耗材库入、出、存进行结账，信息科编制盘点表，设备科根据信息科提供的月末盘点表对医用耗材库、科室医用耗材二级库逐一盘点，保证账实相符。

3. 每半年末，材料会计对医用耗材库入、出、存进行结账，信息科编制半年末盘点表，盘点小组根据信息科提供的半年末盘点表对医用耗材库、科室医用耗材二级库逐一盘点，保证账实相符。

4. 盘点人员对盘盈、盘亏医用耗材要如实填写盘盈、盘亏，并填写医用耗材盘盈、盘亏原因说明书，由设备科、审计科、财务科负责人及各自分管院长签字，报请院长核准后，财务科依据审批后的盘点报告进行账务处理，保证账账相符、账实相符。

5. 设备科及时分析医用耗材缺损、报废和失效原因。

6. 设备科要建立医用耗材效期预警制度，明确相关人员岗位职责，及时询查医用耗材效期，对近三月要过期医用耗材及时通知采购中心调换。

7. 加强医用耗材保管制度，医用耗材库管员对医用耗材管理负责，不允许医用耗材报损，如果出现医用耗材报损现象，要纳入质量控制体系予以惩处。

（五）医用耗材二级库管理制度

目的：规范医用耗材临床使用管理，确保临床医疗安全，规范二级库房管理，满足医院医用耗材管理需要。

适用范围：器械科及相关科室。

具体要求：

1. 医用耗材二级库房是指各临床科室暂时存放医用耗材的库房。

2. 普通医用耗材和高值医用耗材分类管理。高值医用耗材的管理办法另行规定。

3. 检查、保持医用耗材二级库房室内温度、湿度，防止医用耗材发生霉、蛀现象。

4. 严格按照医用耗材的存放要求保存，保持二级库房摆放整齐、洁净。

5. 医用耗材二级库房必须由该科室指定专人管理，负责领用、日常管理和发放。

6. 医用耗材二级库房要建立“领用、发放、结存”登记表。

7. 医用耗材二级库的领用要根据科室库存及临床需要填写请领医用耗材申请表，注明请领医用耗材的名称、数量、规格、包装、单位、生产厂家、批号及有效期等。

8. 医用耗材二级库房坚持“先进先出”和“近效期先出”原则，发放时认真审核有效期限和失效期限，防止过期现象发生。

9. 严格控制医用耗材二级库房库存。①医用耗材二级库房要核定保险储备、防止缺货；②防止积压，医用耗材二级库房库存不得超过 15 天定额。

10. 加强医用耗材二级库房监督。审计科负责医用耗材二级库房监督，凡不符合本制度规定的，审计科书面报送审计科分管副院长，发现问题纳入医院质控管理体系。

（六）医用耗材付款管理制度

目的：规范医用耗材付款管理，满足临床医用耗材需求，保证医院资金流动。

适用范围：财务科及器械科。

具体要求：

1. 付款原则

（1）坚持“公开、公正、公平”原则。

（2）坚持“无预算、无合同、无支出”原则，每月根据分解的年度预算做采购计划按排付款。

（3）坚持“法人责任制”原则。确定部门及领导权限，即器械科分管副院长审批后，报院长签字，财务科付款。

（4）坚持“制度管理”原则。即财务科严格按照每月的付款计划和本管理办法的各项规定，合理安排资金的支付。

（5）坚持“先进先付”原则，按照发票年月时间排序。

2. 部门职责

（1）财务科。负责制定并向器械科下达次月药品款的付款额度，严格按照财经法规和财务制度，根据院长签字批准后的付款计划付款。

（2）器械科。负责在付款额度内制定医用耗材款的支付计划。

3. 付款依据

（1）器械科依据分解的年度预算及应付医用耗材款余额表，结合当月医用耗材需求在付款额度内制定付款计划。

（2）医用耗材全部销售，没有遗留问题的，按照合同约定付款。

（3）医院支出需要按照医院运营轻重缓急，统筹安排，应急用医用耗材、紧缺医用耗材优先付款。

（4）特殊情况双方协商解决。

4. 付款权限及流程

财务科每月初结账后根据医用耗材应付账款、医用耗材预算、采购合同、医用耗材库存余额，供货方是否有遗留问题制定付款计划，填制付款申请表→报本科室分管院长审批、签字→报财务科分管院长审批、签字→报院长审批、签字→送财务科长审核签字后付款。

5. 纪律要求。任何人不得私压发票等票据。

第三节 信息物资管理制度

一、岗位职责

（一）信息科电脑、耗材采购员岗位职责

1. 严格遵守国家法律法规、政策及各项规章制度，按照有关规定做好采购工作。

2. 负责全院电脑、耗材采购工作，根据医院需要，严格按照电脑、耗材使用目录及信息科提供的经预算管理委员会批准的电脑、耗材采购计划书和采购预算，政府统一采购要求选择符合要求的供应商并进行议价采购。

3. 按时保质保量完成电脑、耗材采购任务，保证医院电脑、耗材使用，临时性使用科室应急电脑、耗材采购工作。

4. 对于预算外使用电脑、耗材，临时使用电脑、耗材，特殊电脑、耗材，必须经医院预算管理委员会批准并追加预算后方可采购。

5. 对于应急事件电脑、耗材，由信息科提出申请，经院长及分管信息科副院长批准先行采购，同时报预算管理委员会进行预算追加。

6. 负责核对电脑、耗材生产企业、电脑名称、规格、型号、单价、供应商。

7. 参与电脑、耗材验收工作，对电脑、耗材生产企业、名称、规格、型号、数量、质量、单价、生产批号、生产日期、保质期、供应商等与采购计划书、发票逐一进行核对。

8. 负责与供应商进行沟通，对于验收不合格、缺损、剩余、破损、故障、保质期内更换电脑、耗材处理工作。

9. 协助库管员管理电脑、耗材库存，做到账物相符。

10. 对库管员上报近效期电脑、耗材，故障电脑、耗材进行处理。

11. 负责电脑、耗材发票的移交工作，电脑、耗材验收核对后及时将发票移交电脑、耗材库房管理员，不得压、收发票。

（二）信息科电脑、耗材库房保管员岗位职责

1. 严格遵守国家法律法规、政策及各项规章制度，按照有关规定做好耗材管理工作。

2. 负责医院电脑、耗材库房管理工作。

3. 负责库存电脑、耗材预算编制工作。

4. 参与电脑、耗材验收工作。对电脑、耗材通用名、规格、型号、数量、单价、供应商等与采购计划书、发票逐一进行核对。对不符合验收要求及验收不合格的电脑、

耗材不办理入库手续，做退货处理，并记录原因及处置措施。

5. 负责办理电脑、耗材入库手续。

6. 负责入库电脑、耗材质量把关。

7. 负责严格按照电脑、耗材通用名、规格、型号、数量、单价、供应商、发票日期、发票号，将电脑、耗材信息录入医院物资管理信息系统。

8. 库管员对入库单据只有录入权限，一经录入即成为正式入库单，没有修改、删除权限。

9. 如果工作需要修改、删除电脑、耗材信息，必须经信息科主任、分管信息科副院长逐级审批，在审计科的监督下，由信息科管理员授予更改权限，方能进行操作。

10. 负责制定电脑、耗材库房的管理区划。将电脑、耗材库房划分为耗材区、固定资产存放区、电脑硬件区并有明显标识。

11. 负责电脑、耗材的及时入库、按货位分类上架。

12. 负责电脑、耗材库房的整洁及安全，防火、防水、防爆，杜绝发生任何事故。

13. 负责库存电脑、耗材养护工作。

14. 负责电脑、耗材出库工作。根据各部门电脑、耗材领用单，经信息科会计审核后发放，申领完毕后签字交材料会计，做账务移库处理。

15. 参与电脑、耗材盘点工作。

16. 负责电脑、耗材发票的移交工作，电脑、耗材验收入库后及时将发票移交信息科会计，不得压、收发票。

17. 负责电脑、耗材还款计划的修改意见。电脑、耗材库房管理员根据电脑、耗材库存余额，供货方是否有遗留问题，对还款计划提出相应的修改意见，签字并转交信息科会计，由材料会计转交信息科主任。

18. 负责每月制作电脑、耗材存量抽查记录表，交信息科主任。

19. 负责库存电脑、耗材监管工作，杜绝电脑、耗材报损现象的出现。

（三）信息科会计工作职责

1. 严格遵守国家法律法规、政策及各项规章制度，遵守财经纪律，实施财务监督，做好电脑、耗材核算工作。

2. 负责信息科的会计核算工作。做好信息科电脑、耗材的“进、销、存”，实现信息科“数量管理、重点统计、实耗实销、日清月结，季末盘点”的管理办法。

3. 参与信息科的电脑、耗材等的验收工作。对电脑、耗材等的生产企业、通用名、规格、型号、数量、质量、单价、生产批号、生产日期、有效期、供应商等与采购计划书、随货同行单、发票逐一进行核对，检查其真实性、完整性、合法性。

4. 负责信息科电脑、耗材入库单的复核工作。

5. 负责发票的汇总上报工作。电脑、耗材入库后，根据验收人员签字的随货同行单、发票、入库单编制电脑耗材采购入库汇总表，当月 29 日前报送财务科，送相关领导会签后进行账务处理，会计不得私自扣押发票。

6. 负责核对各科室的请领电脑、耗材申请表的复核工作。

7. 负责制作和保存各种单据、报表。

8. 做到各种账目“日清月结”，各种报表准确及时，每月 5 日前向财务科报出“电脑、耗材进、销、存月报表”。

9. 参与电脑、耗材库存的盘点及统计工作。每月最少一次会同审计人员抽查库存实物，做到账实相符，将检查结果写出书面材料，报送分管信息和财务副院长、财务科。

10. 负责电脑、耗材的账务核对工作。每月月末与库房保管员核对电脑、耗材数量及金额，做到账实相符。

11. 负责每月按照电脑、耗材采购、供应商、库存等标准汇总各类报表报送财务科，定期核对账目，做到账表相符。

12. 负责每月 2 日前向财务科报送上月电脑、耗材临时入库与正式入库汇总表。

13. 会计每月做好当月发生的发票明细表（包括厂家、发票日期、发票号码、发票金额、效期、规格等）及电脑、耗材临时入库明细表以备查看，并按照规定将发票与明细表报送财务科。

14. 负责与电脑、耗材供应商的账务核对，协助财务科进行电脑、耗材款结算工作。

二、管理制度

（一）信息科电脑、耗材采购管理制度

目的：规范医院电脑、耗材采购，满足医院运行需求。

适用范围：信息科。

具体要求：

1. 采购原则

（1）遵循“公开、公正、公平、择优”原则。

（2）坚持“无预算、无合同、无支出”原则。

（3）满足科室需求原则，所有电脑、耗材均由信息科从当地政府招标采购统一采

购，按照规定确定电脑、耗材供应商。

（4）坚持按照政府统一采购要求在指定供货商采购电脑、耗材。

（5）遵循“计划采购、定额管理，加速周转、保证供应”的原则。制定电脑、耗材采购计划，明确电脑、耗材生产企业、消耗物品通用名、规格、型号、单价、数量等，做到金额管理、数量统计、实耗实销。

（6）计划编制：每半年，信息科根据医院电脑、耗材使用目录、年度预算、库存、科室需求等因素编制电脑、耗材采购计划书，审批后采购。

（7）信息科按照医院年度预算和采购计划书办理电脑、耗材采购业务。

（8）杜绝电脑、耗材预算外采购，各科室根据工作需求提出预算外电脑、耗材品种及数量采购申请，填写申请表，报送信息科；信息科审核后报医院预算管理委员会追加预算，批准后采购。

（9）突发事件或紧急情况下特殊电脑、耗材采购。使用科室提出采购申请报送信息科，信息科编制采购计划书，经信息科分管副院长、院长批准后采购，事后即时进行预算追加并补办电脑、耗材的政府采购手续。

（10）加强电脑、耗材采购监督。审计科负责电脑、耗材采购的全程监督，凡不符合本制度规定的，审计科书面分别报送信息科和审计科分管副院长，发现问题纳入医院质控管理体系。

（11）严格控制库存。①电脑、耗材采购要核定保险储备、防止缺货；②防止耗材积压。

（二）电脑信息耗材设备入库管理制度

目的：规范电脑信息耗材设备入库管理，满足医院电脑信息耗材设备管理需要。

适用范围：信息科。

具体要求：

1. 严格按照《电脑信息耗材设备验收质量管理制度》实行“四方核对”，即：供应商（送货员）、库管员、采购员、信息科会计四方根据购销合同对电脑信息耗材设备生产企业、地址、品名、规格、型号、数量、质量、单价、批准文号、生产批号、注册证、经销企业等与采购计划书、发票逐一进行核对、验收，由信息科进行质量抽查、填写记录、签字后，库管员办理入库或者预入库手续，将相关信息录入医院 HIS 系统。

2. 验收合格的电脑信息耗材设备及时入库，按照大小、规格、材质等分类摆放，做好防尘、防潮等处理工作。

3. 电脑信息耗材设备包装中应有产品合格证。

4. 验收电脑信息耗材设备应有与到货耗材同批号的耗材出厂检验报告书。

5. 验收电脑信息耗材设备按规定进行抽样检查，抽取的样品应具有代表性。

6. 对于验收合格的电脑信息耗材设备，存放于库房合格电脑信息耗材设备区内。

7. 对不符合验收要求及验收不合格的电脑信息耗材设备不得办理入库手续，做退货处理，并记录原因及处置措施。具体如下：①验收电脑信息耗材设备时检查有无挤压、故障、不能使用、残缺的耗材、质量异常、包装不牢或破损、标志模糊不得收货。②拒收不合格电脑信息耗材设备。

8. 验收电脑信息耗材设备应在待检区按规定时限验收。一般电脑信息耗材设备在到货后一个工作日内验收完毕。

9. 临时入库的耗材，按照随货清单录入 HIS 系统。

10. 入库后的电脑信息耗材设备验收相关信息如生产企业、地址、品名、规格、型号、数量、质量、单价、批准文号、生产批号、生产日期、质保期、注册证、经销企业等要集中存放归档。

11. 库管员将四方签字的随货同行单、发票交信息科会计，由后者进行复核。

12. 信息科会计要仔细做好账务核对工作，每月及时装订入库单据和预入库单据。

13. 当月 1 日前将上月的电脑信息耗材设备由信息科会计将随货同行单、发票、入库单及电脑信息耗材设备外购入库汇总表报送财务科，财务科进行账务处理。

（三）电脑、耗材出库管理制度

目的：规范电脑、耗材出库管理，满足医院电脑、耗材管理需要。

适用范围：信息科。

具体要求：

1. 坚持“先进先出”原则。

2. 电脑、耗材出库执行《电脑、耗材出库核发制度》，各使用科室根据需求及库存填写请领电脑、耗材申请表，注明请领电脑、耗材名称、数量、规格、包装、单位、生产厂家、批号及有效期等。

3. 材料会计核对各科室的请领电脑、耗材申请表，准确无误后打印出库单一式三份，一份留存材料会计，一份交申领科室，一份交于电脑、耗材库管员。

4. 申领科室凭出库单进行电脑、耗材领取，电脑、耗材库管员认真复核出库单后，向申领科室核发电脑、耗材，申领完毕后签字交信息科会计，信息科会计将电脑、耗材保管员及请领人签字确认后的出库单汇总，月底装订留存，定期归档。

5. 电脑、耗材必须由请领科室安排专人领取，领取时出库单由材料会计、库房管理员和该科室专人共同签字认可。

6. 电脑、耗材出库数量、规格、价格、生产厂家等信息必须和出库单一一对应。

7. 库存核销。电脑、耗材出库后，材料会计通过计算机管理系统核对申领单，将电脑、耗材从库房的账面转账到相应的领用部门。

第四节　后勤物资管理制度

一、岗位职责

（一）动力科电气维修维护材料采购员岗位职责

1. 严格遵守国家法律法规、政策及各项规章制度，按照有关规定做好采购工作。

2. 负责全院电气维修维护材料采购工作，根据医院运行需要，严格按照医院电气维修维护材料使用目录及动力科提供的经医院后勤信息动力维修维护物资采购管理委员会和预算管理委员会批准的电气维修维护材料采购计划书和电气维修维护材料采购预算，在当地择优选择符合要求的供应商并进行议价采购。

3. 按时保质保量完成电气维修维护材料采购任务，保证医院电气维修维护材料使用采购工作。

4. 对于预算外使用电气维修维护材料、临时使用电气维修维护材料、必须经医院后勤信息动力维修维护物资采购管理委员会和预算管理委员会批准后方可采购。

5. 对于应急的电气维修维护材料由动力科提出申请，经院长及分管后勤信息动力维修维护物资副院长批准先行采购，同时报医院后勤信息动力维修维护物资采购管理委员会和预算管理委员会进行追加。

6. 负责核对电气维修维护材料生产企业、材料名称、规格、型号、单价、供应商。

7. 参与电气维修维护材料的验收工作，对电气维修维护材料生产企业、材料名称、规格、型号、数量、质量、单价、供应商等与采购计划书、电气维修维护材料随货同行单、发票逐一进行核对。

8. 负责与供应商进行沟通，对于验收不合格、缺损、剩余、破损电气维修维护材料的处理工作。

9. 协助库管员管理电气维修维护材料，做到账物相符。

10. 对库管员上报破损或质量问题的电气维修维护材料进行处理。

11. 负责电气维修维护材料发票的移交工作，电气维修维护材料验收核对后及时将发票或随货通行单移交电气维修维护材料库房管理员，不得压、收发票。

（二）后勤物资采购员岗位职责

1. 严格遵守国家法律法规、政策及各项规章制度，按照有关规定做好采购工作。

2. 负责全院后勤物资采购工作，根据临床需要，严格按照医院后勤物资使用目录及后勤管理科提供的经医院质量管理委员会和预算管理委员会批准的后勤物资采购计划书和后勤物资采购预算，询价三家以上厂家，逐一进行比对，挑选价格合理、质量可靠、有售后保障的优势厂家作为供货商。

3. 按时保质保量完成后勤物资采购任务，保证各科室后勤物资使用，临时性使用后勤物资及后勤应急性物资的采购工作。

4. 对于后勤应急性物资由后勤管理科提出申请，经院长及分管院长批准先行采购，同时报医院质量管理委员会和预算管理委员会批准后进行追加。

5. 对于预算外使用后勤物资、临时使用后勤物资、新型后勤物资、特殊后勤物资必须经医院采购管理委员会和预算管理委员会批准后方可采购。

6. 参与后勤物资的验收工作，对后勤物资生产企业、名称、规格、型号、数量、质量、单价、生产批号、生产日期、有效期、供应商等与物资采购申请、后勤物资随货同行单、发票逐一进行核对。

7. 负责与供应商进行沟通，对于验收不合格、缺损、剩余、破损材料等后勤物资的处理工作。

8. 协助库管员管理后勤物资，做到账物相符，做好采购登记。

9. 负责后勤物资发票的移交工作，后勤物资验收核对后及时将发票或随货通行单移交后勤物资库房管理员，不得压、收发票。

（三）后勤物资库房保管员岗位职责

1. 严格遵守国家法律法规、政策及各项规章制度，按照有关规定做好后勤物资管理工作。

2. 负责医院后勤物资库房管理工作。

3. 负责库存后勤物资的预算编制工作。

4. 参与后勤物资的验收工作。对后勤物资生产企业、通用名、规格、型号、数量、质量、单价、生产批号、生产日期、有效期、物资采购申请、随货同行单、发票逐一进行核对。对不符合验收要求及验收不合格的后勤物资不办理入库手续，做退货处理，并记录原因及处置措施。

5. 负责办理后勤物资的入库手续。

6. 负责入库后勤物资的质量把关。

7. 负责严格按照后勤物资生产企业、通用名、规格、型号、数量、质量、单价、生产批号、生产日期、有效期、供应商、发票日期、发票号，将后勤物资录入医院物资管理信息系统。

8. 库管员对入库单据只有录入权限，一经录入即成为正式入库单，没有修改、删除权限。

9. 如果工作需要修改、删除后勤物资信息，必须经后勤管理科主任、分管院长逐级审批，在审计科的监督下，由信息科管理员授予更改权限，方能进行操作。

10. 负责制定后勤物资库房的管理区划。将后勤物资库房划分为待验区、印刷品区、办公用品区、低值易耗区、日杂区、危险品区、破损报废区、特殊管理区并有明显标识。

11. 负责入库后勤物资的及时、按货位分类上架。

12. 负责库房的整洁及安全，防火、防水、防爆，杜绝发生任何事故。

13. 负责库存后勤物资的养护工作。定期查看后勤物资有效期，对三个月内即将过期后勤物资及时移到近效期后勤物资架，将已过期后勤物资移入过期后勤物资库，并书面通知采购员。

14. 负责后勤物资出库工作。根据各部门后勤物资领用单，经物资会计审核后发放，申领完毕后签字交物资会计，做账务移库处理。

15. 定期对后勤物资库存进行盘点。

16. 负责后勤物资发票的移交工作，后勤物资验收入库后及时将发票或随货通行单移交物资会计，不得压、收发票。

17. 负责库存后勤物资的日常养护工作。每月制作后勤物资养护记录表、近效期后勤物资统计表、过期后勤物资统计表、温湿度记录表、后勤物资质量抽查记录表，交后勤管理科主任。

18. 负责库存后勤物资的监管工作，杜绝后勤物资报损现象的出现，做好物品登记，记录保管账。

19. 后勤管理科库房保管员严格执行《后勤管理科有值物资回收制度》，建立废旧物物资保管台账，设立单独废旧物保管库房。

（四）后勤物资会计工作职责

1. 严格遵守国家法律法规、政策及各项规章制度，遵守财经纪律，实施财务监督，做好后勤物资核算工作。

2. 负责医院后勤物资的会计核算工作。做好后勤物资的“进、销、存”，实现后勤物资“数量管理、重点统计、实耗实销、日清月结，季末盘点”的管理办法。

3. 参与后勤物资的验收工作。对后勤物资生产企业、规格、型号、数量、质量、单价、生产批号、生产日期、有效期、使用年限、供应商等与采购申请、随货同行单、发票逐一进行核对，检查其真实性、完整性、合法性。

4. 负责医院物资管理信息系统后勤物资信息的复核工作。

5. 负责后勤物资入库单的打印工作。

6. 负责发票的汇总上报工作。后勤物资入库后，根据验收人员签字的随货同行单、发票、入库单编制后勤物资采购入库汇总表，报送财务科，送相关领导会签后进行账务处理，物资会计不得私自扣押发票。

7. 按要求建立后勤物资总账、二级账、三级账和必要的辅助账；要求科目设置准确、排列有序，层次合理，对应关系清楚。

8. 物资会计定期对二级库账目及各归口部门账目进行核对并查看物资使用情况及登记。

9. 负责核对各科室的请领后勤物资申请表，准确无误后打印。

10. 负责通过计算机管理系统核对后勤物资发放单，将后勤物资从库房的账面转账到相应的后勤物资领用部门。

11. 负责制作和保存各种单据、报表。

12. 做到各种账目“日清月结”，各种报表准确及时，向财务科报出“后勤物资进、销、存月报表”。

13. 参与后勤物资库存的盘点及统计工作。每季度最少一次会同审计人员抽查库存实物，做到账实相符，将检查结果写出书面材料，报送分管院长、后勤管理科、财务科。

14. 负责后勤物资的账务核对工作。每月月末与库房保管员核对后勤物资数量及金额，做到账账相符。

15. 负责每月按后勤物资采购、供应商、库存等标准汇总各类报表报送财务科，定期核对账目，做到账表相符。

16. 负责后勤物资价格变动监管工作。

17. 负责后勤物资移库、调拨、核算、统计工作。

18. 负责协助做好近效期后勤物资的处理。

19. 负责后勤物资原始单据（入库单、出库单）等文字材料的保管工作。将验收人员签字确认后的入库单、后勤物资保管员及请领人签字确认后的出库单汇总，月底装订留存，定期归档，以备查看。

20. 负责后勤物资指标的上报工作，每月初向医院绩效考核办公室报送上月耗占比等数据信息。

21. 负责每月 2 日前向财务科报送上月后勤物资出库凭证与科室领用汇总表。

22. 每月做好当月发生的发票明细表（包括厂家、发票日期、发票号码、发票金额、效期、规格等）及后勤物资临时入库明细表以备查看，并按照规定将发票与明细表上报财务科。

23. 负责与后勤物资供应商的账务核对，协助财务科进行后勤物资款结算工作。

二、管理制度

（一）动力科电气维修维护材料采购管理制度

目的：规范电气维修维护材料采购，满足医院运行要求。

适用范围：动力科。

具体要求：

1. 采购原则：

（1）遵循“公开、公正、公平、择优”原则。

（2）坚持“无预算、无合同、无支出”原则。

（3）满足医院运行需求原则。严格按照《电气维修维护材料集中招标采购工作制度》，所有电气维修维护材料均由动力科在当地市场进行质量、价格对比，择优确定电气维修维护材料供应商。

（4）坚持“优质优价”的原则。优先采购国家名、特、优电气维修维护材料，GMP 认证或达标企业的电气维修维护材料，大企业的电气维修维护材料。

（5）遵循“计划采购、定额管理，加速周转、保证供应”的原则。制定电气维修维护材料采购计划，明确电气维修维护材料采购生产企业、电气维修维护材料通用名、规格、型号、单价、数量等，做到金额管理、数量统计、实耗实销。

2. 医院电气维修维护材料使用目录，由后勤信息动力维修维护物资采购管理委员会根据医院运行需求、历年使用电气维修维护材料种类制定。

3. 计划编制：每月月末动力科根据医院电气维修维护材料使用目录、年度预算、库存、运行需求等因素编制下月电气维修维护材料采购计划书，动力分管副院长审批后采购。

4. 加强电气维修维护材料采购管理，动力科按照医院年度预算和各科室根据实际需求提出的电气维修维护材料采购计划书办理采购业务。

5. 突发事件或紧急情况下电气维修维护材料采购。使用科室提出采购申请报送动力科，动力科编制采购计划书，经动力科分管副院长、院长批准后采购，事后及时进行预算追加并补办电气维修维护材料采购相关手续。

6. 加强电气维修维护材料采购监督。审计科负责电气维修维护材料采购的全程监督，凡不符合本制度规定的，审计科书面分别报送动力科和审计科分管副院长，发现问题纳入医院质控管理体系。

7. 严格控制库存。①电气维修维护材料采购要核定保险储备、防止缺货；②防止电气维修维护材料积压，各种类电气维修维护材料库存不得超过两个月定额。

（二）后勤物资采购管理制度

目的：规范后勤物资采购，满足医院运行需求。

适用范围：后勤管理科。

具体要求：

1. 采购原则：

（1）遵循“公开、公正、公平、择优”原则。

（2）坚持“无预算、无申请、无支出”原则。

（3）满足医院运行需求原则。严格按照《医院后勤物资集中采购制度》，询价以三家以上商家逐一进行比对，挑选价格合理、质量可靠、有售后保障的优势厂家作为供货商。

（4）坚持“优质优价”的原则，优先采购优质优价的后勤物资。

（5）遵循“计划采购、定额管理，加速周转、保证供应”原则。制定后勤物资采购计划，明确后勤物资采购生产企业、后勤物资通用名、规格、型号、单价、数量等，做到金额管理、数量统计、实耗实销。

2. 医院后勤物资使用目录。由医院招标采购管理委员会根据医院运行需求、历年使用后勤物资品种及中标品种，制定医院的后勤物资使用目录。

3. 计划编制：每月 25 日前，后勤管理科根据医院后勤物资使用目录、年度预算、库存、科室需求等因素编制后勤物资采购计划书，分管院长审批后采购。

4. 加强后勤物资采购管理，全院各科室根据科室实际需求提出后勤物资采购申请，填写申请表，报送后勤管理科；后勤管理科严格按照医院年度预算和采购计划书办理后勤物资采购业务。

5. 突发事件或紧急情况下特殊后勤物资采购。使用科室提出采购申请报送后勤管理科，后勤管理科编制采购计划书，经后勤管理科分管院长、院长批准后采购，事后即时报医院质量管理委员会批准，进行预算追加并补办后勤物资采购相关手续。

6. 加强后勤物资采购监督。审计科负责后勤物资采购的全程监督，凡不符合本制度规定的，审计科书面分别报送后勤管理科和审计科分管副院长，发现问题纳入医院质控管理体系。

7. 严格控制库存。①后勤物资采购要核定保险储备、防止缺货；②防止后勤物资积压，各品种后勤物资库存不得超过两个月定额。

8. 办公设备和家俱、办公用品及物资材料由后勤管理科进行采购，各部门不许自行采购。

（三）后勤物资采购流程

1. 预算内物资的采购：由各科室按程序报物资采购计划且提供完整的物资规格型号，报分管院长审批；预算外物资的采购：按照医院《全面预算管理办法（暂行）》的规定办理预算追加手续，再按照前款规定采购。

2. 后勤管理科根据各科室上报的所需物资情况，确定应采购物资的品名、数量和型号等，制定物资采购方案。

3. 采购人员核实各科室所填写的采购物资表，根据物资的缓急程度，参考市场行情及过去采购记录，确定供应商并进行询价，提供产品报价单由申请科室确认同意后采购。

4. 采购人员经过询价、议价及对有关物资的质量、付款方式等内容达成一致后，与供货商签订采购合同，同时报送财务科一份，以备付款时用。

5. 后勤物资严格按照《后勤物资入库管理制度》办理入库相关手续。

6. 后勤物资严格按照《后勤物资出库管理制度》办理出库相关手续，由各使用科室根据实际需要领取。

（四）后勤物资入库管理制度

目的：规范后勤物资入库管理，满足医院后勤物资管理需求。

适用范围：后勤管理科。

具体要求：

1. 后勤物资验收：

（1）严格按照《后勤物资验收质量管理制度》实行“四方核对”，即：供应商

（送货员）、库管员、采购员、物资会计四方根据购销申请对后勤物资生产企业、地址、品名、规格、型号、数量、质量、单价、批准文号、生产批号、生产日期、使用年限、合格证等与采购申请书、随货同行单、发票逐一进行核对、验收，由内部审计科进行质量价格抽查、填写记录、签字后，库管员办理入库或者预入库手续，并将相关信息录入医院物资管理信息系统。

（2）验收合格后及时入库，按照大小、规格、材质等分类摆放，做好防尘、防潮等处理工作。

（3）整件后勤物资包装中应有产品合格证。

（4）验收后勤物资按规定进行抽样检查，抽取的样品应具有代表性。验收完成后做好相关验收记录，进行复原封箱。

（5）对于验收合格的后勤物资，存放于库房后勤物资合格区内。

（6）对不符合验收要求及验收不合格的后勤物资不得办理入库手续，做退货处理，并记录原因及处置措施。具体如下：①验收后勤物资时检查生产日期及使用年限，一般情况下近效期物品不得入库。②拒收不合格后勤物资。③拒收货与单据不符、质量异常、包装不牢或破损、标志模糊等后勤物资。

2. 验收后勤物资应在待检区按规定时限验收。一般后勤物资在到货后一个工作日内验收完毕。

3. 临时入库的后勤物资，按照随货清单录入医院物资管理信息系统。

4. 入库后的后勤物资验收相关信息如生产企业、地址、品名、规格、型号、数量、质量、单价、批准文号、生产批号、生产日期、使用年限、合格证、经销企业等要集中存放归档，按规定保存至超过后勤物资有效期至少 2 年。

5. 库管员将四方签字的随货同行单、发票交物资会计，由后者进行复核。

6. 物资会计要仔细做好账务核对工作，每月及时装订入库单据和预入库单据。

7. 物资会计将随货同行单、发票、入库单及后勤物资外购入库汇总表报送财务科，财务科进行账务处理。

（五）后勤物资出库管理制度

目的：规范后勤物资出库管理，满足医院后勤物资管理需要。

适用范围：后勤管理科。

具体要求：

1. 坚持“无预算、无支出”原则。

2. 后勤物资出库执行《后勤物资出库核发制度》，各使用科室根据科室库存及科室需要填写请领后勤物资申请表，注明请领后勤物资的名称、数量、规格、包装、单位、生产厂家、批号及有效期等。

3. 物资会计核对各科室的请领后勤物资申请表，准确无误后打印出库单一式四份，一份留存物资会计，一份交申领科室，一份交于后勤物资库管员，一份报至财务科。

4. 申领科室凭出库单进行后勤物资的领取，后勤物资库管员认真复核出库单后，向申领科室核发后勤物资，申领完毕后签字交物资会计，物资会计将后勤物资保管员及请领人签字确认后的出库单汇总，月底装订留存，定期归档，报至财务科。

5. 后勤物资必须由请领科室安排专人请领，领取时出库单由物资会计、库房管理员和该科室专人共同签字认可。

6. 后勤物资出库数量、规格、价格、生产厂家等信息必须和出库单一一对应。

7. 库存核销。后勤物资发出后，物资会计通过计算机管理系统核对申领单，将后勤物资从库房的账面转账到相应的后勤物资领取部门。

8. 定期对科室二级库物资使用记录进行抽查。

（六）木工维修工具及材料管理制度

目的：规范木工维修工具及配件管理，满足医院成本管理及内部控制需求。

适用范围：后勤管理科及木工维修人员。

具体要求：

1. 采购原则：

（1）遵循“公开、公正、公平、择优”原则。

（2）坚持“无预算、无申请、无支出”原则。

（3）满足医院运行需求原则。严格按照《医院木工维修工具及材料采购制度》，询价三家以上商家逐一进行比对，挑选价格合理、质量可靠、有售后保障的优势厂家作为供货商。

（4）坚持“优质优价”的原则。优先采购优质优价的木工维修工具及材料。

（5）突发事件或紧急情况下木工维修工具及材料采购。木工提出采购申请报送后勤管理科，后勤管理科编制采购计划书，经后勤管理科分管院长、院长批准后采购，事后即时进行预算追加并补办木工维修工具及材料采购相关手续。

2. 木工维修工具及材料入出库管理。

（1）实行“两方核对”，即：木工、库管员两方根据购销申请对木工维修工具及材料生产企业、地址、品名、规格、型号、数量、质量、单价、批准文号、生产批号、生产日期、使用年限、合格证等与采购申请书、随货同行单、发票逐一进行核对、验收、签字后，库管员办理入库或者预入库手续，同时办理出库手续，由木领走木工维修工具及材料，建立木工的二级库管理，并将相关信息录入医院物资管理信息系统。

（2）严格控制库存。①木工维修工具及材料要核定保险储备、防止缺货；②防止木工维修工具及材料库存积压。

（3）科室临时维修需要木工维修工具及材料，如果属于预算内，可以先购置使用，过后按批次办理入出库手续；如果属于预算外，先购置使用，过后按照预算追加程序办理预算追加手续后，再办理入出库手续。

3. 建立木工维修工具及材料二级库管理体系，设置二级库入出库登记表，使用科室负责人必须签字。

4. 木工维修工具采购前必须填写木工维修工具损耗表，报废不能使用的工具，经后勤管理科科长及分管院长、财务分管院长批准后，进行账务清理，保持最小使用额度，未清理前不得购置。

5. 木工维修材料的消耗，必须有使用科室负责人的签字，并且写明材料名称、规格、单价、数量，下次购买办理入出库时，库管员必须核对木工的二级库存量，库存不合理时不得办理入出库手续。

6. 木工维修材料的消耗，记入使用科室成本，纳入医院绩效考核体系。

7. 木工维修工具及材料付款流程。木工和库管员根据核对无误的验收清单在发票上签字，送后勤管理科科长及分管院长、财务分管院长、院长签字批准后，由财务科付款，发票附明细。

8. 审计科要抽查木工维修工具及材料的采购、库存、二级库及付款流程是否符合医院相关制度规定。

（七）水暖维修工具及配件管理制度

目的：规范水暖维修工具及配件管理，满足医院成本管理及内部控制需求。

适用范围：后勤管理科及水暖维修人员。

具体要求：

1. 采购原则：

（1）遵循“公开、公正、公平、择优”原则。

（2）坚持“无预算、无申请、无支出”原则。

（3）满足医院运行需求原则。严格按照《医院水暖维修工具及配件采购制度》，询价三家以上商家逐一进行比对，挑选价格合理、质量可靠、有售后保障的优势厂家作为供货商。

（4）坚持“优质优价”的原则。优先采购优质优价的水暖维修工具及配件。

（5）突发事件或紧急情况下水暖维修工具及配件采购。维修工提出采购申请报送后勤管理科，后勤管理科编制采购计划书，经后勤管理科分管院长、院长批准后采购，事后即时进行预算追加并补办水暖维修工具及配件采购相关手续。

2. 水暖维修工具及配件入出库管理。

（1）实行“两方核对”，即：维修工、库管员两方根据购销申请对水暖维修工具及配件生产企业、地址、品名、规格、型号、数量、质量、单价、批准文号、生产批号、生产日期、使用年限、合格证等与采购申请书、随货同行单、发票逐一进行核对、验收、签字后，库管员办理入库或者预入库手续，同时办理出库手续，由维修工领走水暖维修工具及配件，建立维修工的二级库管理，并将相关信息录入医院物资管理信息系统。

（2）严格控制库存。①水暖维修工具及配件要核定保险储备、防止缺货；②防止水暖维修工具及配件库存积压。

（3）科室临时维修需要水暖维修工具及配件，如果属于预算内，可以先购置使用，过后按批次办理入出库手续；如果属于预算外，先购置使用，过后按照预算追加程序办理预算追加手续后，再办理入出库手续。

3. 建立水暖维修工具及配件二级库管理体系，设置二级库入出库登记表，使用科室负责人必须签字。

4. 水暖维修工具采购前必须填写水暖维修工具损耗表，报废不能使用的工具，经后勤管理科科长及分管院长、财务分管院长批准后，进行账务清理，保持最小使用额度，未清理前不得购置。

5. 水暖维修配件的消耗，必须有使用科室负责人的签字，并且写明配件名称、规格、单价、数量，下次购买办理入出库时，库管员必须核对维修工的二级库存量，库存不合理时不得办理入出库手续。

6. 水暖维修配件的消耗，记入使用科室成本，纳入医院绩效考核体系。

7. 水暖维修工具及配件付款流程。维修工和库管员根据核对无误的验收清单在发票上签字，送后勤管理科科长及分管院长、财务分管院长、院长签字批准后，由财务科付款，发票附明细。

8. 审计科要抽查水暖维修工具及配件的采购、库存、二级库及付款流程是否符合医院相关制度规定。

第十四章　降低运营费用

第一节　成本与费用

一、概念

费用：费用是针对一定期间而言的；成本：是对象化的费用，针对的是一定的成本计算对象。

二、成本和费用的关系

1. 成本是对象化的费用，是根据成本对象当期费用进行归集而形成的。

2. 成本和费用是可以相互转换的，本期成本并不都是由本期费用形成，它可能是上期的费用；同样，本期的费用可能结转到下期，构成下期的成本。

3. 医院在开展医疗业务运营活动中发生的各种费用，根据一定的成本对象进行归集，形成了医院成本。

4. 同一笔支出根据不同的使用对象划分为费用和成本。

5. 并不是所有的当期支出都列入当期成本。例如，差旅费就记入当期成本中，固定资产就不记入当期成本，而是以折旧的形式记入到下期成本中。费用性支出：医疗业务成本和管理费用，再明细就是当期的差旅费、办公费用等，直接列入当期的成本费用。资本性支出：基本建设、医疗设备及其他固定资产购置等，按照《医院财务制度》规定不能列入当期成本，只能在下一期以折旧的形式列入下期成本。也就是说，在没有转为固定资产前，无论支出多少现金都不能在当期提取折旧，不能列入成本和费用。即使转入固定资产的在建工程也是根据不同情况，在 8～50 年内分期提取折旧，其他设备是 5～10 年。也就是说我们的成本是少加的，由于会计制度的原因造成了报表成本数据减少而结余增加，等到明年整个固定资产入账后，折旧增加，比如我们的几座大楼十几个亿，在竣工决算前不能列入固定资产，等到明年列入固定资产了，成本增加，报表上显示的结余自然就会减少，甚至亏损，这不是管理不善的原因，而是财务制度造成的。

三、成本费用关系图

成本费用关系图，见图 14-1。

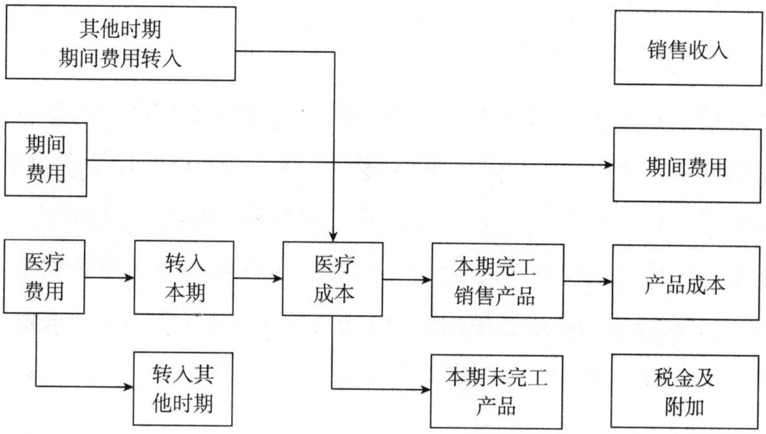

图 14-1　成本费用关系图

第二节　成本的控制

一、成本的分类与决策应运

1. 可增值成本和不可增值成本。成本都应该被削减吗？不是的，成本按照能否增值分为可增值成本和不可增值成本，我们要控制的不可增值成本，可增值成本可以为我们带来效益，这时就转换为投资了。例如儿科设置游乐场、摆放电瓶车、布置卡通窗帘和床单等，提高了患者满意度，增加了到医院看病的患儿，降低了医院的单位成本。

2. 前置成本和医疗过程成本。实际上医院的主要成本支出在医疗服务前期和医疗服务过程中，传统成本核算法考虑了医疗服务过程中的成本，而忽略了医院在采购和前期建设中的成本，而后者是各个利润中心和成本中心负责人无法控制的。成本分为前置成本和医疗过程成本，科室主任对本科室成本都能够控制吗？答：不一定。如科室主任对房屋折旧、设备折旧、各种医用耗材、药品、水电、医疗设备、人员等前置的价格成本就没法控制，只能控制医用耗材、药品、水电的消耗量等医疗服务过程成本，因为前置成本不是其能决策的。然而，利用成本核算结果进行绩效考核时，由于涉及被考核科室的利益，会倒逼对前期成本的控制。

3. 隐性成本和显性成本。成本都能够直观的看得到吗？不是的，成本按照能否看得见，分为隐性成本和显性成本。国家要求开展的全成本核算包括大量表面上不易看出来的“隐性成本”，如一些复杂的业务和管理流程、无效的会议、医疗过程中的等待、手术治疗的准备时间过长、重复的操作、项目工期过长、医疗周期过长、人浮于事等都是成本，但是，直观上看不到。

4. 可计量成本和不可计量成本。一块儿纱布，棉签等是可计量成本；护士量体温是不可计量成本。老护士和小护士量体温成本不一样、按顺序量和分次量不一样。我们大家都知道：护士的劳动是非常繁重的，而且具有很大的风险性。美国一家医院用电子计步器统计过，在当班的 12 个小时中，医疗部和手术室的护士们走动量为 5.6～7.2 千米，一家癌症治疗中心护士们的走动量是 6.8 千米，高强度长时间的枯燥工作容易使人产生疲劳，疲劳就容易使人发生过错，同时，疲劳容易降低员工满意度，员工满意度的降低又将转移到患者身上，降低护理服务质量，从而影响患者满意度和患者就医回头率，患者就医人数的减少会增加单位医疗成本，并且减少我们的收入。美国一家医院对护士的走路进行了观察，32% 的时间用在走路上，而只有 30% 的时间用来进行增值活动，也就是与患者直接接触的任何活动。这就说明了护士的走动浪费很大，而走动浪费往往是行动浪费的开端，我们的目的并不是让员工一直处在静止状态，而是减少或者消除非必要的行动和走动，不允许员工过度操劳或者超负荷工作，不强迫员工加快工作速度，以保证高水准的护理质量。这就需要我们设计好的工作程序，进行护理流程、工具等各方面的创新。例如，将护士休息室安置在走廊的一端与安置在中心位置相比，护士的走动量要大得多。

5. 可控制成本和不可控制成本。可控成本是指人们可以通过一定的方法、手段，使其按人们所希望的状态发展的成本，可控成本和不可控成本的区分是相对的。首先，可控成本和不可控成本的区分与成本责任中心所处的管理层次的高低、管理权限的大小及控制的范围的大小有关。例如，从整个医院的角度来看，所有的成本都是可控成本，但对于医院内部的科室、病房、班组来说，则各有其专属的可控成本；劳动用工统一集中管理的医院，人工费用对于医院所属的内部单位来讲，是不可控成本；而有劳动用工权的管理部门，人工费用是可控成本；较低层次的成本责任中心的可控成本一定是较高层次责任中心的可控成本，而较高层次的成本责任中心的可控成本却不一定是较低层次责任中心的可控成本。其次，可控成本与不可控成本的区分同成本发生的空间有关。有些成本，即使是处于同一层次的成本责任中心，对有些中心是可控的，对有些中心则是不可控的。例如，医用耗材采购成本的高低对于负责采购工作的部门来说是可控的，使用科室却无法控制其价格的高低，他们只对材料消耗负责。第三，区分成本的可控与不可控，目的是为了区分成本责任，成本责任中心只对自己可以控制的成本负责，不可控成本不应成为业绩考核的内容。

6. 变动成本与固定成本。案例，新加坡医疗保障体系中对家庭公共援助金的发放，就是将成本划分为固定成本和变动成本的精细化成本管理过程。见表 14–1，该制度规定：

表 14–1　　新加坡医疗保障体系中对家庭公共援助金的发放情况

家庭类型（人）	发放金额（元 / 月）
1	400
2	700
3	880
4	1050

在该种形势下进行成本核算时，并没有简单的按照人数进行累加，而是考虑到一个家庭虽然人多，但有一些共同承担的成本，即固定成本（如房屋、部分水电费以及部分生活用品等），这些成本可以抵消一部分单位成本。所以，两个人的发放金额是他们的变动成本之和，再加上固定成本，这就是另一种精细化的成本核算。

二、成本核算是否必须

医院很小的时候没有成本核算，但是依然能够赚钱，说明成本核算不是医院赚钱的前提，说明详细的成本核算不是必须的，是院长的决策直觉决定了医院的成败。现在提倡精益化管理，但是有效产出会计反而是粗放核算，是否相矛盾？事实上，这两个不矛盾，精益化管理的目标是提高医院的效益，有效产出会计通过简化核算，聚焦关键环节，也能提高医院的效益。假设我们要控制医疗服务成本，就要知道服务成本的详细信息，但是反过来知道了服务成本的详细信息就一定能够成功控制成本吗？答案是不一定。如果管理的目的是控制成本，路径不一定是详细的成本信息。就像很多企业成本核算很详细，每一个产品的定价都大于成本，但是最后亏损的比比皆是。在整体经济稳定的前提下，医院院长如何决定是否接受患者的医疗需求的呢？会参考核算出来的服务成本吗？一般来说，医院的定价具有连续性，因此定价只是考虑医疗供求关系的变化、医疗服务价格政策的变化、医保付费方式的变化等因素的影响，而成本因素不是主要因素。比如，你的成本高了，定价高了医保和患者不接受怎么办？但是有人说定价不能低于成本，这话不符合管理会计的实践。从财务的角度上考虑，当市场不好的时候，只要能够有正边际贡献，就应该继续提供服务，否则就面临停产或倒闭。价格不是孤立的看涨跌，而要看这个价格后面附加了什么样的质量特征、交货时间、售后服务等。而在经济稳定的前提下，只要产能过剩，就应该充分用价格的手段来扩大销售。举个航空业例子，你会问你旁边乘客的机票是多少钱买的吗？你会因此而找卖给你机票代理的麻烦吗？这说明机票是个高度区隔的市场。如果区隔了市场，价格就不会影响和原有客户之间的关系。

我们为什么要知道医院的利润是哪些服务带来的？管理的目的是什么？如果不知道每个服务的盈利，怎么才能清楚医院利润是哪些服务带来的？实际上，医院管理的目的就是通过不断的提供优质的医疗服务，让患者满意，让医院保持旺盛的现金流。正如计算产品的盈利，可以找到亏本产品，然后淘汰这个产品，只做盈利产品。然而，成本核算目的达到了，为什么还要分析的那么细呢？首先，淘汰不盈利的产品的思维貌似正确，其实忽视了企业产能这一非常重要的前提。如果产能过剩，亏本但是有正的边际贡献就应该生产，所以老板会接单，财务要做的就是保证老板接边际贡献为正的单。如果产能不足，那就要看定价高的，貌似盈利的产品是否会占用过多的产能受限的资源。这些都是约束理论和有效产出会计的工具；其次，医院整体赚钱和每个服务都赚钱是同一个目标还是医院追求的两个目标？实际上，前者是唯一的目标，后者是为了绩效评价派生的，然而，不能为了绩效评价让医院的目标出现分化。部分服务不赚钱，但是如果这部分服务有助于医院其他的服务赚钱，或者能够分摊一部分固定成本，管理的目的就达到了。

第三节　资产、物资和零星维修自行采购的管理

一、采购内容

办公设备和家具及办公用品类（包括信息化产品）、医疗设备及医用卫生材料类、

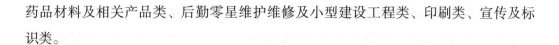

药品材料及相关产品类、后勤零星维护维修及小型建设工程类、印刷类、宣传及标识类。

二、适用范围

资产、物资、基本建设及维护维修工程的采购分为政府采购和单位自行采购两种。凡属于政府采购管理范围内的采购，执行政府采购管理办法。本办法仅适用于单位自行采购部分。

三、采购职能部门的权限

医院资产、物资、小型工程及零星维护维修工程的采购权限，按照部门职能进行划分，任何部门和科室无权对本部门权限之外的资产、物资、小型工程及零星维护维修工程进行采购。具体权限分配如下：

（一）医院成立询价采购小组负责本办法规定范围内的采购工作

该小组由采购部门、使用部门、纪检监察室和财务部门代表组成，成员不得少于五人，主要负责对各供应商提供的资产、物资、小型工程及零星维护维修工程等进行评估和询价。

（二）信息中心

负责信息化设备和耗材的采购，信息化设备的维修及零配件的购置，负责医院标识系统（V1）及产品制作的采购、办公手册印刷的采购等。

（三）医学工程处

负责医疗设备、医疗卫生材料、医疗设备耗材（试剂除外）的采购，医用设备维护维修及零配件的购置。

（四）药学处

负责药品、化学试剂和制剂材料及相关产品的采购。

（五）总务处

负责办公用品、家具和设备、被服、劳保和安全防护用品、印刷制品、水电暖和燃料等耗材，小型建设项目和零星维修工程的采购。

四、采购程序

为使医院资产、物资、小型工程及零星维护维修工程等的采购，能够充分体现“公开、公平、公正”的原则，做到“阳光采购”，保证物有所值，规范采购流程如下：

（一）使用部门根据工作需要提出采购申请

（二）采购负责部门和使用部门共同制定采购计划，需要论证的项目必须履行论证程序，采购计划制定后由分管院长提交院长办公会议讨论

（三）发布询价采购公告

由采购负责部门根据采购计划的品种、数量、规格等，发布询价采购邀请函，要求报价单位根据医院需求，在规定时间内报价。

（四）资产物资采购

1. 长期需求物资和非急需物资采购。（1）根据供货商报价，经过采购部门市场调研和询价采购小组集体评议，确定若干供货商，并建立供应商信用档案和考核制度。（2）每年 12 月，由采购部门和询价采购小组根据供应商考核制度，对当年的供应商进行考核，并以此为依据，更新补充下一年度供应商信用档案。（3）每年 12 月，由有权限的采购部门医院召开，有询价采购小组成员参加的招标采购会，采用询价或竞争性谈判形式，从更新补充后的供应商信用档案中确定下一年度的供应商，长期需求物资按年度确定供货价格。

2. 急需物资的采购。由有权限的采购部门按照“先采购，后询价”的方式采购，依据同类货物或相近商品的价格比照国内中标物资的价格确定，同质同类情况下，价格最低者优先采购。询价采购小组定期或不定期对采购价格和物资质量进行市场调查和考核，核定性价比。

3. 零星维修工程。（1）医院要将零星维修项目纳入年初预算，经过资格和业绩审核后，采用竞争性谈判的方式，通过招标确定施工单位。（2）要求施工单位在项目实施前编制工程预算，总务处安排专人对预算进行审核，将审核后的预算报分管院长及院长签字后才能开工。（3）项目开工前，将有院长签字后的预算报送计划财务处一份，用于安排资金。（4）工程结束后，总务处首先对决算进行审计，然后将其交医院审计科，医院纪检监察室审计科，工程额度 10 万元及以下审计科自审，10 万元以上外聘会计师事务所审计，通过审计并履行了签字手续的决算，送交计划财务处办理付款。

（五）合同签订

长期需求物资和非急需物资采购，由物资采购部门分管院长与供货商签订合同；急需物资的采购，由物资采购部门负责人与供货商签订合同；零星维护维修工程由分管部门及分管院长与施工单位签订合同。

（六）办理入库、出库手续

医院负责采购的部门，必须按照采购小组确定的供货商和采购价格进行采购，对于采购到医院的资产物资，要严格按照医院的资产管理办法，办理验收、入库、领用和出库手续，确保其安全完整。没有办理出入库手续的资产物资，计划财务处不予报销。资产管理部门对于所有出库的资产物资，要落实到科室或个人，按照“谁受益、谁承担”的原则，在月末将科室领用明细表报送计划财务处。

五、资产、物资和零星维修自行采购工作流程图

资产、物资和零星维修自行采购工作流程的详细情况，如图 14–2 所示。

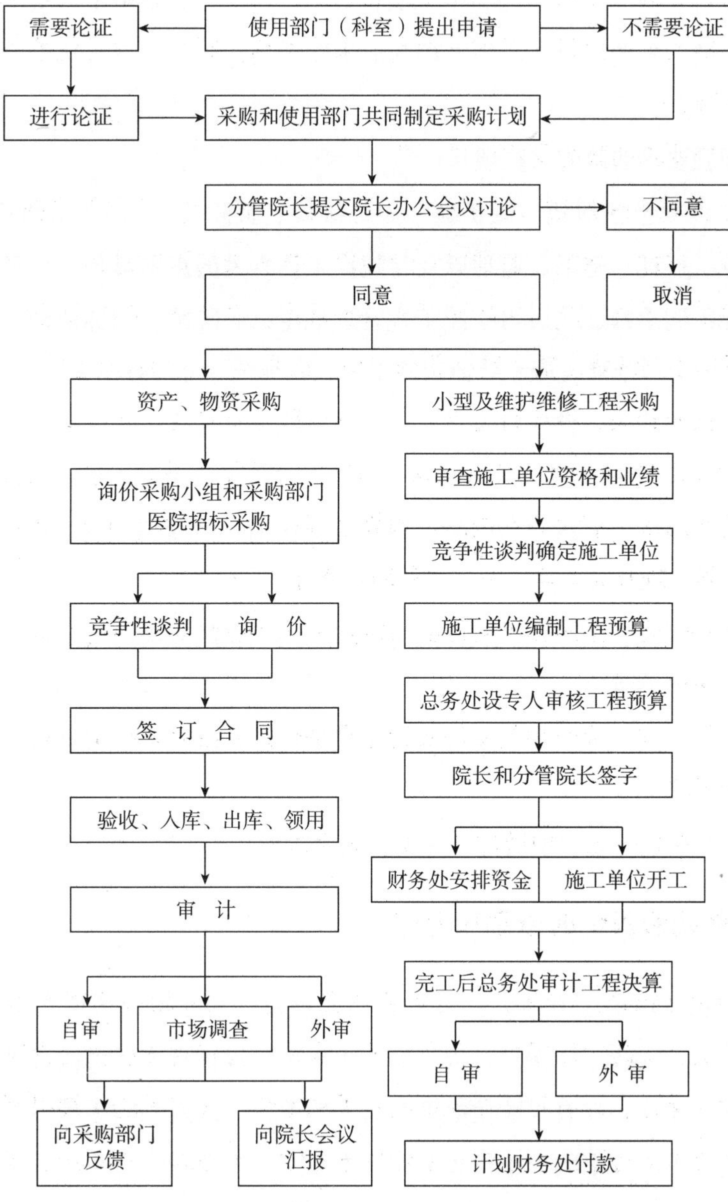

图 14–2　资产、物资和零星维修自行采购工作流程

第四节 加强政府采购管理

为了认真贯彻执行《中华人民共和国政府采购法》《内蒙古自治区人民政府关于全面推行政府采购制度的意见》，一定要加强政府采购管理、规范政府采购活动、提高资金使用效率、节约采购成本。

一、办理政府采购的范围和具体办法

凡属内蒙古财政厅政府采购集中采购目录的采购项目、集中采购目录以外符合政府采购限额标准的采购项目，必须办理政府采购手续，同时，不得化整为零规避政府采购规定的金额。

财政厅单独要求的政府采购项目：

1. 建设工程（包括新建、改扩建、装饰维修、拆除等），要严格执行相关文件。该项目的勘查、设计、施工、监理以及与建设工程有关的重要设备、材料采购等，必须先办理政府采购手续，之后再按照工程管理规定，医院举行招标活动。同时，要求施工期间相近的小型维修改造、装饰装修工程，必须统一办理政府采购。

2. 印刷，按照相关文件实行定点采购，具体范围是除机关文印室印刷以外的，预算金额在 10 万元以下的文件、会议材料、资料、宣传品、讲义、培训教材、报表、票据、证书、公文用纸、信封等印刷品。预算金额在 10 万元以上（含 10 万元）的大宗印刷项目，必须办理政府采购手续，实行政府集中采购。

3. 公务车辆保险，按照相关文件实行定点采购，在政府采购定点保险公司范围内自行选择投保保险公司。

4. 公务车辆加油，按照相关文件实行定点采购，在政府采购定点石油医院范围内自行选择石油医院。

5. 公务车辆维修，按照财政厅规定实行定点维修。

二、办理政府采购的原则和程序

1. 按照自治区财政厅要求，医院购置各类设备，须先填报《资产增量计划表》，向卫生厅财务处、财政厅社保处、资产处提出申请，得到批准后再按程序到卫生厅财务处、财政厅社保处、政府采购处办理政府采购手续。政府采购手续得到批准后，按照政府采购的要求进行采购，不得先采购后办手续。不办理政府采购手续或超出政府采购范围的采购，财务处一律不予补办手续，不予报销。

2. 根据相关文件的规定，预算单位在每月 20 日前将下月采购计划上报主管部门和财政厅相关处室审批，所以，医院各有关职能处室必须于每月 10 日前将下月的采购计划报医院财务处，以便财务处办理资产增量手续后上报政府采购计划。

3. 根据 2008 年 8 月 13 日财政厅政府采购处会议精神，同类采购项目每月只准申报一次。

4. 各科室办理政府采购手续，必须到有关职能处室（院办、器械处、后勤处等）申请，经院长批准后，由各职能处室到财务处办理政府采购手续，财务处不单独接待任何个人或业务科室。

5. 由于办理资产增量和政府采购手续烦琐，需要审批的部门很多，加上不确定因素，办手续需要一定的时间，所以，要求各处、科室提前做好计划，以便财务处办理相关手续。

三、职能处室的职责

1. 财务处要严格把关，对于不符合政府采购要求的采购项目不得办理相关手续，对于没有办理政府采购手续或与政府采购手续要求不符的项目不予付款。

2. 各职能处室应将有关科室的采购申请进行整理，统一报院长批准后，送财务处办理相关手续，不得分解项目、不得化整为零。

四、建立健全政府采购工作制度

1. 医院机构：

组　长：院长

副组长：班子成员

成　员：职能部门负责人

2. 凡是医院使用财政性资金进行采购的货物、工程和服务行为等所有项目，一律按照政府采购目录，履行政府采购手续，到有关部门办理审批手续，手续齐全后才能进行采购。具体如下：

（1）医院药品采购统一执行呼市药品集中招标采购领导小组医院的政府集中招标。

（2）医疗设备的采购，见表 14–2，由于专业性强，要求先到内蒙古财政厅进行审批、备案、上网公告后，由我院按照政府采购的相关程序，进行公开招标形式的部门采购，但必须邀请内蒙古财政厅的工作人员及政府采购要求的有关专家在场进行监督、评估。

（3）工程和基建项目必须先到内蒙古财政厅进行审批，办理政府采购手续，然后按招标程序进行网上公告，通过中介机构进行公开招标，没有中标的单位不得参与施工。

（4）办公设备、用品，除急需购置的临时性少量的小型物品外，其他批量购置的办公设备、用品，必须办理政府采购手续并通过招标进行采购。

以上采购项目，按部门进行归口负责管理，不允许各部门自行采购。财务处在付款时进行审核，没有办理政府采购手续的不予付款。

五、固定资产的购置论证

长期以来，我们一直存在一个误区，就是成本管理等于降低成本，这是不对的，如果该做的事，就要计算需要投入多少钱？如果需要投入1000万元，实际投入600万元反而会增加失败成本的，是帮倒忙。例如，欧美的水龙头、水管比中国的粗，早期成本高，但是后期维修成本低，而中国的前期成本低，后期的维修成本高。我们进行投资决策时首先考虑让该项目发挥最大作用应该花多少钱，而不是少花钱，少花钱多办事的想法是不对的。成本管理的目标是培养竞争优势而不是降低成本，不能就成本管理成本，成本管理是问题导向，只要找到成本产生的原因，解决问题，成本自然就会降低了，低成本要同技术紧密联系在一起。战略成本管理的目的不是简单的降低成本，而是竞争优势的培养，前者是短期的，后者是长期的。成本管理不是等同于降低成本，是有降有升，很多成本不是医院自己能够控制的，成本管理不代表成本节约，过去节约的观点是不对的。战略成本动因就是培养竞争优势而不是计算成本，医院在对医疗设备进行投资时，一定要从长期来分析是否能够增加医院的竞争力和竞争优势。不要价格最低的，因为维修成本高，而是购买成本最低的，因为维修成本低，过低的价格等于增加成本。医疗设备购置审批表，见表14–2。

表14–2　医疗设备购置审批

申请科室：	时间：	年　月　日	编号：
设备名称		推荐品牌型号	A
所需数量			B
预估单价			C

续表

技术需求	□开展新业务	□技术更新	□提高服务效率
	□降低风险	□改善临床效果	□满足新目标患者群
	□增加成本效益	□运营策略的改变	□标准规范要求
	□政策性项目	□其他	
需求定义说明	技术需求中的一项或几项详细说明		
具备条件	□人员专职取得资格	□人员兼职取得资格	□人员无资格
	□安装场地已确定	□安装场地待确定	□安装场地未确定
	□是否能按规定收费	□收费是否能进医保	
	□医疗技术已准入	□医疗技术未准入	
经济效益分析	预计经济效益：		
	①投资回收期 T= 投入成本 /（年收入 – 年支出）=		
	②寿命周期效益 S=(年收入 – 年支出) × 寿命 – 投入成本 =		
科室成员签字：	科主任签字：		分管院长签字：
医院评估结论	购置结论：		
	□必须购置	□推荐购置	□不建议购置
	□可以购置，但符合以下情况：		
	档次建议：		
	进口：　□领先	□中高端	□低端
	国产：　□领先	□中高端	□低端
	评估人签字：	审核人签字：	
器械科意见：		医务科意见：	
医保科意见：		财务科意见：	
物价科意见：			
医疗器械管理委员会意见			
		□建议购置	□不建议购置
院长办公会研究意见			

第五节 加强固定资产管理

一、建立健全国有资产管理制度

（一）总则

1. 为了规范和加强国有资产管理，维护国有资产的安全完整、合理配置和有效利用国有资产，建立我院资产管理体制，根据财政部有关规定，制定本办法。

2. 本办法所称的国有资产是指单位占有的、使用的、依法确认为国家所有、能以货币计量的资产和自己医院收入形成的资产，以及接受捐赠等形成的国有资产，包括流动资产、固定资产、无形资产和对外投资。

3. 医院的所有资产活动，坚持资产管理与预算管理相结合的原则，与财务管理相结合的原则。

（二）资产的配置及使用

1. 医院资产的配置，要符合国家有关法律、法规和规章制度规定的程序，履行相关手续，严格审批程序及流程。

2. 对长期闲置或低效运转的设备，需要医院相关部门进行论证，找出原因，除采取改进措施外，作为今后配置设备的经验性参考条件，使医院的有效资金发挥最大的效益。

3. 在年度预算编制前，医院资产管理部门合同财务部门要对资产的存量进行认真审核，提出下一年的购置计划，减少不必要的积压浪费。

4. 单位购置购入政府采购范围的资产，应当按照国家《政府采购法》的规定执行。

5. 对购入的所有资产，必须严格执行出入库制度，建立健全购置、验收、保管、使用等内部管理制度。

6. 对国有资产要定期进行清查，做到账账、账卡、账物相符。

（三）资产处置

1. 固定资产处置，是指医院固定资产的产权转移或核销，如对外捐赠、出售、报废以及对外投资等。各科室占用的固定资产，只有使用权，没有处置权。

2. 固定资产处置审批权限。土地及原始价值在 300 万元人民币以上（含 300 万元）的房屋、建筑物等重要资产，由自治区财政厅报自治区人民政府批准方可处置。

3. 原始价值在 300 万元以下的房屋、建筑物以及单位原始价值（或批量价值）在

20万元人民币以上（含20万元）的交通运输工具、大型设备等其他固定资产，须经主管部门审核后，报自治区财政厅批准方可处置；交通运输工具、大型设备等其他固定资产单位原始价值（或批量价值）在20万元人民币以下的，由主管部门批准方可处置，报自治区财政厅备案。

（四）固定资产报废条件

1. 使用年限超过折旧期限、功能丧失、完全失去使用价值，或不能使用并无法修复的固定资产。

2. 使用年限未满，但因缺乏配件无法修复使用的固定资产。

3. 设备技术落后、质量差、耗能高、效率低，已属淘汰且不适合继续使用，或技术指标已达不到使用要求的固定资产。

4. 城市规划或医院建设需要拆迁的房屋、设备。

5. 受自然灾害毁损无法修复使用的固定资产。

6. 盘亏、呆账及非正常损失的资产。

7. 已不能满足单位履行职能需要的资产。

8. 依照国家有关规定需要进行资产处置的其他情形。

（五）固定资产处置审批程序

1. 对符合固定资产报废条件的资产，由固定资产所属部门提出申请，填写固定资产报废申请表（特殊情况必须提供书面材料）交固定资产管理部门（总务处、医工处）。

2. 固定资产管理部门对待报废资产进行技术鉴定，对国家规定的特殊设备，如压力容器、电梯等，还需国家相关的鉴定部门进行鉴定，提出鉴定意见，鉴定结果由固定资产管理部门主要负责人签署意见，并承担相应责任。

3. 经鉴定符合报废规定的固定资产，由分管固定资产所属部门的院领导和分管固定资产管理部门的领导签署意见后报财务处。20万元以下的固定资产由财务处提交院长办公会议讨论决定；20万元（包括20万元）以上的固定资产报废由财务处提交医院资产管理委员会讨论决定。

4. 对院长办公会或资产管理委员会同意报废的固定资产，由财务处办理各级审批手续。

5. 财政厅及主管部门批复同意后，财务处及相关部门进行固定资产报废的账务处理和资产处理。

（六）固定资产非正常损失处理程序

各科室盘亏及非正常损失减少的固定资产，由固定资产管理部门和其他相关部门查明原因，出据鉴定，并对造成国有资产非正常损失的责任人提出处理意见，医院按照规定权限逐级报批并追究相关负责人员责任。

（七）固定资产处置收入

固定资产出售、报废的变价收入均属国家收入，一律按照财政厅相关规定实行“收支两条线”管理，收入金额缴入自治区财政专户，用于固定资产更新使用。

（八）产权登记与产权纠纷业务处理

1. 医院购置的固定资产，必须报经财政部门办理产权登记。

2. 医院与其他国有单位之间发生国有资产产权纠纷的，由当事人协商解决。协商不能解决的，可以向同级或者共同一级财政部门申请调解或者裁定，必须时报有管辖权的人民政府处理。

3. 医院与非国有单位或者个人之间发医疗权纠纷的，医院应提出拟处理意见，经主管部门审核并报同级财政部门批准后，与对方当事人协商解决，协商不能解决的，依照司法程序处理。

二、建立固定资产管理责任制

为加强医院的固定资产管理，保证固定资产的安全和有效使用，保证固定资产申请购买和报废处置制度的落实，提高各处（科）室负责人对固定资产管理的责任意识，特制定本制度。

（一）固定资产的概念和分类

1. 概念。固定资产是指使用年限在一年以上，单位价值在规定标准以上，并在使用过程中基本保持原有物质形态的资产。

2. 分类。按照固定资产的性质，分为以下几类：①房屋及建筑物；②专业设备：各种医疗设备及器械；③一般设备：通用性设备；④图书；⑤其他固定资产。

（二）固定资产的管理责任主体

各职能处室、临床（医技）科室是医院固定资产的主要使用者和院长，负有有效使用、规范管理固定资产和保证固定资产安全的职责。各职能处室处长和临床（医技）科室主任，是固定资产管理的第一责任人（简称固定资产责任人）。

（三）固定资产管理责任制

1. 固定资产实行三级管理制度，即计划财务处负责总账，物管部门（医学工程处和总务处）负责明细账，使用部门建立固定资产档案，并指定专人负责。

2. 固定资产使用处（科）室的档案管理。（1）以 2013 年 3 月 20 日的医院固定资产明细账为依据，建立处（科）室固定资产档案，安排专人管理。（2）2013 年 3 月 20 日后增加的固定资产，将出库单放入档案，作为固定资产增加的凭证。（3）2013 年 3 月 20 日后报废的固定资产，将报废单放入档案，作为固定资产减少的凭证。（4）每年年末，以年初核定的处（科）室固定资产明细单为基数，由计划财务处打印各处（科）室当年固定资产增减变化明细清单，交给各处（科）室存入固定资产档案，妥善管理。（5）被服、白衣不列入处（科）室固定资产管理档案，但医院仍按固定资产管理，它的处置按照《医院固定资产处置管理办法》执行。

3. 实行固定资产责任制管理：各处（科）室的贵重仪器、设备要求指定专人管理，制订操作规程，建立技术档案和维护、保养、交接及使用情况报告制度，保证资产设备安全完好，处于正常使用状态。

4. 固定资产在医院内部各处（科）室之间进行转移时，须由转出、转入处（科）室双方填写申请，固定资产责任人及分管院长签字后，报计划财务处和固定资产物管部门（医工处、总务处等）批准，并进行相关的账务处理后方可进行。

5. 固定资产报废时，由使用部门提出并填写报废申请表，经医院固定资产物管部门（医工处、总务处等）审核通过后，报计划财务处审批。具体规定见《医院固定资产处置管理办法》。对于不符合报废条件的固定资产，因特殊情况需要报废时，经医院资产管理委员会研究决定。

6. 对于固定资产在使用过程中因操作不当或使用不当导致损坏的，由固定资产责任人负责查实，并落实赔偿。

7. 固定资产责任人要学习和掌握医院固定资产管理的规章制度，保证固定资产的安全，在固定资产的申购、论证、审批、采购、验收、领用、使用、管理、维护维修和报废过程中负有相应责任。

8. 固定资产责任人应掌握本处（科）室的固定资产清单及详细情况，做到心中有数，并配合医院年度固定资产清查核实工作。

9. 医院对固定资产管理实行问责制，对申购、论证、验收、领用、管理、维护维修、报废过程中不负责任行为，追究固定资产责任人的责任；对固定资产非正常损坏、丢失和管理不善造成的其他损失，在追究责任人责任的同时，要按照一定比例进行赔偿。

10. 计划财务处和固定资产管理部门定期对各处（科）室的固定资产进行清查、盘点、核实，做到账实相符、账账相符、账和档案相符。

11. 计划财务处和固定资产管理部门要加强对各处（科）室固定资产的监督管理，坚决杜绝“物随人走”的现象发生；对于只发生实物转移，而没有办理相关的转移手续或者移交手续办理延迟和时间过长，要及时发现并予以纠正，同时，纳入医院质量考核体系，对固定资产责任人予以扣分处罚。

12. 对于资产清查时发现盘亏的固定资产，由固定资产责任人予以追回，无法追回的，由固定资产责任人按比例赔偿。

三、建立科室固定资产管理档案

为加强医院固定资产管理，各科室建立固定资产管理档案。

1. 以 2013 年 3 月 20 日的医院固定资产明细账为依据，由计划财务处打印固定资产明细清单交给各处（科）室，建立处（科）室固定资产管理档案。

2. 固定资产明细清单包括：计划财务处和固定资产管理部门账面实有数，2011 年医院清产核资中盘赢的部分固定资产；2011 年医院清产核资中盘赢的固定资产，有部分没有进价，这部分固定资产没有列入本次各处（科）室固定资产明细清单，待医院研究后另行处理；2011 年医院清产核资中盘亏的全部固定资产，没有列入本次各处（科）室固定资产明细清单，待医院资产管理委员会分析研究后，对符合报废条件的资产，由科室填报资产报废表，按照医院固定资产处置管理办法申请报废；对于存在问题的盘亏资产，要按照医院的规定追究相关人员责任；被服、白衣不列入处（科）室固定资产管理档案。

四、加强固定资产处置管理

固定资产处置，是指医院固定资产的产权转移或核销，如对外捐赠、出售、报废以及对外投资等。各科室占用的固定资产，对其只有使用权，没有处置权。

1. 固定资产处置审批权限。土地及原始价值在 300 万元人民币以上（含 300 万元）的房屋、建筑物等重要资产，由自治区财政厅报自治区人民政府批准方可处置。原始价值在 300 万元以下的房屋、建筑物以及单位原始价值（或批量价值）在 20 万元人民币以上（含 20 万元）的交通运输工具、大型设备等其他固定资产，须经主管部门审核后，报自治区财政厅批准方可处置；交通运输工具、大型设备等其他固定资产单位原始价值（或批量价值）在 20 万元人民币以下的，由主管部门批准方可处置，报自治区财政厅备案。

2. 固定资产处置的报废条件。使用年限超过折旧期限、功能丧失、完全失去使用价值；或不能使用并无法修复的固定资产使用年限未满，但因缺乏配件无法修复使用的固定资产；设备技术落后、质量差、耗能高、效率低，已属淘汰且不适合继续使用，或技术指标已达不到使用要求的固定资产；城市规划或医院建设需要拆迁的房屋、设备；受自然灾害毁损无法修复使用的固定资产；盘亏、呆账及非正常损失的资产；已不能满足单位履行职能需要的资产；依照国家有关规定需要进行资产处置的其他情形。

3. 固定资产其他处置方式。捐赠：所捐赠固定资产必须是医院闲置的资产，经医院资产管理委员会研究通过，且受捐赠单位必须是非营利性单位或福利机构。意外损失：失窃等意外事故造成的固定资产损失，资产所属部门须提供公安部门的报案材料及相关部门证明，否则，不予认定。出售：出售固定资产必修经资产管理委员会集体研究通过，并经财政厅评估机构评估定价后才能实施。

4. 固定资产处置审批程序。对符合固定资产报废条件的资产，由固定资产所属部门提出申请，填写固定资产报废申请表（特殊情况必须提供书面材料）交固定资产管理部门（总务处、器械处）。固定资产管理部门对待报废资产进行技术鉴定，对国家规定的特殊设备，如压力容器、电梯等，还需国家相关的鉴定部门进行鉴定，提出鉴定意见，鉴定结果由固定资产管理部门主要负责人签署意见，并承担相应责任。经鉴定符合报废规定的固定资产，由分管固定资产所属部门的院领导和分管固定资产管理部门的领导签署意见后报财务处。20 万元以下的固定资产由财务处提交院长办公会议讨论决定；20 万元（包括 20 万元）以上的固定资产报废由财务处提交医院资产管理委员会讨论决定。对院长办公会或资产管理委员会同意报废的固定资产，由财务处办理各级审批手续。财政厅及主管部门批复同意后，财务处及相关部门进行固定资产报废的账务处理和资产处理。

五、固定资产报废流程图

固定资产报废流程具体情况如图 14–3 所示。

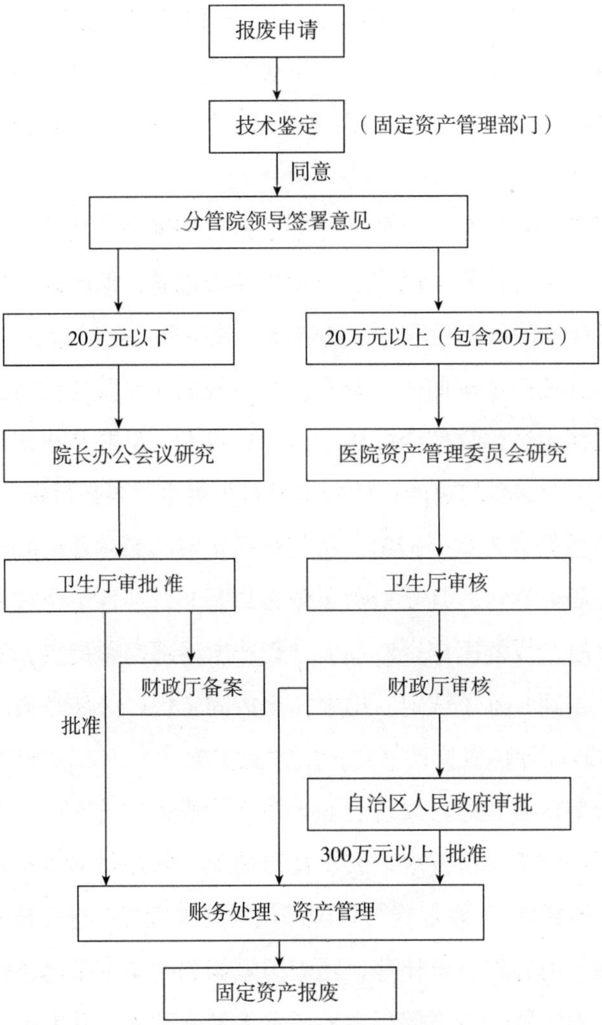

图 14-3 固定资产报废流程

第六节 加强医院内部审计管理

一、目的

为加强医院的内部审计工作，充分发挥内部审计的监督作用，防止舞弊，规范内部审计工作流程，提高内部审计工作质量。

二、政策依据

《中华人民共和国预算法》《中华人民共和国审计法》《行政事业单位内部控制规

范》《医院财务制度》《医院会计制度》。

三、适用范围

审计科及相关科室。

四、具体要求

1. 内部审计是指医院内部审计机构和审计人员，对本单位及所属机构经济活动的真实性及合法性、财务收支情况进行独立监督的行为。

2. 审计科在分管院长领导下，依据国家法律、法规、政策，医院的规章制度以及本规定开展审计工作，同时接受国家审计机关和上级主管审计机构的指导。

3. 医院设置审计科配备专职审计人员，负责医院内部审计工作，依法按程序独立开展审计工作。

4. 加强内部审计的领导工作，定期召开院长办公会议听取审计科汇报，研究部署审计工作，及时批复年度内部审计工作计划、审计报告，督促有关部门落实审计意见，保证内部审计人员行使职权。

5. 医院有计划地组织审计人员学习、培训，提高内部审计人员业务能力和职业道德。

五、审计范围

预算执行审计；财务报表审计；材料库存（包括二级库）审计；药品库存（包括二级库）审计；工程（包括零星维修改造工程）审计；大型仪器设备采购审计；物资采购审计；招标项目审计；社会捐助基金使用审计。

六、审计流程

1. 预算执行审计。发生的经济事项是否属于预算内，预算的调整是否符合医院《全面预算管理办法（暂行）》规定。

2. 财务报表审计。审核财务报表的真实性、合法性；审查财务收入是否真实、合法；审查财务支出是否遵循财务规定的开支范围和标准，有无违规违纪行为，列支手续是否完备；审查银行开户是否符合有关规定，有无储蓄存款、公款私存和多头开户行为；审查固定资产内部管理和使用情况，包括制度是否健全有效，存量是否真实，在库固定资产，核算是否符合会计制度的规定，购建、调拨、报废和处理是否符合有关制度。

3. 材料库存（包括二级库）审计。按照医用耗材盘点制度规定，对医院的医用耗材库和科室二级库房进行盘点；审查医院的医用耗材库和科室二级库房的采购、管理、领用、发放是否严格按照医院的相关制度执行；审查医院的医用耗材库和科室二级库房的账目记录是否及时、完整；审查医院的医用耗材库和科室二级库房的实际盘点数和账面库存数是否一致。

4. 药品库存（包括二级库）审计。按照药品库存盘点制度规定，对医院的药品库和科室二级库房进行盘点；审查医院的药品库存和科室二级库房的采购、管理、领用、发放是否严格按照医院的相关制度执行；审查医院的药品库存和科室二级库房的账目记录是否及时、完整；审查医院的药品库存和科室二级库房的实际盘点数和账面库存数是否一致。

5. 工程（包括零星维修改造工程）审计。依据总务科提交的 5 万元以上工程会审方案，编制工程概算；审核总务科初审后的工程（包括零星维修改造工程）决算。

6. 大型仪器设备采购审计。参加大型仪器设备采购论证、招标、验收全过程。

7. 物资采购审计。按照物资盘点制度规定，对医院的物资库和科室二级库房进行盘点；审查医院的物资库和科室二级库房的采购、管理、领用、发放是否严格按照医院的相关制度执行；审查医院的物资库和科室二级库房的账目记录是否及时、完整；审查医院的物资库和科室二级库房的实际盘点数和账面库存数是否一致。

8. 招标项目审计。参加医院采购中心的设备技术论证会；参与医院招标项目开标全过程审计监督；审核经济合同条款是否完整、合同金额是否超预算、合同编制是否符合要求；审核政府采购申报书、政府采购批准书、中标通知书、经济合同、发票、验货单的时间逻辑性；审核政府采购申报书、政府采购批准书、中标通知书、经济合同、发票项目的一致性。

七、审计内容

审计科每年要对资产、物资、基建工程及零星维护维修工程的采购进行内部审计。

1. 对资产物资库存的合理性进行审计，防止积压、浪费。

2. 对资产物资价格执行情况进行跟踪审计，检查采购物资质量及实际进价与采购小组确定采购的物资质量及进价是否相符。

3. 对其他零星采购资产物资的价格与市场价格进行对比，检查其是否相符。如因特殊原因造成的价格上涨，必须有合法、合理依据，否则，要严格按照年初定价执行。

对价格执行中偏差较大的资产物资，要进行审计。

4. 对于零星购置中价格偏差较大的资产物资，各采购部门要进行市场调研和评估，作为下一年度采购预算的依据。

第十五章　财务管理与报表分析

第一节　新形势下医院财务的价值创造

一、医改对医院财务管理的影响

习近平总书记说：没有全民健康，就没有全面小康，人民身体健康是全面建成小康社会的重要内涵，是每一个人成长和实现幸福生活的重要基础。在目前，我国经济进入发展新常态下，医改对医院的影响就是一个非常突出的新问题。城市公立医院改革正式登上了医改的舞台，而在医院管理中举足轻重的财务部门任重道远，在医改的同时还面临着财税体制改革、预算管理改革和会计制度改革。国家针对当前过度医疗造成医疗费用高于支付能力的现状，进一步完善供需双方激励与制约机制，规范医院的诊疗行为，加强监督力度，健全支付方式。通过医疗保险支付方式的改革，倒逼医院转变自身的医疗行为，促进医院经济运营管理的转变。这就要求医院财务人员从仅仅是记记账、收收钱，向管理会计的职能转变，加强财务分析、病种分析等，积极参与并主导医院的预算管理、成本管理、绩效管理和内部控制。

二、互联网时代的医院财务价值

彼得·德鲁克说：现在企业的竞争，已经不是产品之间的竞争，而是商业模式之间的竞争，商业模式带来的竞争优势，下一步会席卷医疗行业。从财务报表看企业的价值创造—基于商业模式创新的视角，价值创造就是投入产出，三大报表最重要的是资产负债表，现在的财务报告是历史的产物，重复过去必然失去未来。世界变化太快，5 年就像换了一个世界，你若不努力改变，5 年后依然毫无区别，更甚者，被市场淘汰，面临生存危机，跟不上时代的变化。如果仅从经济增加值的角度看，公立医院看似业绩欠佳，但从社会责任履行和宏观利润表的角度看，则另当别论，既有经济效益，也有社会效益。从价值创造计量的宏观视角分析：

1. 微观利润表（评价受托责任的基础）

收入 − 成本 − 工资 − 利息 − 税收 = 利润

转化为

2. 宏观利润表（评价社会责任的基础）

收入 − 成本 = 工资 + 利息 + 税收 + 利润

财富（价值）创造　　　　　　财富（价值）分配

医院创造的价值不能仅仅评价经济效益，更重要的是评价创造出来的价值（财富）分配，有多少分给员工、银行、税收及医院可持续发展基金。

一个医院的竞争力不仅取决于其内生的人力及技术资源，同时取决于其整合社会化资源的能力，最重要的是整合思维。利用互联网信息平台整合资源既是医院发展的大趋势，也是医院财务管理转型的关键点，我们应该将互联网思维植入到医院财务转型，实现财务会计向管理会计的转变。互联网是唯一只要拥有用户就可以发财的行业，有了更多的商家就有更多的用户，有了更多的用户就有更多的商家，它使行业间的界限越来越模糊，使产品、服务和目标市场相分离，可以在一个行业花钱做服务，在另一个行业挣钱。IT 行业彻底颠覆了传统行业的投资理念，进入另一个领域的壁垒降低、转换成本变小。该行业由于拥有大数据的优势，一头是海量的患者源，另一头是高水平的医生，一旦进入医疗行业，带来的冲击是无法想象的。互联网时代流量为主，流量大了，客户多了，网络的价值随着用户量成几何级增加。作为世界上最大“电商”，阿里巴巴最挣钱，但是没库存，阿里巴巴的存货为零，没有工厂，没有仓库，没有商店，没有物流，这就是新经济时代独特的商业模式创新，财务管理边界亟须拓展。一家医院，即使其预算管理、成本控制、定价策略、运营资金、税务筹划、业绩评价、危机管理等财务管理工作做得再好，但与其协同配合的材料供应商、药品供应商、设备代理商、品牌策划商没有做好相应的财务管理工作，医院的核心竞争力和盈利能力将大受影响。

三、医院财务与信息化建设

信息化是医院运营管理的纽带，是医院的神经系统，医院要想实现精细化管理、科学化管理和专业化管理都离不开它，内部控制一定是镶嵌在信息系统才能发挥充分的作用。医院要开展全面预算管理、成本核算、绩效考核，要加强内部控制，离开信息化都是无法实现的。通过决策支持系统、临床信息系统、医院信息系统、后勤运营管理系统等的规划，打破医院“围墙”，建立具有前瞻性的顶层架构，实现药品、门诊、住院系统和财务、物流系统、内控的整合。利用移动应用 + 条码应用 + 无线应用等先进的技术手段，减少工作强度，方便日常工作，配合医院管理规范和制度，提高管理质量和设备工作效率，从而提高医疗设备安全，延长设备使用寿命，降低运行和维护成本。通过物流系统关键点的建立，加强物资流通中的内控机制，控制采购及领用漏洞，提高配送速度，保证医院收益，离开信息化支持开展内部控制是难以实现的。

第二节　财务管理是创造价值的过程

财务管理的本质并不复杂，就是一个把医院从经验管理向科学管理过渡的重要工具，不管是工作还是生活，你不理财，财不理你。一家医院要想实现价值创造，一要转型文化：核心价值观建立、领导风格的形塑、管理规范的建立；二要组织协同：组织模式重构、关键事业流程、绩效管理制度；三要战略布局：组织间战略、运营模式的转型、成长模式及动力。

一、什么是医院财务的本质

财务具有与生俱来的前瞻性，通过未来的管理实现今天定义的价值，财务上的价值是未来现金流量的现值。财务管理应该保障医院的运营活动处于良好的受控状态，使医院价值持续的增长，它既不是记账，也不是统计，更不是报销报税。要实现医院财务管理的目标，财务部门必须担负起决策支持、商业洞察、价值管理、价值创造的职能，财务管理最核心的理念就是向财务要利润。财务人员要告诉院长：医院到底怎么了、医院未来可能会怎样；给院长讲明白财务管理是什么，医院的财务状况怎么样；财务人员要给院长讲清楚他想知道的东西和不明白的东西，才算完成本职工作。会计这门学科条条框框很多，提供的工具和方法不多，思维维度不高，所以我们不能被会计所困。但是，我们也不能不懂会计，因为，会计为我们提供了一种认识世界的方法 – 用信息（数字 / 图标）来揭示世界、表达经济活动。会计的记录和反映是已经发生的经济活动职能，财务报表的数据也是过去的东西，是财务部门的数字游戏，但是会计并不只对历史负责，还对未来决策有着很大的价值创造，要通过这些数据分析出规律和趋势，为医院的下一步决策提供意见和建议。因此，我们要将战略、财务、会计以及税务、审计、内控等大财务管理的知识纳入财务报表的体系，形成财务管理的整体框架和逻辑，再深入到具体项目。

二、医院财务管理思维与流程

财务会计的基本思维是从下面开始，按照先看总额，然后看构成，然后看项目，进一步可以看钩稽关系、看对比关系，你将明白分析财务报表的顺序原来是要上升为财务管理思维，那就是进行财务分析和运营分析。财务分析根据需要和目的不同，可以是总体的也可以是具体某一个项目的，甚至是对报表项目的进一步拆分，比如医院资产负债表的存货项目，包括了药品、医用耗材、低值易耗品等。财务报表分析既可以与历史数据对比，也可以与预算数对比；既可以与医疗行业数据对比，也可以和个别标杆医院或者主要竞争对手医院对比，甚至可以自行设计一个理想的财务报表来进行对比。要把遇到的问题都放到财务报表中考虑，它处在哪个位置？左边还是右边？上边还是下边？它与其他项目是什么关系？它对整体报表有什么影响？对其他报表又有什么影响？与之相关的业务是哪个部门的职责，具体由谁负责？与医院年度目标有什么关系？我们目前的管理流程是如何处理的？这项业务本身的业务流程应该是什么样的？潜移默化中你的财务思维方式形成了，建立起财务理念和思维，掌握医院财务管理的“道”，你的工作、学习效率和效果都将发生质的变化。除此之外，还要掌握财务的方法和工具，这是从世界观到方法论，再到实践的基本路径。

三、医院财务管理的主旋律

绩效管理、成本管理、HRP、全面预算管理、内部控制等能够为医院创造出最大的价值，是医院财务管理的主旋律，尤其是预算管理，甚至可以演绎成整个系统管理，它的最大好处是把所有人的利益关系放在一起博弈，然后综合平衡，以此来实现医院的目标与个人的目标。预算与成本管理、财务管理并不冲突，预算是一个系统，成本管理与财务管理只是预算的两个模块。把系统内的物质流、信息流、资金流的逻辑关系摸清楚，再来理解绩效管理、成本管理、财务管理，理解的深度、广度以及运用的灵活度。战略预算体系包括医院的绩效管理、财务管理、成本管理、人力资源管理、HRP、供应链管理、医疗管理等。战略预算是医院管理的最高境界，不只是财务部门的财务管理，是整个医院各个部门聚在一起做管理，大家互相制衡、综合平衡、自动自发的来做医院系统化的管理。实践证明只有系统化的管理才是最好的管理，只做单个模块的管理一定会失败。预算管理不仅仅有数字，还有个环环相扣、相互制约、相互促进的系统来保证目标实现。公立医院正是因为有这样一个完整的系统，才使得彼此之间能够相互信任，才能协调大家收入和支出的全过程。预算就是能用数字来度量过程和结果的系统，而不是只要结果不要过程；是一个让院长放心、让员工安心的高效的医院管理工具，院长必须懂得预算。

四、医院管理的核心模块

医院管理最核心的几大模块医院文化、薪酬体系、绩效考核，为什么难以运作？为什么 360 度考核、平衡计分卡、KPI 指标效果甚微？最根本的原因是传统的绩效考核缺少过程，无法控制每一个细微的过程，只是发卷子、等答卷，“秋后算账”。实践证明：绩效只有与预算结合在一起，才充分能够发挥出其应有的价值。预算绩效能够运作成功并且效果非凡的原因：第一是把所有人员的绩效都放在同一个操作平台，让其相互博弈、互相牵制，最后才相互促进，形成了一个环环相扣、与医院目标相一致的系统。第二是把绩效植入到医院预算的每个角落，保证每个细微过程的完成，而不同于传统绩效，只强调结果的实现。同时，预算绩效还将医院的战略，通过平衡计分卡的方式与预算结果进行对接，既强调过程的实现、也强调结果的实现；既强调短期目标的实现、也强调长期目标的实现。很多很好的解决方案被其他部门拒绝、很多很好的思路被其他部门排斥的问题，以及如何与其他部门沟通？如何看待整个系统呢？需要用预算的眼光来分析问题，一个方案的好坏，关键看它在系统里的价值和可操作性。开阔视野，关注整个系统，不局限于自己的一亩三分地，换位思考，才能使其他部门的人接受，才不至于方案被拒绝、否定，才可以使得工作更加简单，沟通更有效，效果更明显，而预算就是这样一个系统。

五、投资决策是医院财务管理的重要作用之一

我们首先要明白的一个概念是净利润不等于现金，利润是在一个记账规则下面产生的，而现金却是实实在在的，可以用来投资买东西的钱。例如：应付账款是算作负债的，但它却是你的现金；应收账款是算作利润的，但它却不是你的现金。所以，在一个医院的运营过程中，除了分析价值有没有增加，还有一个关键的要素就是现金流，这个要素关系到医院的生死存亡，如果一家医院亏损却依然能够生存，就证明其拥有充足的现金流，就说明该医院有旺盛的生命力。

营运资本需求（WCR）= 应收账款 + 存货 – 应付账款，这个资本需求就是现金，

医院要保持运营，必须满足营运资本需求。一般情况下 WCR>0，我们要有现金流来维持这个需求，如果我们没有多余 WCR 现金，说明资金链即将断裂，医院营运难以维持。如何才能更好满足营运资本的需求呢？我们可以从获取更多的现金和降低 WCR 两个方面来努力，通过营运资本需求的计算公式可以得出降低 WCR 的解决方案：第一是降低应收账款，通过一些手段加强应收账款管理；第二是通过降低存货，减少资金占用，提升营运效率；第三是增加应付账款，就是通过大量占用供应商的货款来投资，减少贷款，节约贷款利息，获取盈利。国美就是通过采取这种被业界诟病的类金融模式赚了很多钱，但是，这种方法是把双刃剑，伤人伤己，因为你的供应商和你一样想降低应收账款。

总之，医院财务管理就是分析医院的投资会不会为医院未来带来收益，保证医疗服务正常运行所需要的资金支持。

第三节　基于战略的医院财务报表分析

数据信息可以创造价值，精准医疗的基础是数据，通过数据分析可以找到医院成本和利润产生的原因，将盈利质量、资产质量，现金流量作为财务分析的切入点。会计数据只是医院实施其发展战略的财务表现，如果剔除战略及其实施的情境因素，报表分析只能是一种重形式、轻实质的数字游戏。分析财务报表一定要与医院战略紧密联系，没有战略分析作为指导，报表分析有时会得出与事实背道而驰的错误结论，现在谈过去的时代就会落伍，未来世界最贵的资源是数据。错误的假设，加上正确的理论，加上疯狂的执行，等于万劫不复的悲剧。如果一个医院不谈价值创造，财务人员的地位就无法提高，绩效评价是 CFO 最重要的工作，它主要解决医院的法律和财务问题。医院活动的主要内容包括：绩效考核、医疗服务质量与安全、医院内部控制与流程改善、物流管理、人事管理等。

一、医院资产质量分析

资产按照其流动性主要划分为流动资产和固定资产，它能够为医院带来未来的经济效益。我们进行资产负债表分析的主要目的就是为了找到医院风险、运营风险、技术风险、错配风险。从医院的在建工程、固定资产、无形资产所占比重高，可以分析出该医院的进入壁垒高、转换成本和风险大；从利润波动大小可以推断出医院的运营风险；通过资金成本率可以分析出医院的技术风险，因为技术进步快，使技术落后的固定资产被淘汰，医院的利润要源源不断投入到新设备的购置中；通过资产结构和资本结构的匹配分析医院的错配风险。即使医院的经济效益不好、业绩较差，但如果它的社会效益好，也是倒闭不了的，因为它为社会创造大量就业机会，有助于社会的稳定。医院有其最具有代表性的社会公益性质，所以无法盈利，但其救死扶伤的社会职能、自身解决的可观的就业人数，以及带动的周边产业，对整个社会的价值创造是难以计量的。对于医院的财务实力来讲，最重要的是净资产和净资产比率，相对值比绝对值更重要。当前的医院竞争不仅是医疗服务的竞争，也是资本运作的竞争，医院的财务分析和医疗行业的特征以及医院的发展战略紧密相关。所以，要跳出医院财务的小视角，从发展战略的角度分析财务报表，要重点分析财务数据变化的驱动因素。医院的经济风险既要考虑经济条件、政治及社会环境在内的环境风险，又要考虑从市场结构和医院竞争优势两个方面介入的市场风险；对于运营风险要划分出固定成本与变动成本比例；医院的财务风险要从资本结构与贷款利率入手，重点分析现金资产。

二、医院盈利质量分析

医院的收入质量和利润质量对于医院的成长有着重大影响，根据医疗服务毛收入可以判断医院在当地医疗市场的占有率，分析其地区性的竞争优势、可持续性、质量和品牌效益。医疗收入是医院的核心竞争力，对医院发展非常重要，要精细化分析到各类收入，如药品收入、医疗收入（各项目），各类收入的增长幅度。由于医疗服务项目及其价格的政府制定，再加上医疗保险的总额付费，迫使医院只能实施成本领先战略。医院非核心价值创造的战略外包和存货供应商战略联盟，是其成本控制的重要手段。就像戴尔公司的战略联盟：我到哪里建厂，你就到哪里建厂，经销商的仓库必须离戴尔工厂 5 公里之内，同时，供应商必须是行业排名前 2 名，从而把大量的成本转嫁给供应商。

三、医院现金流量分析

医院现金含量高，表示财务弹性高，应对风险的能力强；应收账款占用资金，降低盈利能力。通过对现金流量表的分析，分析创造自有现金流量的能力，把现金流量转化为自有现金流量，医院当年创造的现金流减去应付账款、工资、税金等之后的余额是自有现金。存货占用的流动资金少，可以节省医院的贷款利息，应收账款少，可以降低成本。医院首先要做大做强，做大了才有话语权，才能讨价还价。医院最大的优势是资金链不容易断裂，现金创造就是为医院造血，是医院的血液系统，当现金流入大于流出时，不靠外界力量就能生存和发展，现金流中断就会造成医院破产。所以，要分析医院创造自有现金流的能力，把现金流量转化为自有现金流量。要合理安排医院贷款，防止短借长投，如果资产结构和负债结构不匹配，债务到期时没有足够资金还债，就会造成医院现金流中断的危险。

四、波士顿矩阵分析

第一，医院处于高速成长阶段，市场占有率很高且仍呈上升趋势，医疗服务收入和现金流量有很高的增长潜力，收入增长迅速，获利丰厚，但当前现金流量不很充裕，甚至颇为紧张。第二，医院处于成熟阶段，市场占有率很高，医疗服务维持成本较低，现金性收入很高，运营性现金流量十分充裕。第三，医院处于衰退阶段，市场占有率很低或不断下降，运营性现金流量入不敷出，提供医疗服务需要大量现金支出。第四，医院处于高速成长阶段，但市场占有率很低，保证医疗服务需要大量资金支出，运营性现金流量可能出现负数，未来潜力充满不确定性。

参考文献

[1] 高德拉特 . 目标 [M], 电子工业出版社，2017.

[2] 查尔斯 · T · 亨格瑞等 . 成本与管理会计 [M], 中国人民大学出版社，2010.

[3] 稻盛和夫 . 阿米巴经营 [M], 中国大百科全书出版社，2017.

[4] 希尔等 . 战略管理 [M], 中国市场出版社，2007.

[5] 马克 · 格雷班 . 精益医院 [M], 机械工业出版社，2013.

[6] 利奥纳多 · L · 贝瑞 . 向世界最好的医院学管理 [M], 机械工业出版社，2013.

[7] 迈克尔 · 波特 . 竞争优势 [M], 华夏出版社，2005.

[8] 朱迪斯 · E · 格拉塞尔 . 领导力 DNA—发挥你的本能 : 交流、辨别和创新 [M], 东方出版社，2007.

[9] 彼得 · 德鲁克 . 人与绩效：德鲁克管理精华 [M], 机械工业出版社，2015.

[10] 彼得 · 德鲁克 . 卓有成效的管理者 [M], 机械工业出版社，2009.

[11] 保罗 · 尼文 . 平衡记分卡：战略经营时代的管理系统 [M], 中国财政经济出版社，2003.

[12] 朱胤等 . 绩效革命 [M], 光明日报出版社，2015.

[13] 黄世忠 . 财务报表分析—理论、框架、方法与案例 [M], 中国财经出版社，2007.

[14] 菲利普 · 科特勒 . 营销管理 [M], 格致出版社，2009.

[15] 加布里埃尔 · 哈瓦维尼克劳德 · 维埃里 . 高级经理财务管理 : 创造价值的过程 [M], 机械工业出版社，2003.

[16] 詹姆斯·C·柯林斯等 . 基业长青 – 企业永续经营的准则 [M]，中信出版社，2002.

[17] 赵亮等 . 医院绩效管理 [M]，北京大学医学出版社，2012.

[18] 宋远方等 . 医药物流与医疗供应链管理 [M]，北京大学出社，2006.

[19] 李国津 . 战略联盟 [M]，天津人民出版社，2006.

[20] 黄旭 . 战略管理思维与要径 [M]，机械工业出版社，2007.

[21] 王纪平老师微课堂 .

后 记

近年来，随着公立医院改革日益深化对绩效管理的要求和医院内部管理的需求，绩效管理越来越被医院的管理者重视，同时也引起医院管理理论研究者的极大兴趣和关注。出版一本既有理论基础，又有实践经验，把管理学理论和医院绩效管理实践有效结合的，能够帮助管理者在医院管理中取得更大成效的著作，显得尤为重要。

在这种大背景下，我们把理论研究的成果运用到医院绩效管理实践中，在取消药品加成、医保支付制度改革等对医院造成巨大经济运营压力的情况下，建立了关注社会效益及医院成长，强调医院内部流程优化和内部控制完善，以为患者提供更好的医疗服务为目的，重视医疗服务质量、安全和成本而不追求盈利的绩效考核体系，并实施良好，同时把绩效管理理论有效的实践于医院管理的方方面面，产生了很好的效果。

本书由孙德俊、刘宏伟共同主笔，得到了满洲里市人民医院孙莉院长、花照泉副院长，扎兰屯市人民医院褚志宝院长，乌兰浩特市人民医院李中福院长，牙克石市人民医院樊建华院长，扎鲁特旗人民医院张铁军院长，霍林河市中蒙医院林学海院长，乌拉特中旗人民医院崔忠义院长的大力支持。第十二章第十三节由内蒙古自治区人民医院计划财务处王菁编写，齐玮婷、李金鑫、李平平参与了本书部分内容的写作。感谢所有对本书提供帮助的学者和专家。感谢经济科学出版社李军老师的悉心帮助。